놀라운 효과

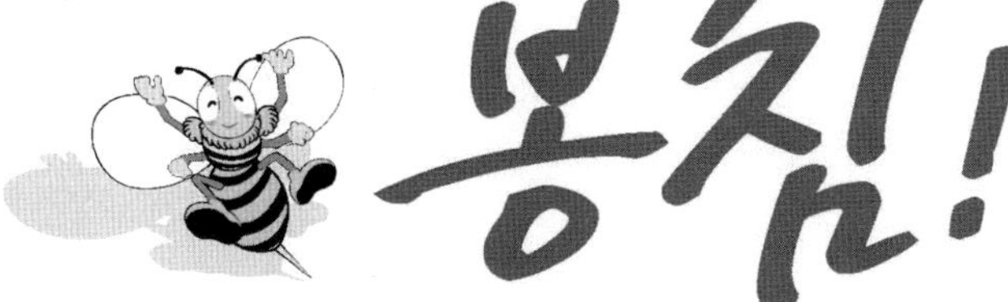

누구나 할 수 있다

놀라운 효과 봉침!

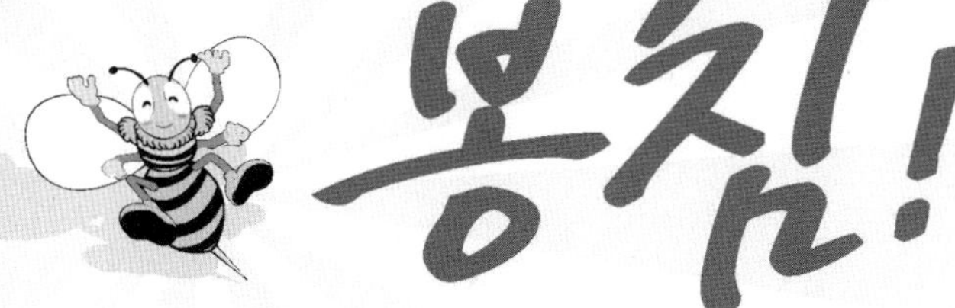

누구나 할 수 있다

김용학

벌침은 한 번에 침, 뜸, 약의 세 가지 효과를 누리는 천연보물인 것이다.

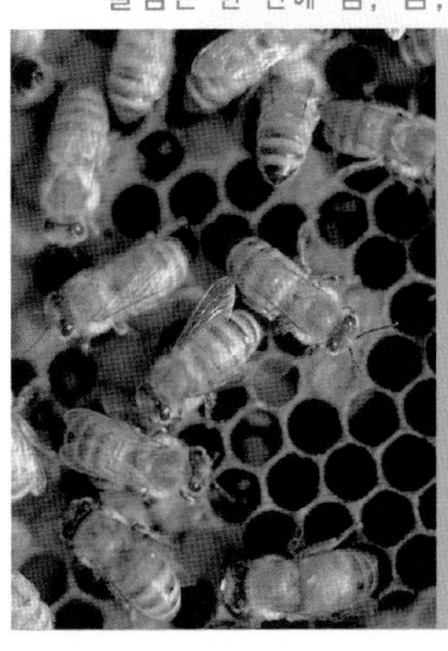

蜂針

- 온열(溫熱)작용을 한다.
- 조혈작용(造血作用)이 있다.
- 신진대사(新陳代謝)를 촉진시키는 작용이 있다.
- 혈압강하(血壓降下)를 시키는 작용이 있다.
- 소염(消炎)과 진통(鎭痛)작용이 있다.
- 봉침은 전통적인 침구(鍼灸)요법(療法)과는 근본적으로 다르다.

KSI 한국학술정보[주]

책머리에

가끔 어린 시절이 생각난다.

장마철 논도랑에서 피라미, 미꾸라지, 붕어 등을 잡아서 호박잎 넣고 감자 넣어 찜 해 먹고, 고추장 풀어 매운탕 해 먹던 어릴 적 추억(追憶)이 그리워진다.

보리밥을 바구니에 담아 대청마루 그늘진 곳에 걸어두고 시원한 우물물 길어서 풋고추 된장에 찍어 먹던 그 시절이 웰빙 시대가 아니었나 하는 느낌이 들 때가 있다.

現代醫學은 최고조에 이르렀지만 그 현대의학으로도 不治의 病인 것 또한 많다. 옛날 옛적으로 돌아가 先祖들의 智慧를 구하고 싶다. 그런 이유에서 나 또한 벌침을 사랑했는지 모르겠다.

양(洋) · 한방(韓方)이 統合되는 綜合病院이 많이 생겼으면 하는 바람이지만 현실은 아직 멀기만 하고……

西洋醫學을 研究하는 醫師들 중 상당수가 벌독을 研究하여 그 벌독을 채취, 앰플화해서 疾病治療에 使用하고 있고, 整形外科나 韓醫院에서도 봉독주사를 사용한다. 현대의학에서 썩고 곪는 데는 페니실린을 빼놓을 수가 없다. 벌침의 毒은 페니실린의 1,200배에 달하는 천연抗生劑일 뿐 아니라 임상경험으로만 解答을 내릴 수 있는 藥效가 너무 많다.

20년 넘게 벌침을 연구해 오면서 그 神秘함을 이루 말할 수 없다.

참을 수 없는 痛症으로부터 解放시켜 달라고 간구하면서 編輯했다.

이 책을 위하여 진정 어린 祈禱를 아끼지 않으신 회원 여러분께 마음 깊이 감사드리며 부디 이 책이 家庭 건강의 복음서가 되기를 간절히 希望한다.

하나님의 크나큰 은총이 함께함을 감사드리며 주님께 영광 돌린다.

2007년 8월

김 용 학

목 차

Ⅰ. 봉침요법(蜂針療法) / 15

Ⅱ. 봉침치료(蜂針治療) / 51

Ⅲ. 기　타 / 317

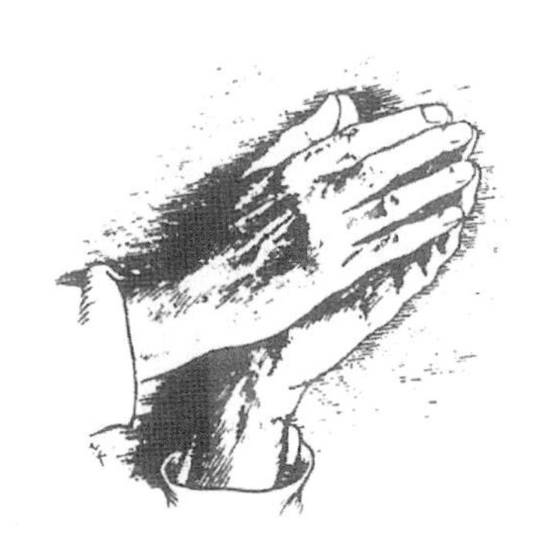

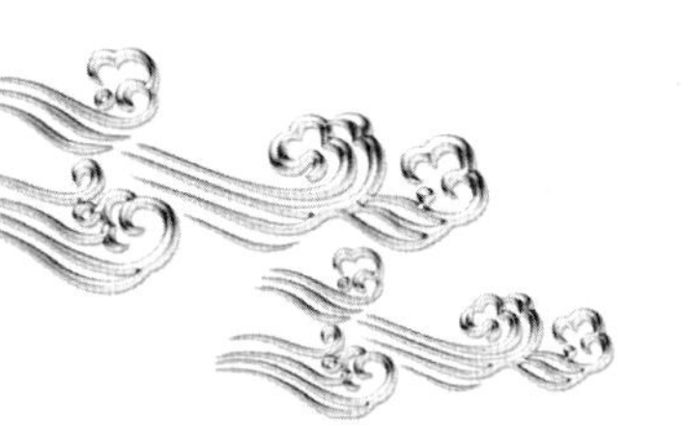

I 봉침요법(蜂針療法)

I. 봉침요법(蜂針療法)

◈ 봉침요법(蜂針療法)이란?

벌, 즉 봉(蜂)이 자기 방어용으로 가지고 있는 봉침(蜂針)을 이용하여 체표(體表)의 일정한 부위를 찌름으로써 얻어지는 자침(刺針)의 자극효과(刺戟效果)와 그 봉침을 통해 체내(體內)에 사입(射入)되는 봉독(蜂毒)에서 얻어지는 봉독 특유의 치료효과(治療效果)를 결합시킨 민간요법(民間療法)의 일종이다.

봉침요법은 수천 년간의 실제 경험을 통해 이룩된 침구요법의 근본이 되는 경락설의 원리에 근거를 두고, 병증(病症)과 관계있는 혈위(穴位), 즉

- ▲ 경혈(經穴),
- ▲ 기혈(奇穴),
- ▲ 신혈(新穴)과 비혈(秘穴)
- ▲ 압통점(阿是穴) 및
- ▲ 체표의 촉진으로 가려진 양성 반응점에
- ▲ 핀셋으로 벌에서 독침(毒針)을 뽑아 시술자(施術者)가 자입(刺入)하거나, 또는
- ▲ 시술자가 벌의 몸통을 핀셋 등으로 잡아 체표에 갖다 대고 벌 스스로 쏘게 하여 독침(毒針)의 刺入에서 오는 침자(針刺)의 기계적인 자극과
- ▲ 봉독(蜂毒)이 주는 특유의 자극을 통하여 생체의 기능을 조절하고, 개선하며 각종의 병리 상태를 호전시켜 질병(疾病)을 치료(治療)하고 豫防하는 民間醫術이다.

◈ 봉침(蜂針)의 신비(神秘)한 효과(效果)

어느 아저씨가 말하기를 등산 갔다가 갑자기 머리에 벌을 쏘이고 돌아와서 1~2일 후에 부기가 빠졌는데 20여 년 앓던 두통이 자신도 모르게 없어졌다고 재미있게 얘기한다. 그뿐이랴,

시골 아주머니가 밭일을 많이 하여 손목이 아프고 빨래를 짤 수 없어 고통스러워했는데 밭일하던 중 손목에 벌을 쏘인 후 손목이 예전과 같이 좋아졌다고 한다.

사람들은 벌침이라고 하면 우선 독(毒)을 연상하여 큰일이 나는 것으로 생각한다. 그러나 실제로 독이 아닌 약(藥)이 되는 것이다. 현대과학으로 독의 성분을 분석하여 약효(藥效)가 있음을 증명하고 있다. 메리틴이라는 성분이 과반수를 차지하는데 그 메리틴의 용혈작용(溶血作用), 즉 우리 몸속의 피를 깨끗하게 하고 혈행(血行)을 원활히 해서 혈액 속에 있는 병균(病菌)을 죽이는 역할을 하는 것이다.

포스포리페A2가 12% 함유되어 있는데 지방산을 유리시켜 세포조직을 강하게 하는 작용을 한다. 이외에도 여러 가지 성분이 있는데

☞ 소염작용
☞ 용혈작용
☞ 진통작용
☞ 조혈작용
☞ 진정작용
☞ 혈압강하

☞ 신경의 활성화 및 부활작용

☞ 몸속의 불순물의 파괴, 살균 작용을 하게 된다.

벌침은 한 번에 침, 뜸, 약의 세 가지 효과를 누리는 천연보물인 것이다.

◈ 봉침(蜂針)의 역사(歷史)

의사의 윤리 강령인 **히포크라테스선서로** 널리 알려진 의학의 아버지 히포크라테스(Hippocrates, BC 460~377)는 봉침을 사용한 기록을 남겼으며 봉독을 대단히 신비(神秘)한 약이라 불렀다.

봉침을 이용한 치료는 기원전 2000년경으로 거슬러 올라가서 헤아릴 수 없이 많다.

영국, 독일, 스위스에서는 풍습성질환(風濕性疾患), 즉 류머티즘으로 오는 각종의 관절통(關節痛)에 민간요법(民間療法)으로 활발하게 이용되고 전승되어왔다.

이웃 일본은 명치(明治) 초에 양봉이 도입되면서 봉침요법이 민간요법으로 전승되기 시작하였으며, 우리나라도 일본을 통해 양봉이 들어와서 보급되었다. 외래종 벌은 지리산이나 강원산골의 토종벌과 구별하여 양봉(洋蜂)이라고 한다.

토종벌로는 벌침이 되지 않는다. 양봉(洋蜂)과 토봉(土蜂)을 같은 장소에서 양봉(養蜂)하면 토봉이 양봉에 물려서 다 죽고 만다.

일본이 70여 년, 우리는 40여 년의 벌침역사를 가지고 있다.

우리나라는 법적인 보호가 없어 봉침요법의 연구와 임상이 활발히 전개되지 못하고 있다. 현재는 한국봉침요법연구회, 대한봉독연구인협의회, 현대봉침연구학회, 봉침선교회, 오행벌침, 강혁벌침 등에서 나름대로 많은 연구가 진행되고 있으며 송암 벌침연구소(송암 김용학)의 활동도 활발하다.

또한 가축에 벌침을 사용하는 특허도 나 있으며 양봉협회에서는 봉독에 대한 연구가 활발히 진행 중에 있다.

한의원이나 정형외과에서 봉독주사(아피톡신)로 관절염 치료에 사용하고 있으니 많이 발전하고 있는 것이다.

필자는 약침을 연구하던 중 봉독(蜂毒)을 만나게 되었고 어떤 약보다 광범위하고 효과가 너무 좋아서 벌침만 고집한 지 20여 년이 흘렀다.

인삼 녹용의 엑기스를 경혈에 주입하는 것부터 살모사독, 독사독, 복어독 등을 이독공독요법으로 치료하는 약침요법에 상당히 많은 시간과 돈을 들였으나 남은 것은 봉독(蜂毒)뿐이다.

◈ 봉침(蜂針)이 병(病)을 낫게 하는 이유?

사람은 영장물로 소우주에 비유한다.

'손진인'이 말하기를 "사람은 하늘과 땅 사이에서 가장 고귀한 존재다. 머리가 둥근 것은 하늘을 본받았고 발이 모난 것은 땅을 본받은 것이다. 하늘에 사시(四時)가 있듯이 사람은 사지(四肢)가 있다. 하늘에 오행(五行)이 있듯이 인체에는 오장(五臟)이 있다. 하늘에 육기(六氣)가 있듯이 사람에게는 육부(六腑)가 있다. 하늘에 십이시(十二時)가 있듯이 사람에게는 십이경맥이 있다. 하늘에 일월(日月)이 있듯이 사람에게는 두 눈이 있고, 하늘에 주야(晝夜)가 있듯이 사람에게는 수면과 활동이 있다. 하늘에 우뢰와 번개가 있듯이 사람에게는 기쁨과 분노의 감정이 있다"고 하였다. 그렇다. 하늘에 십이시가 있듯이 사람은 십이경맥(十二經脈)이 있다는 것이다.

1년의 12달과 갈비뼈 12대

1년의 24절기와 24개의 등뼈(경추7, 흉추12, 요추5)

1년의 365일과 십이경맥(十二經脈)의 365정혈(定穴)이 있다.

지구의 5대양6대주와 우리 몸의 5장6부를 비유할 수 있는 신비함 속에서…….

지구의 2 / 3가 바다인 것처럼 우리 몸의 2 / 3가 피로서 매우 중요하다. <u>그 피가 깨끗하고 원활하게 온 몸을 순환한다면</u> 병이란 우리 몸에 있을 수 없다. 혈행(血行)이 원활하면 무병장수(無病長壽)한다는 것이다.

사람의 몸에 벌침으로부터 주입되는 벌독은 극히 미량에 불과하지만 물리적인 경락(經絡)의 자극(刺戟)에 의해서 빠른 속도로 피하조직은 물론 인체의 깊은 곳까지 독, 즉 약이 침투한다. 그 약의 성분과 자극으로 인하여 지각 신경을 흥분시켜서 기와 혈의 흐름을 원활하게 하고 혈액을 정혈(精血)시켜서 산소 공급을 왕성하게 하여 효소의 분해 작용과 배출을 촉진시킨다.

벌침은 누구나 쉽게 할 수 있다.

그래서 이 책을 **'놀라운 효과 봉침! 누구나 할 수 있다'**로 하였다.

아시혈(압통점)에 침만 놓아도 80~90%의 효과를 볼 수 있다.

벌침 놓는 방법만 제대로 알면 신체 어디를 놓든지 놀라운 효과를 경험하며 매우 안전하다.

◈ 봉침요법(蜂針療法)에 필요(必要)한 준비물

☞ 꿀벌(洋蜂)~

벌침에서 쓰는 벌은 꿀벌, 즉 양봉(洋蜂)이다. 강원산간에 있는 토봉으로는 안 된다. 양봉 농가가 많이 있어서 쉽게 구할 수 있다.

꿀벌은 여왕벌, 수벌, 일벌의 세 종류가 있는데 이 가운데서 봉침에 쓰이는 벌은 일벌이다.

수벌은 일벌보다 약간 크고 침이 없다.

일벌도 될 수 있는 한 오래된 벌, 즉 노봉(老蜂)을 쓴다. 어린 벌은 침이 부드러워 핀셋으로 집어 쓰기가 어렵고, 벌침을 하다 보면 자침(刺針)할 때 벌침이 잘 안 들어가는 경우가 있는데 이 벌침이 유봉(幼蜂)에게서 나온 것이다. 벌침치료를 하고자 할 때는 송암 벌침연구소를 이용하면 쉽게 벌을 구할 수 있다. (www.bee153.com)

☞ 휴대용 벌통~

봉침요법에 사용할 일벌을 보관하는 통이다. 플라스틱으로 제조되어 있어서 통 안에 있는 벌을 볼 수 있고, 공기가 통하는 구멍이 있으며 출입구는 벌을 한 마리씩 꺼내 쓰기 좋게 되어 있다. 또한 휴대용으로 좋다.

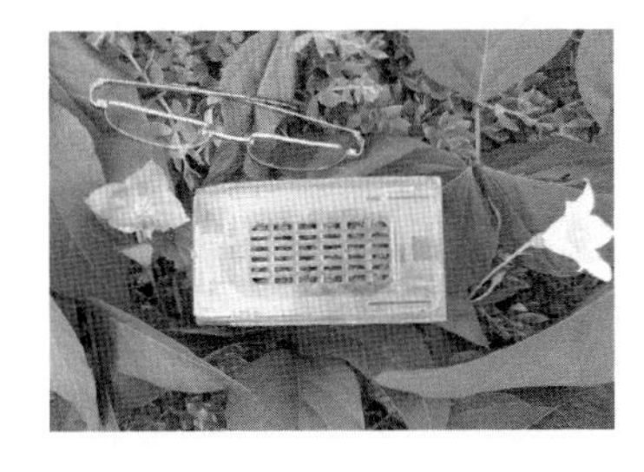

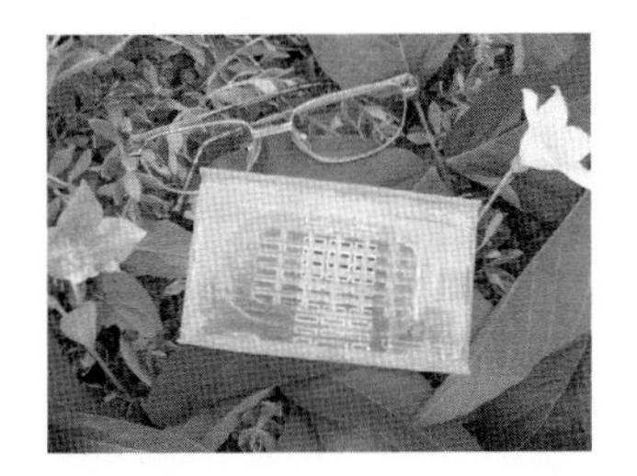

☞ 핀셋~

의료용구점에서 파는 것과는 다르다. 일반적으로 핀셋 끝이 뭉툭한 데 비하여 벌침용 핀셋은 끝이 바늘과 같이 예리하게 특수 제조한 핀셋이다. 외과 의사들이 봉합 실을 제거하는 데 매우 좋다고 선호하고 있으나 벌침하는 사람들만 사용한다.

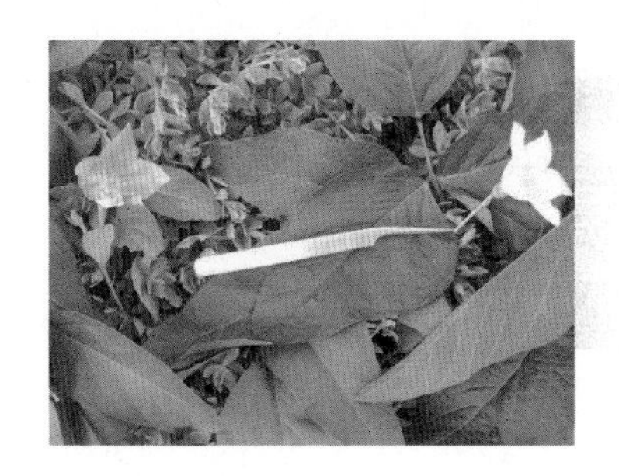

☞ 연당(박하사탕)~

* 휴대용 벌통 안에 넣어주는 일벌의 먹이를 말한다. 박하사탕을 2-3개 넣어주면 먹고 산다. 다 먹고 없으면 추가로 넣어주어야 한다. 때에 따라 일찍 죽는 벌도 있으나 이렇게 하면 2주간은 무난히 견딘다.

* 작은 티스푼으로 절반쯤 벌꿀을 거즈에 흘러내리지 않도록 적당량 발라서 휴대용 벌통 위에 얹어 놓으면 1개월 이상 싱싱하게 산다. 매일 1회 준다. 그리고 어둡게 해주면 벌이 안정되어서 수명을 연장시킬 수 있고, 참숯을 넣어 주면 벌이 싱싱하게 살아 있다.

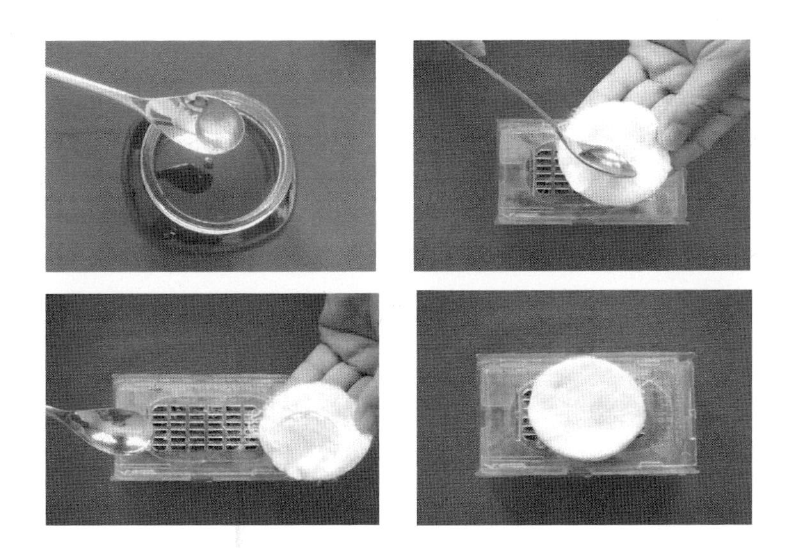

☞ 봉필(蜂筆)

사인펜이 무난하다. 벌침을 놓아야 할 곳에 미리 점을 찍어두고 자침(刺針)한다. 초보자에게 필요하고 조금만 숙달되면 벌침을 뽑아 한 손에 들고 다른 손으로 혈(穴)을 찾아 놓기 때문에 없어도 된다.

☞ 항(抗)히스타민제(劑)~救急藥

첫 회에는 무조건 1-2곳을 얼굴 부위에는 무조건 발침하여 사용하면 어떤 경우라도 부작용은 없다.

오랫동안 벌침을 맞다 보면 벌독이 쌓여서 온몸이 부어서 부작용이 아닌가 할 때가 있고, 얼굴 부위가 가끔 부을 수가 있는데 항히스타민을 약국에서 구입하여 복용하면 부기가 빠지는 데 시간을 단축할 수 있다. 그러나 사실 이렇게 붓고 나면 치료효과가 더 좋은 것을 느낀다.

◈ 봉침(蜂針)의 모양(模樣)

꿀벌의 침(針)은 그 길이가 독낭(毒囊), 즉 독주머니에서 끝까지 약 2.5㎜ 정도이며 도관축(導管軸)과 독낭관(毒囊管)의 작은 홈이 있는 침(針) 두 개가 달라붙어 한 개로 보인다.

침(針)의 끝 부분에는 낚시 바늘같이 아홉 개의 역구모(逆鉤毛~거꾸로 된 갈고리)가 있어서 잘 빠지지 않는다.

벌침을 체표(體表)에 자침(刺針)하면 스스로 파고들어가는 것을 볼 수 있는데 이것은 역구모(逆鉤毛) 때문이다.

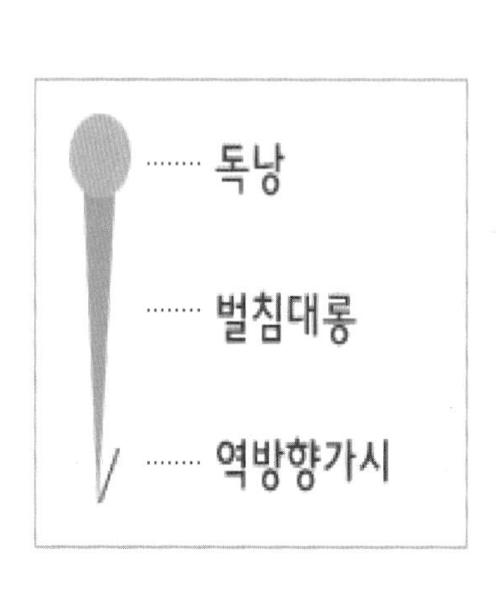

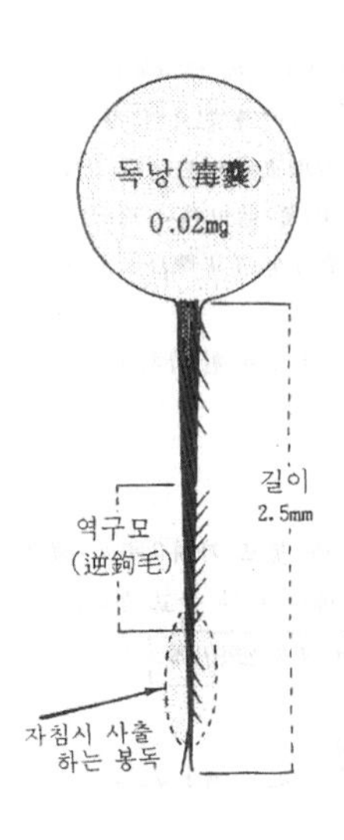

◈ 봉독(蜂毒)의 주요 성분(性分)

꿀벌의 침에서는 독(毒)을 사출(射出)하는 관(管)이 두 개 있는데 그중 하나에서는 휘발성(揮發性)의 산성독(酸性毒)이 나오고, 다른 하나에서는 비휘발성(非揮發性)의 알칼리 액(液)이 사출되는데 이 두 가지 독액이 동시에 쏟아져 나온다. 한 번 사출(射出)되는 봉독의 양은 0.02㎎ 정도이다. 벌침에 쏘여서 아픈 것은 휘발성의 오일 성분이 포함되어 있기 때문이다.

☞ 벌침에서 나오는 벌독의 성분

① 메리틴(Melitin) 50%~용혈(溶血)작용이 강하다.

② 포스포리페(Phospholipae) 12%~인체에 해로운 세포조직 파괴와 용혈작용을 한다.

③ 히아루로니하즈(Hyaluronihase) 2-3%~결핍조직의 구성을 한다.

④ 어파민(Apamine) 2%~진정작용, 흥분작용을 한다.

⑤ 히스타민(Histamin) 1%~혈압강하(血壓降下), 장관수축, 위장분비 항진과 피하주사 작용으로 통증과 가려움을 일으킨다.

⑥ 비만세포의 막에 작용하고, 탈 과립(顆粒)현상을 일으켜 혈행(血行)을 원활하게 한다.

⑦ 기타 40여 종의 성분이 있어 치병(治病)에 공헌(貢獻)한다.

벌독은 창조주가 주신 영약(靈藥)이라고 말하고 싶다.

그리고 단백질, 염산, 인산, 유황, 나트륨, 칼슘 등이 함유되어 있다고 한다.

◈ 봉독(蜂毒)이 인체(人體)에 미치는 영향(影響)

봉독이 인체에 미치는 영향에 대해서는 그 학설(學說)이 다양하다. 필자는 독일의 '펄스타이' 박사가 연구한 학설을 소개한다.

① 화농성균의 일종, 즉 곪게 하는 균(菌)인 연쇄상구균, 포도상구균, 대장균에 대한 강력한 살균작용(殺菌作用)이 있다.
② 혈액 중의 임파세포(淋巴細胞) 및 적혈구(赤血球)의 재생과 증가작용이 있다.
③ 내분비선(內分泌線)의 하나인 신상체(腎上體), 즉 부신(副腎)의 아드레날린 분비를 촉진시킨다.
④ 류머티즘 질환에는 조직 중에 있는 병독(病毒)을 무독화(無毒化)시킨다.
⑤ 국소(局所)의 충혈작용과 체액환류(體液還流)의 개선작용을 한다.
⑥ 신경통의 지통작용, 조직장애의 완화작용, 용혈작용(溶血作用)이 있다.

벌침을 놓다 보면 병증치료(病症治療)에 상기(上記)한 작용(作用)이 나타남을 명확히 알 수 있다.

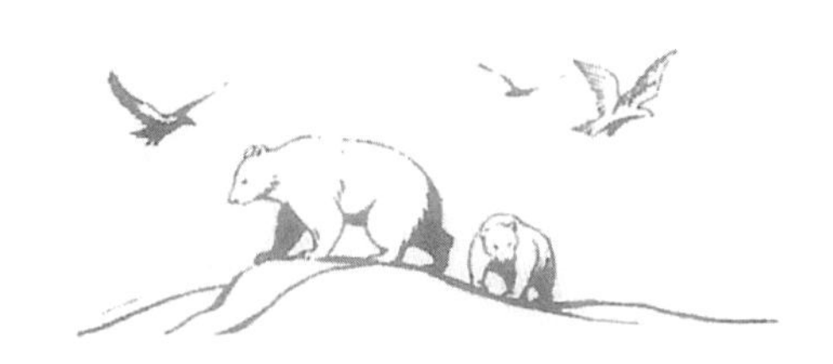

◈ 봉침(蜂針)의 작용(作用)

① 온열(溫熱)작용이 있다.

벌침은 자침(刺針)점의 부위가 붉게 부어오르며 온도가 올라가는 등 구(灸), 즉 뜸과 같은 온열적 자극효과가 있으며, 이로 인하여 혈액순환의 촉진과 신진대사를 원활하게 한다.

② 조혈작용(造血作用)이 있다.

혈액 중의 적혈구(赤血球)가 증가하여 몸이 차거나 빈혈로 기운이 없거나 어지러운 것이 치료되며 기타 여러 가지 질병이 치료되고 예방된다.

③ 신진대사(新陳代謝)를 촉진시키는 작용이 있다.

뇌하수체전엽(腦下垂體前葉)과 부신피질(副腎皮質)의 호르몬 분비(分泌)가 왕성해져서 신진대사를 촉진시켜준다.

④ 혈압강하(血壓降下)를 시키는 작용이 있다.

봉독에 의해 자율신경조절(自律神經調節)이 촉진되어 상승된 혈압을 내려주는 작용이 있다. 고혈압에 벌침이 잘 듣는 이유도 이 때문이다.

⑤ 소염(消炎)과 진통(鎭痛) 작용이 있다.

봉독은 화농성 균을 살균시키는 작용이 일반 자침(一般刺針)과는 비교할 수 없을 정도로 탁월하며 통증을 멎게 하는 작용도 아주 좋다. 극심한 통증으로 벌침을 맞는 경우는 벌침의 아픔을 느끼지 못하고 통증도 완화됨을 느낀다. 오래전에 페니실린이 개발되어 썩고 곪는 데는 이 주사약이 광범위하게 사용된다. 봉독은 페니실린의 1,200배에 달하는 항생 효과가 있다고 하니 정말 대단한 것이다.

⑥ 봉침은 전통적인 침구요법(鍼灸療法)과는 근본적으로 다르다.
한 번 쓰면 다시 쓸 수 없기에 소독할 필요도 없다.
여러 가지 약리작용이 동시에 일어나므로 현대과학으로 규명하기조차 힘들다.

◈ 봉침요법(蜂針療法)으로 잘 듣는 질환(疾患)

① 화농성 질환~각종 곪은 병에 잘 듣는다.
② 신경성 질환 일체~두통, 견비통, 요통, 팔다리 무력증, 근염(筋炎), 신경염 일체, 좌골 신경통, 디스크, 삼차 신경통, 안면 신경마비 등
③ 삔 허리, 손발의 삠
④ 타박상 일체
⑤ 습진 일체, 치질, 치루 일체
⑥ 고혈압, 버거씨병
⑦ 충치, 풍치, 대머리, 원형 탈모증
⑧ 만성 기관지염, 천식
⑨ 피부암, 악성 피부염 일체
⑩ 간질, 눈병, 축농증, 만성 비염
⑪ 유방암, 유방염, 간염, 간경화, 지방간
⑫ 비만치료
⑬ 정력증강, 조루증, 수족 저림, 냉증(冷症) 등 수많은 질환에 벌침이 잘 듣는다. 벌침은 몸의 바깥에 생긴 병일수록 치료효과가 빠르다.

속에 깊이 생긴 병일수록 치료가 더딘 이유는 벌독이 스며드는 시간 때문인 것 같다.

70년대 후반 현대침구학원에서 침술을 익혔기에 본서(本書)에서는 원장 이병국 선생님의 도해처방집(圖解處方集)을 참고하였다.

◈ 봉침(蜂針)의 4대 효과(効果)

① 침(針)의 효과~벌침을 이용하여 경혈에 침을 놓아 신경을 자극할 수 있어 침의 효과를 볼 수 있다.

② 뜸(灸)의 효과~벌침을 놓은 부위에 열이 발생하여 3-4일간 지속적인 뜸의 효과를 볼 수 있다.

③ 약물(藥物)효과~벌독이 체내(體內)에 침투하여 용혈, 살균, 소염, 진통작용 등을 한다.

④ 붓는 효과~벌독이 인체에 들어가면 환부가 붓게 되는데 혈관이 팽창되면서 백혈구, 적혈구는 물론 혈류량이 급격하게 증가되어 질병의 치료효과가 뛰어나다.

이렇듯 벌침은 한 번 시술로 일석사조(一石四鳥)의 효과를 발휘한다.

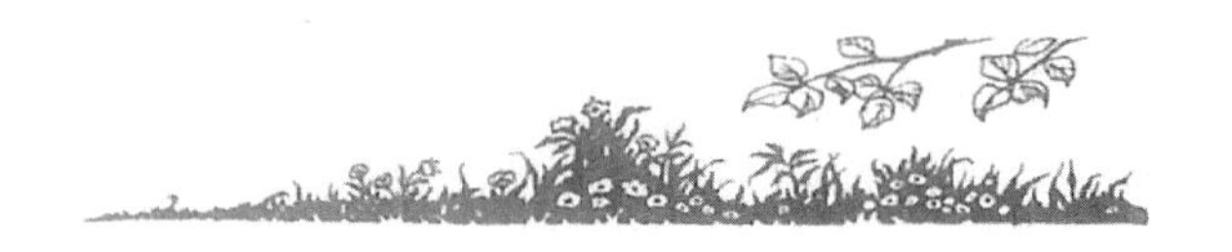

◈ 봉침(蜂針) 놓는 법(法)

① 휴대용 벌통의 뚜껑을 옆으로 밀어 핀셋을 안으로 집어넣는다.
② 꿀벌을 핀셋으로 한 마리 잡아낸다.
③ 핀셋의 꿀벌을 사진과 같이 핀셋 2개로 잡는다.
④ 벌잡이 핀셋으로 벌을 잡으면 꽁무니에서 침이 들락거린다.
또 핀셋으로 꽁무니를 건드리면 침이 들락거린다.
이때 벌침용 핀셋으로 침을 뽑아낸다.

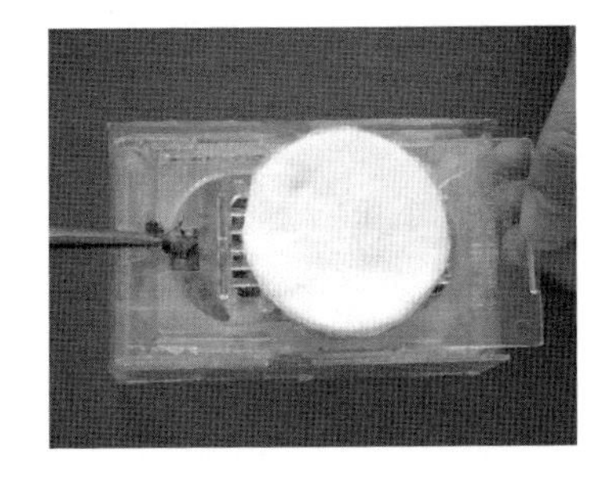

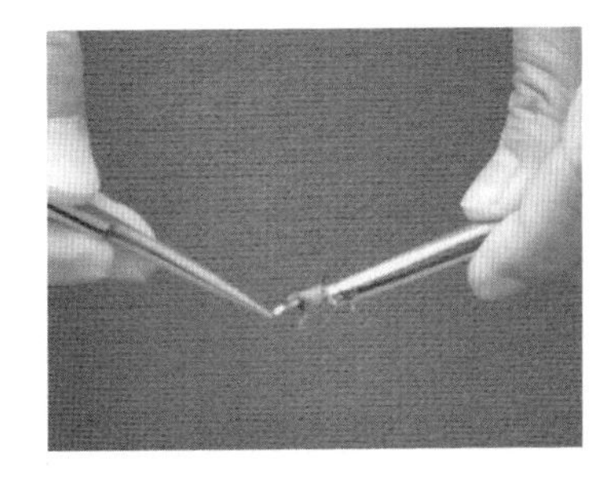

▸ 냉동벌침이란?

휴대용 벌통에 벌이 시일이 지남에 따라 죽어간다. 죽기 전 시들시들한 벌의 침을 잠길 정도의 물을 담은 접시에 놓고 냉동실에 보관한다.

1년 후에라도 이 벌침을 사용할 수가 있다. 냉동벌침은 해동(解凍)되면서 벌독이 아주 천천히 피부에 스며들기 때문에 벌침의 두려움이나 통증 없이 벌침을 맞을 수가 있어서 어린아이나 얼굴 기미의 치료에 유용하게 사용할 수가 있다.

산 벌을 냉동 후 해동하여 벌침을 사용할 수도 있다.

죽은 벌을 냉동하면 침이 나오지 않아 사용할 수가 없다.

▸산자법(散刺法)

침을 놓고자 하는 부위가 비교적 넓을 때에 1㎝ 간격으로 놓는 경우를 산자(散刺)한다고 말한다.

▸총자법(叢刺法)

침을 놓고자 하는 부위가 비교적 좁거나 한 곳에 촘촘히 놓을 때를 말한다.

▸직침법(直針法)은

산 벌의 꽁무니를 환부 측 벌침을 놓고자 하는 부위에 갖다 대기만 해도 저절로 쏜다.

이것이 직침법이다.

▸허리 끊어 놓기

꿀벌의 배와 가슴 부위를 서로 당기면 반 토막으로 끊어진다. 머리와 허리 부분은 버리고 배 부분은 침이 달려 있는데 벌침을 놓고자 하는 부위에 갖다 대면 역시 자동으로 쏜다. 이것이 허리 끊어 놓기다. 이때 손가락으로 벌을 잡으면 쏘이기 쉽다. 핀셋을 두 개 사용하여 벌침을 하면 손가락에 벌을 쏘일 염려가 없다.

벌잡이 핀셋과 벌침용 핀셋을 사용하면 좋다.

▸발침법(拔針法)

벌잡이 핀셋과 벌침용 핀셋을 사용하여 벌의 꽁무니에서 뽑은 벌침을 침을 놓고자 하는 부위에 대고 살짝 찌르면 침이 들어간다.

이것이 발침법이다.

☞ 벌을 다스리는 방법

벌침을 다루는 실습이 생각보다 어렵다. 다시 한번 자세히 기술하니 차근차근 읽어서 습득하기 바란다.

꿀벌에서 벌침을 핀셋으로 분리해 벌침을 환부(患部)에 살짝 찌르는 것인데, 벌침을 자세히 보면 침의 머리 부분에 하얀 물체 주머니 같은 것이 붙어 있는데 이것이 바로 독낭(독주머니)이다. 이 독낭과 정반대 쪽의 뾰쪽한 곳이 벌침이며 곧 찌르는 곳이다.

이 독낭 부위와 바로 밑의 목 부분을 핀셋으로 살짝 집어서 아래 뾰족한 부분으로 찌르면 되는데 이때 하얗게 약간 부풀어 있는 독낭의 뒷부분인 끝 지점을 집으면 안 된다.

독낭 뒷부분만을 집게 되면 벌침을 찌를 때 침 끝이 힘을 잃게 된다. 그러므로 반드시 독낭의 중간지점과 바로 밑 부분인 벌침의 목 부분을 핀셋으로 집어야 한다.

그런데 초보자가 처음부터 벌침을 핀셋으로 능숙하게 바로 집기가 어렵다. 이럴 때는 먼저 벌침을 한 개 취하여 핀셋으로 살며시 집어 올려 손바닥에 놓고 벌침의 목 부분(독낭 바로 밑 부분)을 핀셋으로 집게 되면 침이 팽팽하게 긴장을 할 것이다.

이때 핀셋 밖으로 뾰족하게 내민 벌침의 길이는 대략 1㎜ 안팎으로 나오게 된다. 이렇게 핀셋 밖으로 뾰족하게 나온 1㎜ 안팎의 침으로 해당 혈에 찌르면 된다.

벌침을 유침(留針)할 경우가 있고, 바로 뺄 경우가 있는데 얼굴 부위는 바로 빼는 것을 원칙으로 한다.

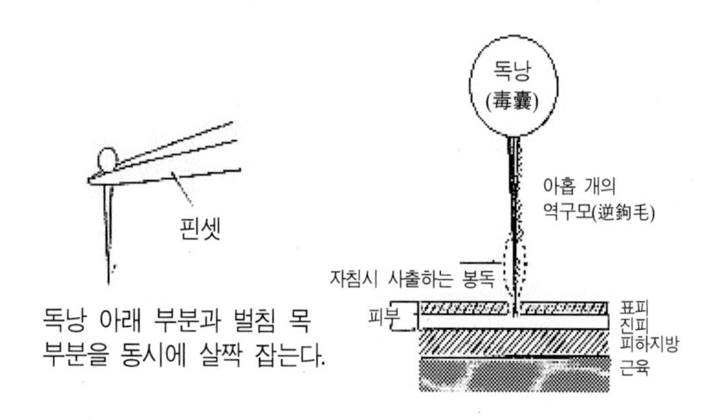

자침의 깊이

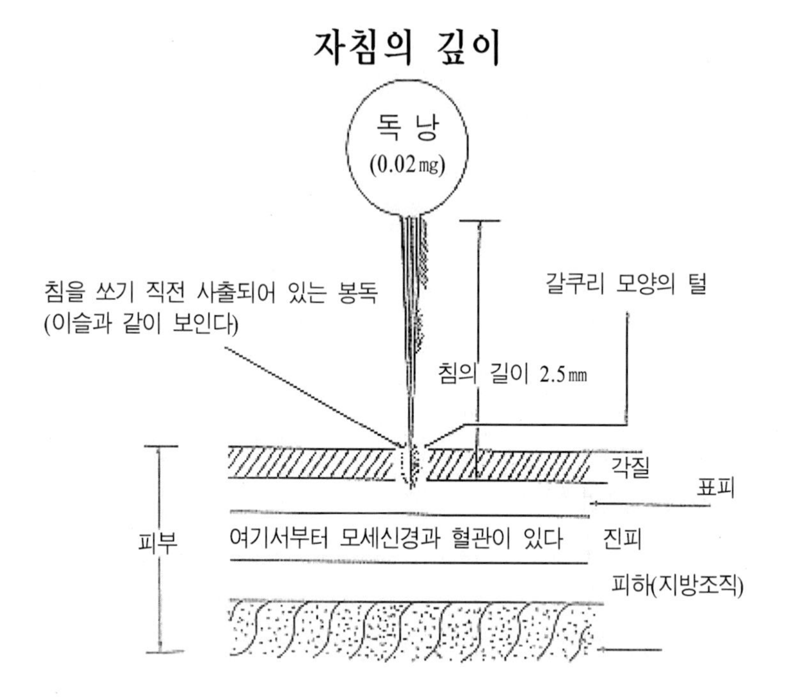

벌침 시술 시 명심해야 할 문제는 환자는 대체로 병이 빨리 낫고 싶은 욕구를 가진다는 것이다.

그래서 좀 더 깊게 찔리고 좀 더 아프게 찔리길 원하는 경향이 강하다. 그러나 그런 유혹에 넘어가지 말고 시술자는 아주 얕게 그리고 속히 찌르고 빼냄으로써 질병치료라는 본래의 소기목적을 달성해야 한다.

초보자는 숙달되기 전까지는 침이 시침 부위에 정확히 찔린 것인지 아니면 안 찔린 것인지 감지하기 어렵다. 자기 스스로 자기 피부를 찌를 때는 약간 따끔해지기 때문에 쉽게 알지만 타인을 찌를 때는 더더욱 알기 어렵다. 이때에는 상대방의 시침 부위를 자세히 보면 침을 뽑을 때 피부가 조금 끌려 올라오면서 침이 빠지는 것을 보게 되는데 이렇게 되면 완전히 찔린 것이다. 이때에는 환자에게 물어보아 따끔한지를 반드시 확인해야 한다. 상대 환자가 약간 아팠다고 하면 그 부위는 더 이상 찌르지 않는다.

그러므로 초보자는 시침을 할 때마다 상대방에게 약간이라도 따끔했는지 물어보면서 시술해야 한다. 침을 찌르고 뽑을 때 피부가 약간 같이 끌려오는 이유는 침 끝이 마치 화살촉같이 역방향으로 가시가 돋아 있기 때문이다.

환부를 찌르고 벌침을 분명히 뽑아낸 후에도 가끔 시침 부위에 아주 가는 벌침 가시가 남아 있을 때가 있는데 이것은 돋보기를 사용해서라도 뽑아주어야 한다.

벌침을 찌를 때에는 한 마리의 벌침으로 서너 군데의 부위를 찔러도 효과는 같으므로 여러 군데를 찌르는 연습을 해야 한다. 꾸준히 연습하면 한 대의 벌침으로 서너 군데의 부위를 찌를 수가 있어진다.

시술을 할 때에는 벌침을 전혀 맞아본 경험이 없는 사람이거나 예전에 벌침에 한 번도 쏘여 본 적이 없는 사람은 체질을 알 수 없으므로 첫 회에는 무조건 한 마리의 벌침으로 단 한 부위만을 찔러야 한다. 그리고 다음날부터는 증상이나 질병에 해당되는 혈 부위마다 책을 보고 찾아서 전부 다 시술하면 된다.

그러나 아무리 다음날이라도 여러 가지 질병을 동시에 치료코자 하여 여러 군데 무더기로 시술을 하면 절대로 안 되며 벌침을 계속 시술한 지 일주일을 넘긴 이후에 두 가지 이상의 질병에 해당하는 혈을 전부 다 시침하도록 하면 된다.

첫 시술에서 20일이 경과하면 가려움에 면역력이 생겨서 이후 아무리 벌침을 많이 찔러도 전혀 가렵지도 않고 붓지도 않는다. 이때쯤이면 질병도 거의 사라지고 좋은 컨디션으로 돌아온 상태가 될 것이다.

그런데 벌침을 놓은 부위가 전혀 붓지도 않고 가렵지도 않은 사람은 병이 생각보다 깊은 상태이며 이런 사람은 계속 시술하면 나중에는 붓고 가려워지게 된다.

◈ 봉침(蜂針) 놓을 때 지켜야 할 사항(事項)

다음 사항을 꼭 지켜서 벌침으로 건강을 회복(回復)하자!

① 벌침을 맞기 전에는 환자가 편안한 상태여야 한다. 얼굴이 벌겋게 달아오르고, 숨이 차고 어지러운 상태에서 벌침을 맞으면 안 된다.

② 벌침을 맞기 전후에 술을 마시지 말아야 한다. 술을 마신 상태에서 침을 맞거나 벌침을 시술 후 즉시 술을 마시면 봉독의 약성이 혈관을 통해 쉽게 빠져나가 치료효과를 떨어뜨릴 뿐 아니라 온몸이 부어오를 수도 있다.

③ 벌침은 아프고, 따갑고, 많이 붓게 해서는 침을 잘못 놓은 것이다. 혈관에 놓으면 매우 아프고, 많은 벌을 사용하여 온몸이 부으면 고생할 수가 있다. 발침자법(拔針刺法)은 벌의 독침을 몸통에서 빼어냈기 때문에 약효가 적을 것 같지만 산 벌로 놓는 직자법(直刺法)과 효과 면에서 별 차이가 없다. 특별한 경우를 제외하고는 발침(拔針)하거나 허리 끊어 놓기로 하여야 한다. 이렇게 하여도 치료효과는 매우 좋다.

④ 벌침을 맞기 1−2시간 전후에 목욕을 해서는 안 된다. 목욕을 하게 되면 혈관의 확장 및 수축 작용이 심해져서 치효(治效)가 적기 때문이다. 간단한 샤워는 가능하다.

⑤ 극도로 피곤하여 몸조차 가누기 힘든 사람에게는 벌침을 놓을 수 없다.

⑥ 벌침은 환자의 체질에 알맞게 자침(刺針)해야 한다. 알레르기체질은 단번에 많은 취혈(取穴)을 해서는 안 된다.

첫 회에는 2곳 정도 자침(刺針)하고, 격일제로 다음은 4－5곳 정도, 그다음은 6－8곳으로 적응 정도를 봐서 늘려나가야 한다. 증상이 심한 경우에는 직자(直刺)하여 10여 분 그대로 둘 수도 (유침~留針) 있다.

⑦ 벌침을 놓은 후 20－30분 휴식을 취한 후 다른 일을 하는 게 좋다.

⑧ 벌침을 맞는 환자는 반드시 침 몸살이 오게 된다. 심한 경우와 가볍게 지나가는 경우가 있는데 환자에게 미리 이야기를 해주어야 한다. 이런 현상을 명현반응이라고 하는데 벌의 독(사실은 약)이 몸 안에 들어가 작용하고 적응하느라고 나타나는 현상인 것이다.

⑨ 벌침을 놓기 전에 환자에게 다짐을 받아야 할 것이 있다.
벌침은 인내와 끈기(오기라고나 할까) 없이는 거의 중간에 포기할 수 있는 아픔이 수반되기 때문에 완치될 때까지 참고 맞기를 권한다. 즉 환자가 처음에는 감각과 신경이 죽어서 잘 참고 치료를 받지만 차츰 신경이 되살아나면서 아프고 따갑고 가렵기 시작한다.

⑩ 또 벌침을 맞는 사람, 즉 환자는 마음이 약하기 때문에 환자의 친인척들이 벌침을 맞기도 힘들고, 그것보다 다른 어떤 방법이 좋다 하면 마음이 흔들리기 쉬우니 환자에게 믿음을 심어 주어야 한다.

⑪ 도중에 포기하는 환자는 대개 벌침을 맞으니 가렵다 혹은 너무 아프고 따갑다고 호소한다. 그러나 가려운 것은 좋은 현상이라고 볼 수 있다. 가려운 것은 혈액순환에 도움이 되는 것이다. 가려운 것을 다소 경감하는 방법은 침을 놓은 후 벌레 물린 데 바르는 약을 벌침 맞은 자리에 발라주면 가려운 것이 덜하다.
벌침을 맞을 때 덜 아프게 하려면 음료수 캔을 냉동실에서 얼렸다

가 벌침 놓을 자리에 1-2분 얹어 놓은 후 벌침을 놓으면 좋다.

⑫ 가려울 때 한번 손대면 잠을 이룰 수 없으므로 참아야 한다. 참기 어려운 정도라면 헤어드라이기로 따뜻하게 해주면 가려움이 경감된다. 또 얼음찜질을 해주거나 물파스를 발라도 가려움을 참을 수 있게 된다.
오랫동안 벌침을 맞으면 가려움은 문제가 되지 않는다. 참을 수 있을 정도로 상태가 좋아진다. 아픈 것도 덜하여진다. 때문에 장기간 치료할 수 있는 것이다.

⑬ 벌침 시술 당일에는 감기약이나 항생제는 먹지 않는 것이 좋다.

⑭ 신장 혈액 투석을 하는 사람은 벌침을 맞지 않는 것이 좋다.

⑮ 찜질방에서 나온 후에는 벌침 치료를 할 수 없고, 3-4시간 경과 후에 몸의 열기가 없어지면 가능하다.

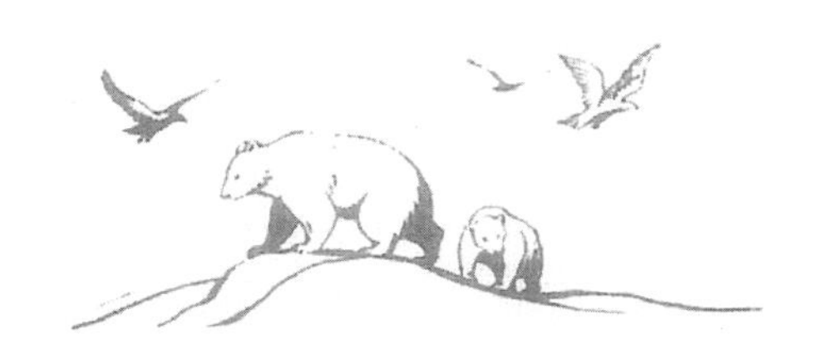

◈ 봉침(蜂針) 놓을 때 참고(參考)할 사항(事項)

① 꿀벌 이외의 벌로는 절대 자침(刺針)하지 말 것이며 꿀벌이라도 일시에 너무 많이 쏘이면 부작용이 따를 수 있다. 빠른 시일 안에 병을 고치고 싶어 단번에 많은 양을 자침(刺針)하거나 또 환자도 많이 맞으려는 욕심은 금물이다.

② 벌침 놓는 곳(취혈~取穴)의 수, 치료횟수(治療回數), 치료간격 등은 환자의 체질, 연령, 성별, 병정(病情) 및 개인차에 따라 다르다. 항상 한 곳을 자침(刺針) 후 이상반응의 경과를 본 후에 2-3곳으로 점차 늘려가야 한다. 치료간격은 자침(刺針) 후에 부기와 가려움증 적응력 등을 감안하여 치료간격을 정한다. 통상 격일(隔日)치료하는 것이 가장 무난하여 처방에서도 격일제를 많이 사용했다.

③ 처음 벌침을 놓았는데 자침(刺針) 부위가 기분 좋은 상태로 붓고 가려우면 치료효과가 있음이고, 병의 반응점에 정확히 자침(刺針)하면 통증이 별로 없을 뿐 아니라 오히려 시원하고 상쾌한 기분이 든다. 벌침을 맞고 통증이 너무 심한 것은 정확한 자침점이 아닌 근육, 신경, 혈관 등을 자극하기 때문에 발생하는 것이다.

④ 벌침을 놓은 후 그 부위가 벌겋게 부어오르지 않고 가려움증이 없다면 5-6곳 이상 자침(刺針)하여도 된다.
벌침 후 심하게 붓거나, 가렵고, 두드러기가 생기는 것 등은 환자가 알레르기나 이상체질에서 오는 것이니 치료효과와 혼동해서는 안 된다.

⑤ 환자에게 이상 현상이 생기지 않고 잘 적응한다 하여 벌침 놓

는 곳, 즉 취혈(取穴) 수를 늘리는 것은 신중하여야 한다. 처음 부터 많은 양의 자침(刺針)을 해서는 안 된다.

⑥ 동통(疼痛)이 아주 심한 병처(病處)를 자침(刺針)했을 경우 병처가 평소보다 더 붓거나 3-4시간 이상 가려우면 치효(治效)가 빠르게 나타나는 경우이다.

⑦ 정맥(靜脈)을 피하여 자침할 것이며, 혈관에 놓으면 매우 아프니 즉시 발침(拔針)해야 한다.

⑧ 각종 암을 벌침으로 완치한다고 주장하는 일은 금물이다. 현대의학의 눈부신 발달로 암의 경우 초기에 발견된다면 완치가 된다. 병원치료 후에 식이요법을 비롯하여 암의 재발 방지를 위해 대체요법을 사용하는데 벌침도 권장해 볼 일이다. 확실히 활력이 넘치는 체질로 변함을 볼 수 있다. 그런데 처음부터 벌침으로 암을 치료한다고 병원을 멀리하는 실수를 해서는 안 된다.

☞ 알레르기 반응 실험

팔의 햇볕을 많이 쏘이는 부분(바깥쪽)에 발침하여 자침(刺針)한다. 20-30초 유침(留針) 후 벌침을 빼내고 10여 분 지켜보면 1㎝ 정도의 팽진이 생기고, 그 주위에 3㎝가량의 붉은 홍반이 생기면 정상이다.

그런데 심하게 붓고, 두드러기가 나고, 어딘가 불편해한다면 알레르기 체질로 벌침치료에 신중을 기한다. 이런 사람에게는 발침하여 아주 약하게 치료하면 된다. 유침(留針)하는 일이 있어서는 안 되겠다.

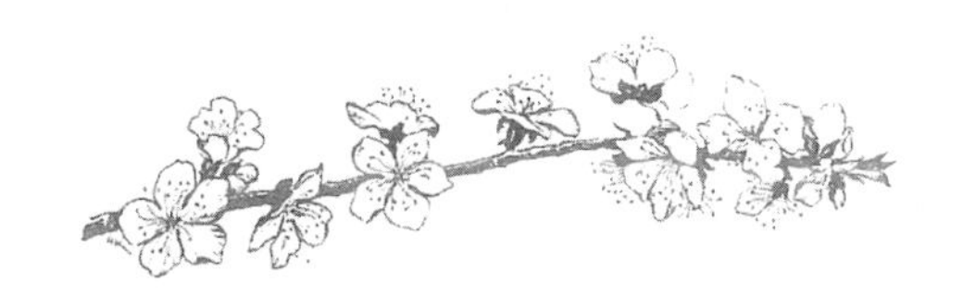

◈ 봉침(蜂針) 맞고 부작용 있을 수 있다면?

1000명 중에 1명꼴로 이상체질을 만날 수 있다. 벌침을 1-2곳밖에 맞지 않았는데도 호흡곤란(呼吸困難), 두드러기, 오한발열 등 그 반응이 참기 어려운 상황이 된다면 병원에 가서 해독하면 제일 빠르다. 그러나 병원에도 갈 수 없는 산간벽지라면 어떻게 해야 하는가?

따뜻한 물수건과 찬 물수건을 우기문혈(右期門穴)에 30초 정도씩 냉온찜질을 한다. 10여 분이면 모든 증상이 풀리므로 걱정할 것 없다.

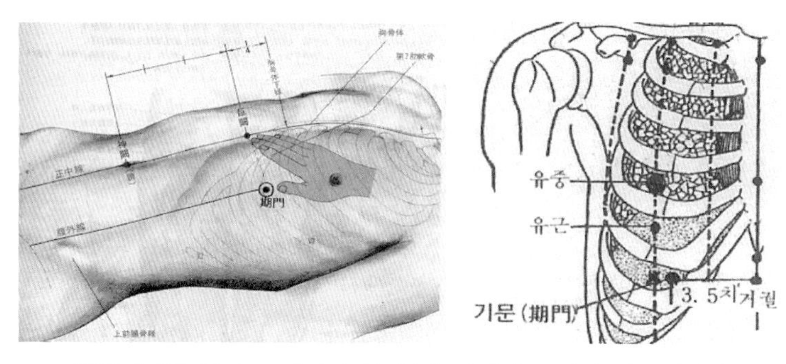

(젖꼭지에서 곧바로 내려가 두 번째 갈비뼈 끝에서 압통점이다)

어떤 경우는 벌침을 3-4회 정도 이상 없이 적응하여 오다가 갑자기 구토(嘔吐), 오한(惡寒), 맥박 이상 등의 증상이 나타나는 경우가 있다. 얼굴이 붉어지고, 눈이 충혈되며 심하면 실신까지 한다. 기문혈에 냉온찜질로 곧 정상이 된다.

벌침을 4-5곳 맞고 나면 몸이 몹시 무겁거나 잠이 잘 오지 않는다든지, 사지가 오싹오싹 쑤시는 등 마치 몸살 증상이 있는데 명현현상으로 하룻밤만 지나면 멀쩡하게 없어진다.

부작용은 없는데 벌침을 너무 많이 맞아서 온몸이나 얼굴 부위가 심하게 부어 있다면 항히스타민을 약국에서 구입하여 복용하면 부기가 빠지는 시간을 단축할 수 있다.

- ▲ 우리나라에 체계적인 교육기관이 없다. 그래서 우리는 더욱 열심히 공부해야 한다. 잘 모르는 것이 있으면 벌침 선배나 연구회를 통하여 즉시 해결받아야 한다. 소중한 우리 인체의 질병을 치료하는 중대한 일이기 때문이다. 가족 건강을 위해 치료자가 되는 길은 사실 멀고도 험하다. 체계적으로 이 책을 공부하기 바란다.

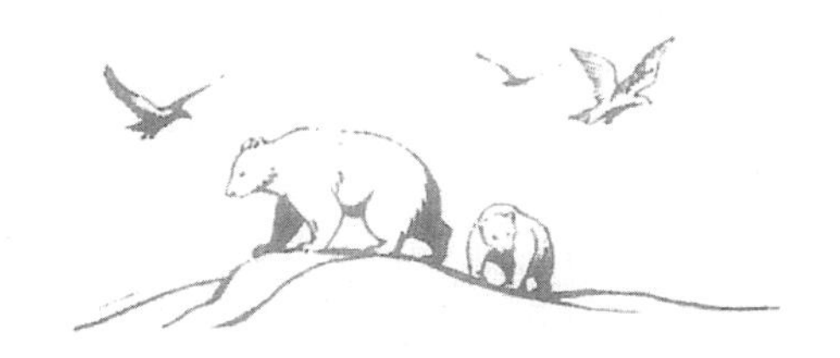

◈ 아시혈(阿是穴)의 봉침(蜂針) 치료법(治療法)

압통점(壓通點) 치료법(治療法)을 일명 국소치료법(局所治療法) 또는 아시혈(阿是穴) 치료법(治療法)이라고도 한다.

이 아시혈(阿是穴)은 봉침요법(蜂針療法)에 있어서 가장 많이 쓰이는 처방법으로 병이 난 그곳 또는 손가락으로 눌러 보아서 아픈 곳에 벌침을 놓는 방법이다.

질병(疾病)은 크게 나누어 외경병(外經病), 즉 팔, 다리, 허리, 어깨 및 몸통의 근육(筋肉)에 생기는 병(病)과 내장병(內臟病), 즉 오장육부병(五臟六腑病)으로 구분할 수 있다.

각종 관절통, 각종 신경통, 이곳저곳 삔 곳, 근육통 등 외경병(外經病)에는 압통점(壓通點)이 있게 마련이다.

아시혈(阿是穴~아프고 증세가 나타나는 곳)

이 압통점(壓通點)에 벌을 쏘여 치료하는 방법을 아시혈(阿是穴) 치료법이라고 한다.

치료방법은 우선 압통점(壓通點)을 정확히 찾아내고,

천통(淺痛), 즉 얕은 곳이 아프면 벌침을 발침하여 사용하고,

심통(深痛), 즉 깊은 곳이 아프면 벌침을 산 벌 또는 허리 끊어서 사용한다. 벌침은 아픈 곳에 직접 침(針)해서 치료하는 것이 전체의 70% 정도이고 경혈(經穴)을 찾아 치료하는 것이 신경통질환(神經痛疾患)에만 국한되기 때문에 전체의 30% 정도다.

누구나 쉽게 벌침을 놓을 수 있는 까닭은 혈(穴)을 찾지 않고, 아시혈(阿是穴~아프고 증세가 나타나는 곳)에 놓는 것이 전체의 70% 정도이기 때문이다.

다시 말하면 종기 난 곳, 눌러서 아픈 곳, 멍든 곳, 삔 곳 등에 침을 놓으면 20~30분 후에는 진통(鎭痛)이 되고, 4~5회 침하면 기적같이 치료된다. 또한 충치(蟲齒), 풍치(風齒)가 심하게 아픈 것도 치근(齒根)이 있는 잇몸에 벌침을 1침(針) 하면 10분이면 진통(鎭痛)이 되면서 치료되고 재발이 없다.

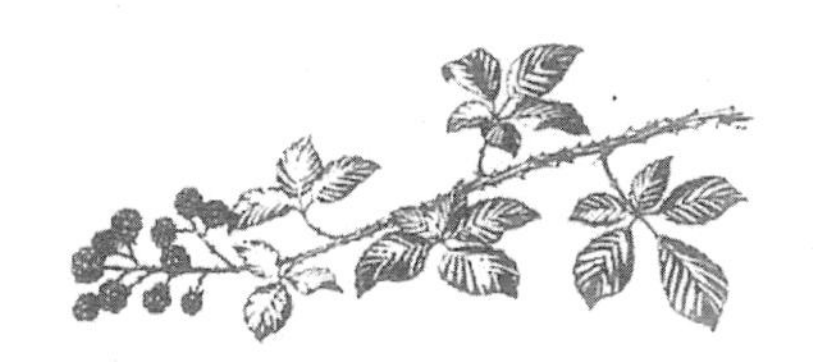

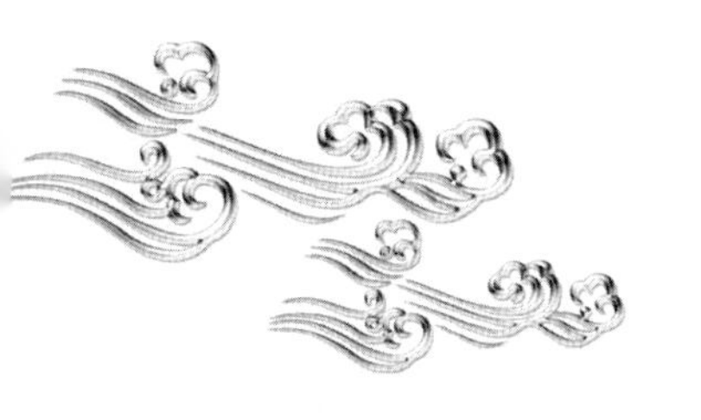

II 봉침치료(蜂針治療)

Ⅱ. 봉침치료(蜂針治療)

◈ 봉침에 쓰이는 경혈은 120여 개다

12정경맥(正經脈)과 기경(奇經)8맥(脈)을 이 책에서 서술하기에는 너무 광범위하다.

홈페이지 www.bee153.com의 배너창에서 자세히 볼 수 있다.

침구(鍼灸)에서는 대개 760여 개의 혈(穴)을 쓰지만 벌침에서는 120穴 정도면 충분하고 더 쓸 필요가 없다. 왜냐하면 침구에서는 건측(健側)에 자극을 환측(患側)으로 유도하여 치료하는 방법을 쓰는데 반하여 벌침에서는 아시혈(아픈 곳—患側)에 직접 침(針)하여 독이 들어가서 치료되기 때문이다.

벌침은 살상(殺傷)의 위험(危險)이 없기 때문에 누구나 안심하고 놓을 수 있다. 경혈(經穴)을 사용하여 봉침을 하다 보면 경혈(經穴)이 곧 아시혈인 경우가 많다. 급소라고 하는 경혈은 대개 압통이 있으니 아시혈과 겹치는 부분이 많다는 것이다.00000

본서에 120여 개의 처방에 경혈도(經穴圖)를 첨부하여 설명하였다.

침자리(經穴)를 잘 모르겠거든 그림의 부분을 손가락 끝으로 눌러보면 아프거나 함몰(陷沒)된, 즉 들어간 듯한 느낌이 오는 곳이 경혈(經穴)이다. 뼈마디의 연결 부위도 경혈이다. 12정경맥과 기경8맥을 체계적으로 공부하지 않아도 벌침은 가능하다. 다시 말하면 침자리를 잘 모르겠거든 그림의 부분을 **손가락 끝으로 눌러보면 아프거나 함몰(陷沒)된 즉 들어간 듯한 느낌이 오는 곳이 경혈(經穴)이다. 뼈마디의 연결 부위도 경혈이다.**

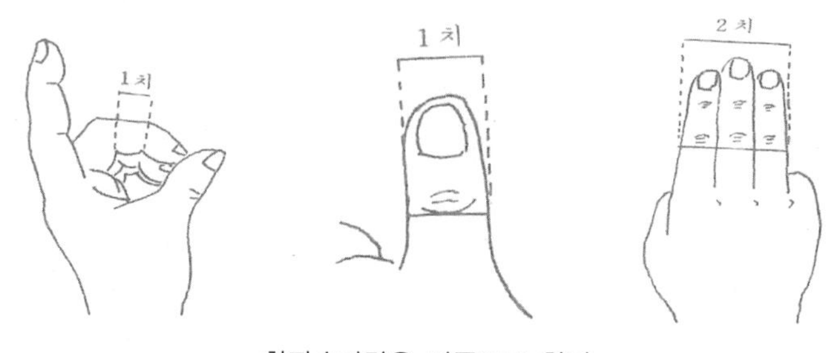

환자손가락을 기준으로 한다

◈ 뼈의 위치를 보는 방법

※ 제3경추—목뒤에 있는 뼈로 양쪽 귓불 하단을 수평으로 그을 때 닿는 목뒤 뼈의 마디이고 증모근(增募筋)의 중심이다

제7경추—목을 앞으로 구부리면 뒷목 아래 불쑥 내미는 큰 뼈로서 좌우를 움직이는 뼈다.

제7흉추—양 견갑골(肩胛骨)의 하단을 횡선으로 그으면 불쑥 나온 등뼈이다.

제12흉추—반드시 서서 좌우 팔을 양 옆구리에 대고 있을 때 양팔의 팔꿈치가 닿은 높이에 있는 척추 등뼈이다.

제3요추—배꼽 뒤의 척추 허리뼈이다.

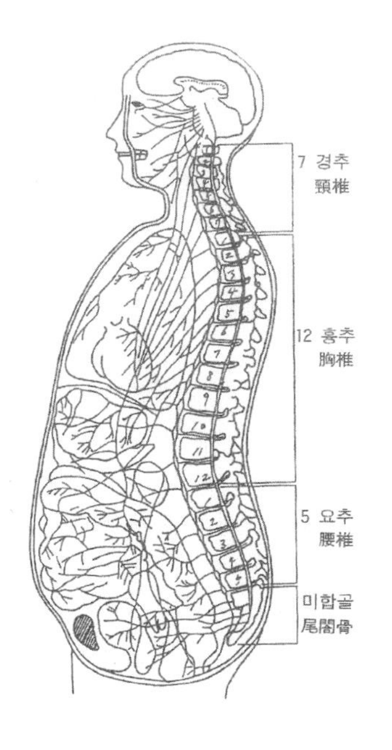

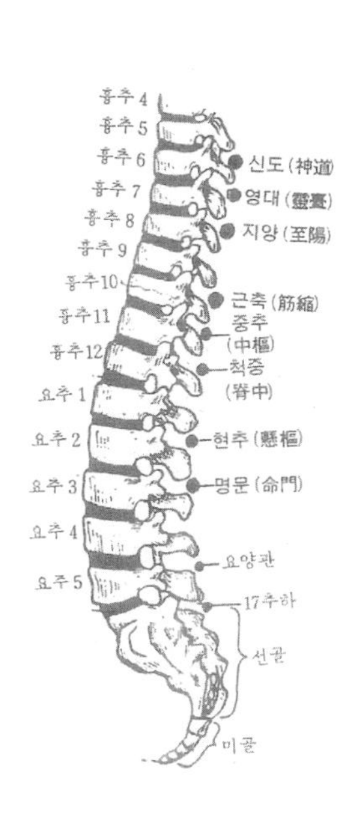

◈ 간염(肝炎)~황달

원인(原因) 또는 증상(症狀)	급성간염과 만성간염이 있다. 급성간염의 대부분은 전염성으로 온다. 또 黃疸(황달)형인 것도 있고, 그렇지 않은 것도 있다. 급성간염이 장기화되면 만성간염이 되고, 서서히 肝組織(간조직)이 침해를 받아 肝硬變(간경변)이 된다.
치료(治療)	▲ 주용혈(主用穴): 치료시(治療時)마다 취혈(取穴)한다. 우기문(右期門), 관원(關元), 족삼리(足三里), 백회(百會). ▲ 보조혈(補助血): 치료시(治療時)에 교대로 취혈(取穴)한다. 간유(肝兪), 명문(命門), 신유(腎兪). ▲ 자침방법(刺針方法) 좌측과 우측 기문(期門)이 있는데 우측 기문혈만 취혈한다. 기문혈을 중심으로 2-3곳을 발침 치료하고, 백회도 발침하여 자침(刺針)한다. 첫 회는 우기문(右期門), 관원(關元)에 발침하여 자침(刺針) 후 1분 정도 유침(留針)한다. 다음 회부터는 주용혈(主用穴)과 보조혈(補助血)을 가감하여 치료(治療)한다. 적응 정도를 살펴서 자침(刺針) 후 3분 정도 유침(留針)할 수도 있다.
참고(參考)	생각보다 이 환자가 많아 치료법도 다양하다. 염증성 질환에는 봉독의 유효성이 이미 과학적으로 입증된 바 있어 벌침을 적극적으로 맞을 것을 권한다.

治 療 穴

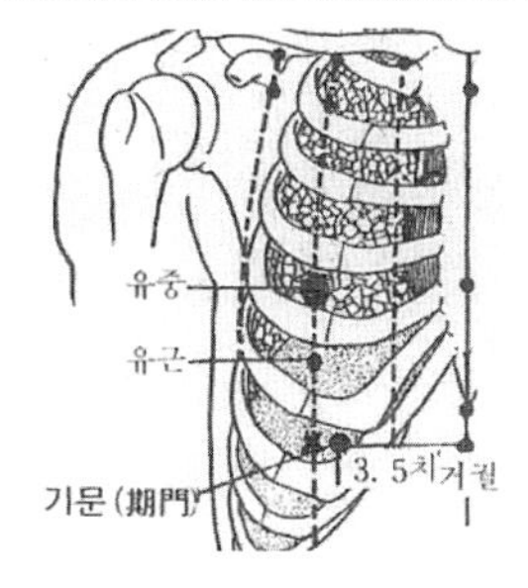

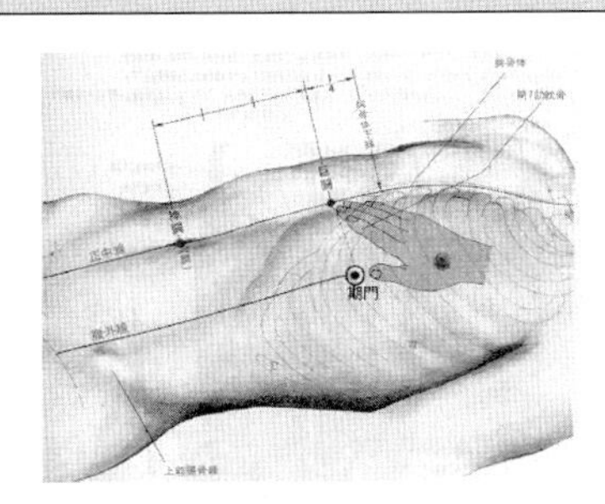

간경의 모혈로 젖꼭지에서 직하방으로 갈비뼈 끝에 압통점이다

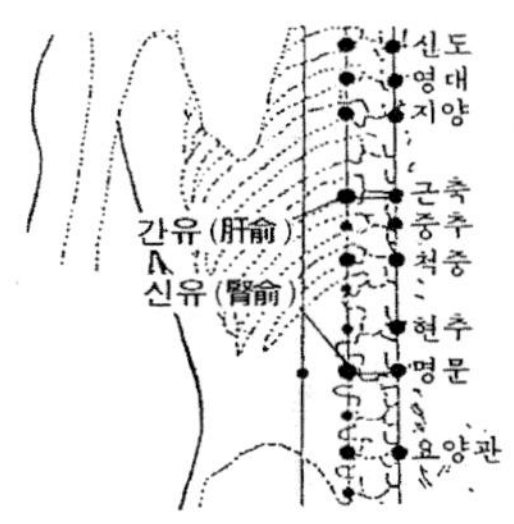

등 쪽 가운데 부분

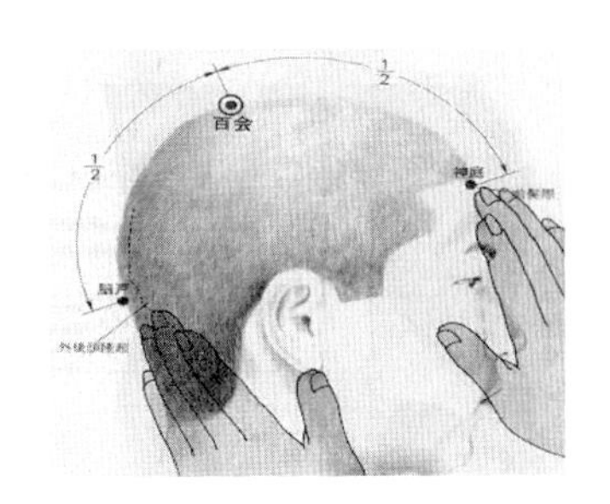

귀 끝을 연결한 정 중앙

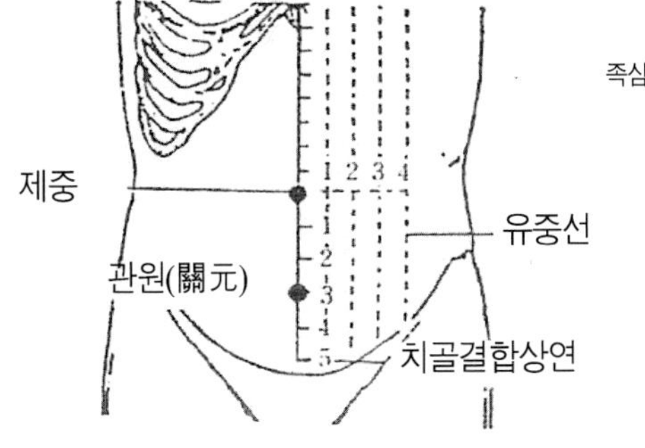

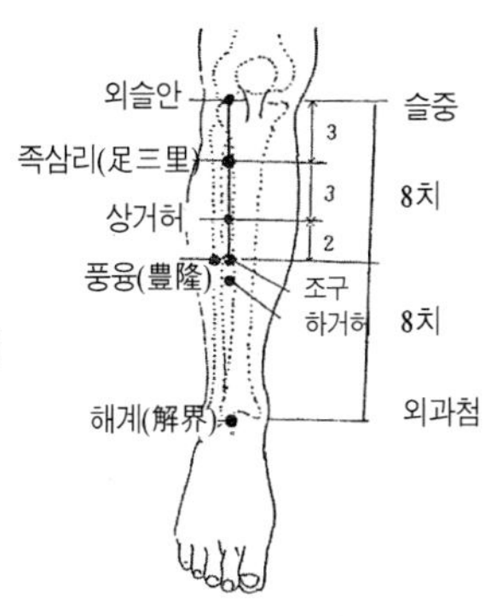

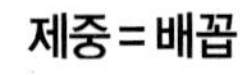

제중＝배꼽

무릎아래 바깥쪽 압통점

◈ 감기(感氣)~몸살

원인(原因) 또는 증상(症狀)	일종의 전염성 호흡기질환. 한의학에서는 고뿔, 감모(感冒), 사시상한(四時傷寒), 풍사(風邪)라고도 한다.
치료(治療)	▲ 주용혈(主用穴): 치료시(治療時)마다 취혈(取穴)한다. 풍문(風門), 폐유(肺兪), 중부(中府). ▲ 보조혈(補助血): 치료시(治療時)에 교대로 취혈(取穴)한다. 천용(天容), 공최(孔最). ▲ 자침방법(刺針方法) 첫 회는 주용혈에 발침법으로 자침 후 1분쯤 유침한다. 다음 회부터는 발침법으로 주용혈(主用穴)과 보조혈(補助血)을 1-2분 정도 유침(留針)한다. 매일 치료하고 3회 정도면 치료된다. 중부(中府)혈은 肺經之募穴(폐경지모혈)로서 호흡기질환의 필수혈이다.
참고(參考)	풍문(風門, 2개 혈) ○ 일명 열부(熱府)라고도 하는데 제2등뼈 아래에서 양옆으로 각각 1치 5푼 나가 있다. 主治: 一切의 外感, 感冒 風邪로 因한 諸般 頭痛, 項痛에 많이 使用. 後頭部의 風字가 들어가는 穴外感風에 의한 疾患에 多用.

治 療 穴

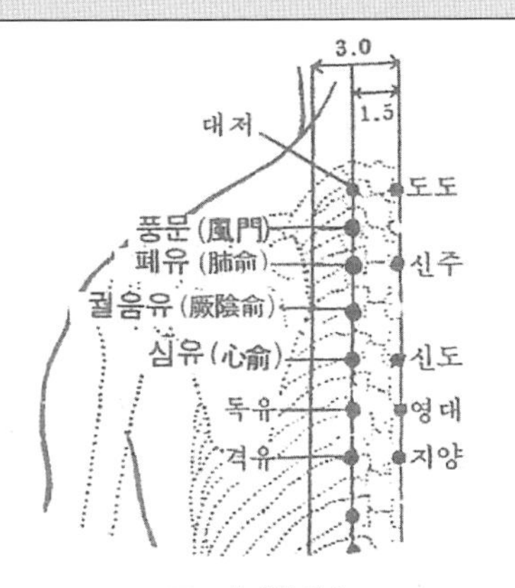

등 뒤 윗부분

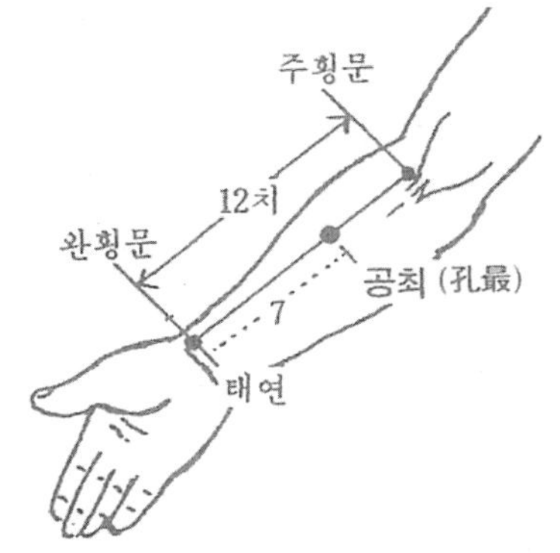

팔 안쪽에서 취혈한다

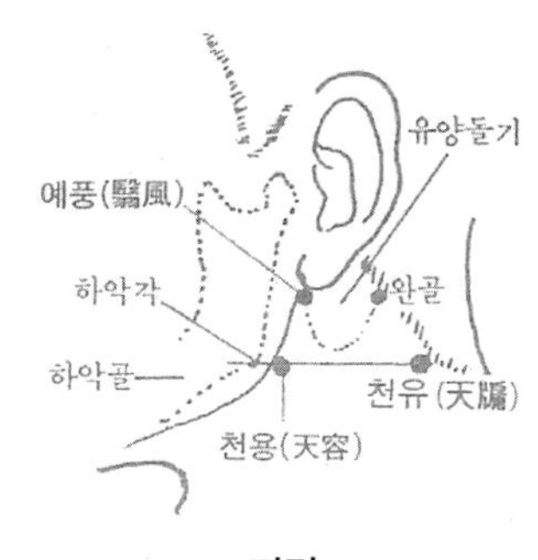

귀밑

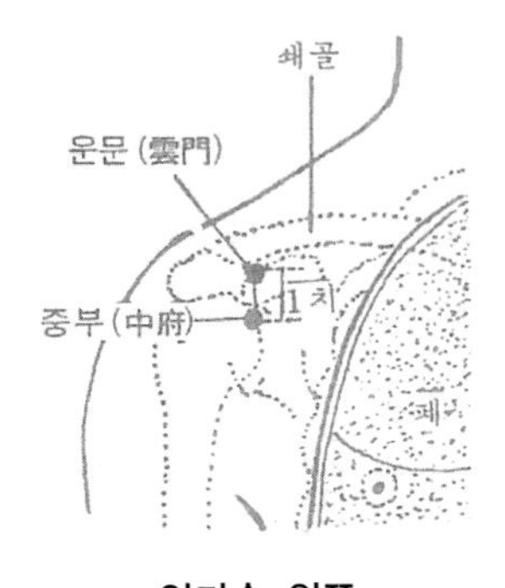

앞가슴 위쪽

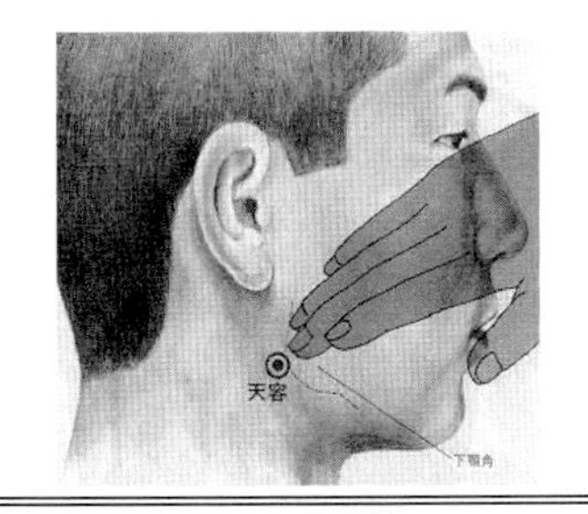

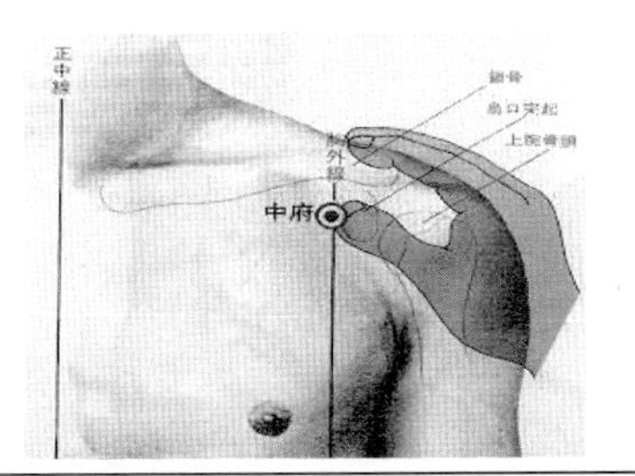

◈ 감기~인두염(咽頭炎)~목감기	
원인(原因) 또는 증상(症狀)	감기와 함께 오는 경우가 많고, 비염, 코감기와도 같이 온다. 환절기에 편도가 붓고, 고열이 나며 염증이 동반되는 경우가 대부분이다. 누구에게나 걸리는 흔한 병이지만 원인은 다양하다. 환자 자신의 방어력이나 체력 소모 등이 원인이 되는 경우가 많다.
치료(治療)	▲ 주용혈(主用穴): 치료시(治療時)마다 취혈(取穴)한다. 천돌(天突), 상양(商陽), 소상(少商). ▲ 보조혈(補助血): 치료시(治療時)에 교대로 취혈(取穴)한다. 열결(列缺), 조해(照海), 합곡(合谷), 내정(內庭), 척택(尺澤). ▲ 자침방법(刺針方法) 첫 회에는 주용혈(主用穴)을 발침하여 자침(刺針) 후 1분 정도 유침(留針)한다. 다음 회부터는 주용혈(主用穴)과 보조혈(補助血)을 가감하여 발침하여 치료(治療)한다. 자침(刺針) 후 3분 정도 유침(留針)한다. 3회로 치료된다.
참고(參考)	천돌(天突, 1개 혈) ○ 일명 천구(天瞿), 오호(五戶)라고도 한다. 主治: 慢性氣管肢炎에 의한 咳嗽, 喘息에 患部周圍穴로 많이 使用한다.

治 療 穴

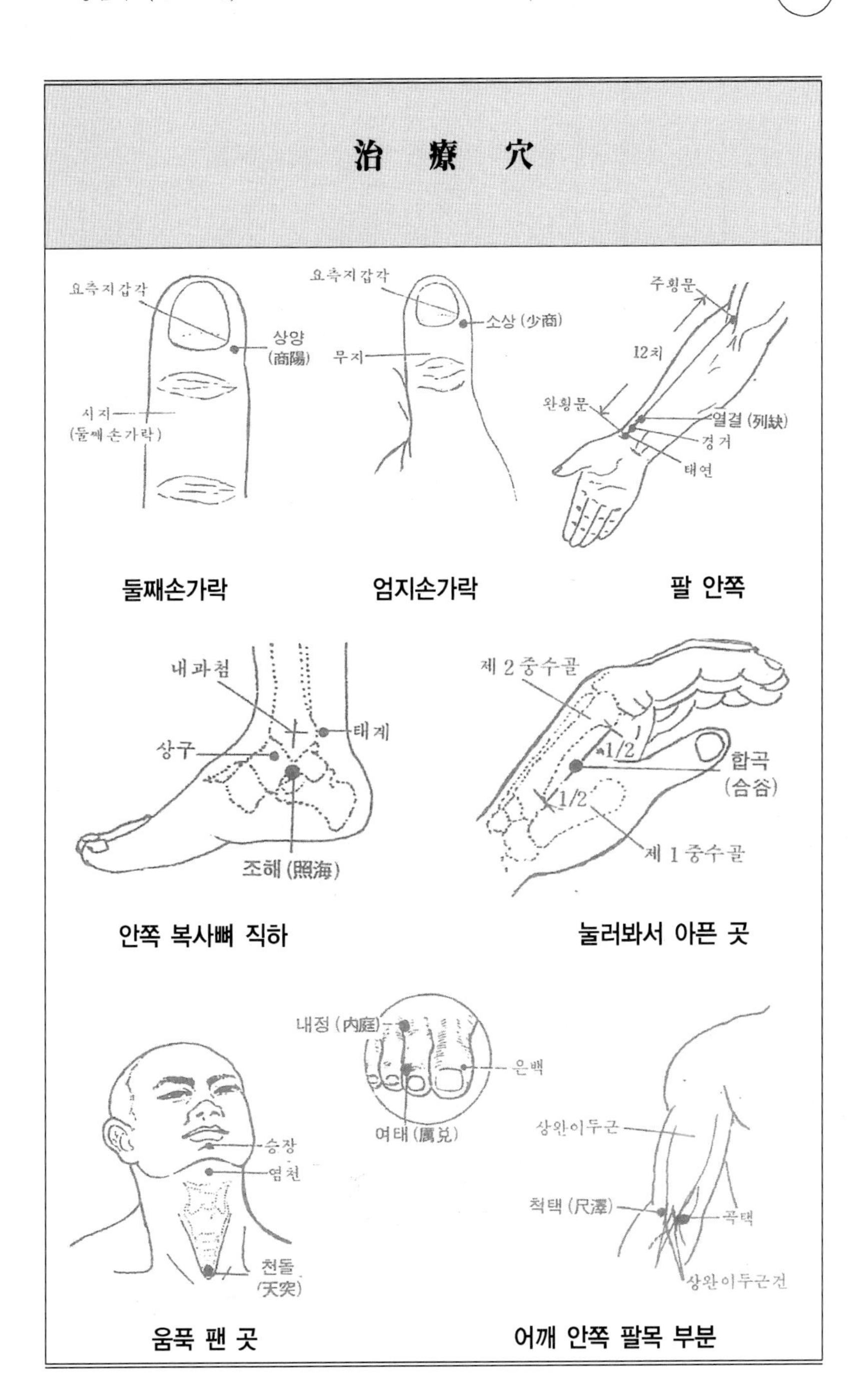
요측지갑각
상양
(商陽)
시지
(둘째손가락)
요측지갑각
소상 (少商)
무지
주횡문
12치
완횡문
열결 (列缺)
경거
태연
둘째손가락
엄지손가락
팔 안쪽
내과첨
태계
상구
조해 (照海)
제 2 중수골
1/2
합곡
(合谷)
1/2
제 1 중수골
안쪽 복사뼈 직하
눌러봐서 아픈 곳
내정 (內庭)
은백
여태 (厲兌)
승장
염천
천돌
(天突)
상완이두근
척택 (尺澤)
곡택
상완이두근건
움푹 팬 곳
어깨 안쪽 팔목 부분

◈ 감기~비염(鼻炎)~코감기

원인(原因) 또는 증상(症狀)	경한 오한과 발열, 전신권태, 두통, 수면장애, 식욕부진 등이 생기고, 코가 막히고 가려우며, 재채기가 나고 맑은 콧물이 흐르고 냄새를 잘 맡지 못하고 콧소리를 하며 코가 좌우 교대로 막히기도 한다.
치료(治療)	▲ 주용혈(主用穴): 치료시(治療時)마다 취혈(取穴)한다. 영향(迎香), 비통(鼻痛). ▲ 보조혈(補助血): 치료시(治療時)에 교대로 취혈(取穴)한다. 상성(上星), 지음(至陰). ▲ 자침방법(刺針方法) 첫 회에는 영향(迎香), 비통(鼻痛)에 발침하여 자침(刺針) 후 10초 정도 유침 후 뺀다. 다음 회부터는 주용혈(主用穴)과 보조혈(補助血)을 가감하여 치료(治療)한다. 자침(刺針) 후 1분 정도 유침(留針)한다. 지음혈은 허리 끊어 놓기로 해도 된다. 3개월이면 재발 없이 완치된다. 얼굴이 약간 부을 수도 있으므로 조심하여야 한다.
참고(參考)	얼굴이 약간 부으면 치료효과는 더욱 좋다. 영향 비통으로 축농증이 치료되는 경험이 많다. 감기에 걸리면 양치질을 수시로 하면 좋다 지음(至陰, 2개 혈) ○ 새끼발가락 끝 발톱의 바깥 모서리에서 부추 잎만큼 떨어진 곳에 있다. ○ 족태양경의 정혈(井穴)이다. 主治: 難產, 目痛, 頭痛, 麥粒腫.

治　療　穴

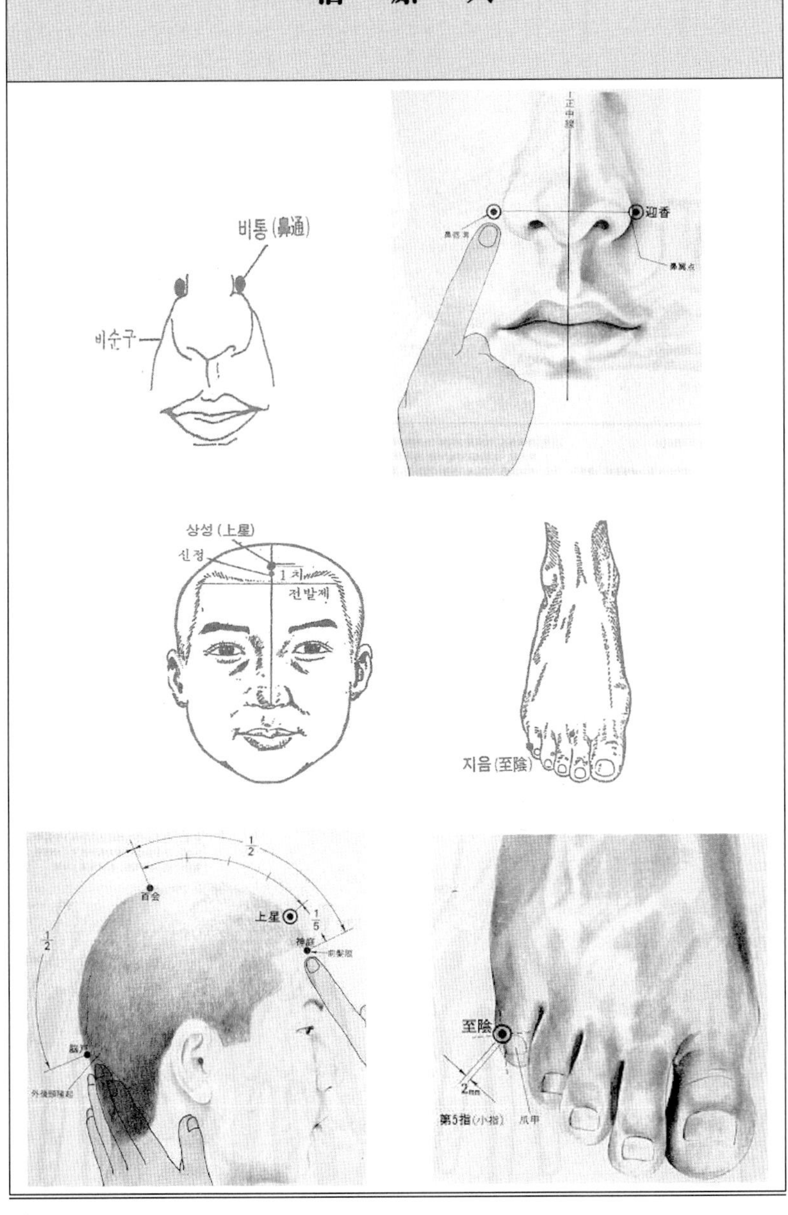

◈ 갑상선종대(甲狀腺腫大)

원인(原因) 또는 증상(症狀)	갑상선의 기능에는 아무런 이상이 없으면서 갑상선의 크기만 전체적으로 커지는 것을 말한다. 갑상선이 전체적으로 똑같이 매끈하게 커지는 경우와 울퉁불퉁하게 커지는 경우가 있다. 발생 원인은 요오드의 섭취 부족, 선천적인 갑상선 이상으로 갑상선 호르몬의 생산이 적어지기 때문이거나 음식 또는 약물 속에 포함된 어떤 갑상선 자극 물질에 의하여 갑상선이 직접 자극을 받기 때문이거나 갑상선염이 있기 때문이다.
치료(治療)	▲ 주용혈(主用穴): 치료시(治療時)마다 취혈(取穴)한다. 기영(氣癭), 천돌(天突), 부은 곳(아시혈). ▲ 보조혈(補助血): 치료시(治療時)에 교대로 취혈(取穴)한다. 신유(腎兪), 명문(命門), 합곡(合谷), 풍지(風池), 곡지(曲池). ▲ 자침방법(刺針方法) 첫 회에는 주용혈에 발침법으로 자침 후 1분 정도 유침한다 다음 회부터는 주용혈과 보조혈을 5-6곳 정도 취혈하여 발침법으로 자침(刺針) 후 3분 정도 유침(留針)한다.
참고(參考)	50-60회면 치료된다. 갑상선기능 항진 또는 저하도 처방은 같다.

治 療 穴

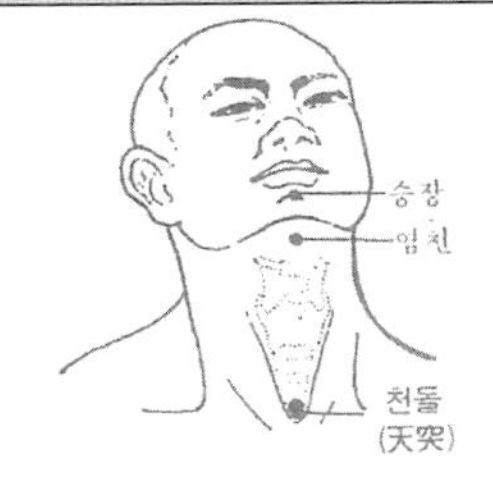

움푹 팬 곳

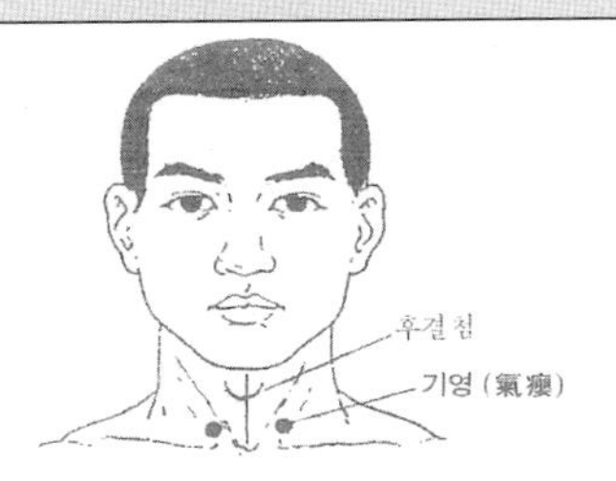

쇄골(鎖骨)상부에서 취혈한다

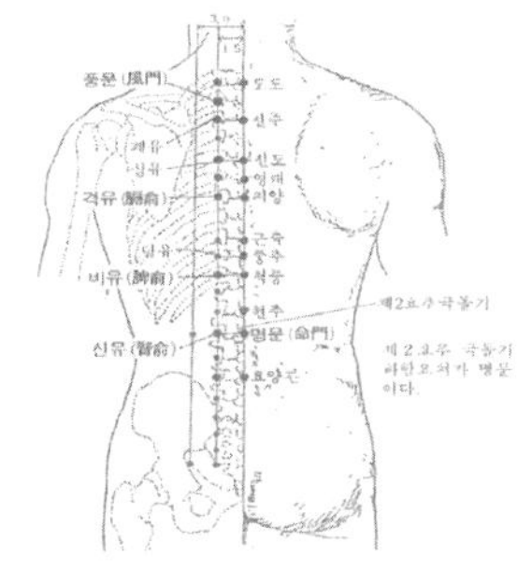

등 뒤 허리 부분

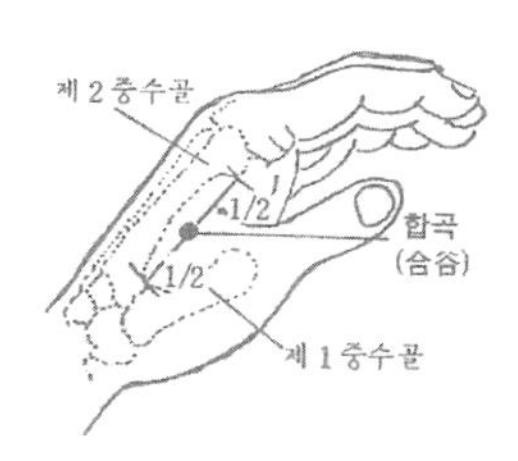

눌러서 아픈 곳

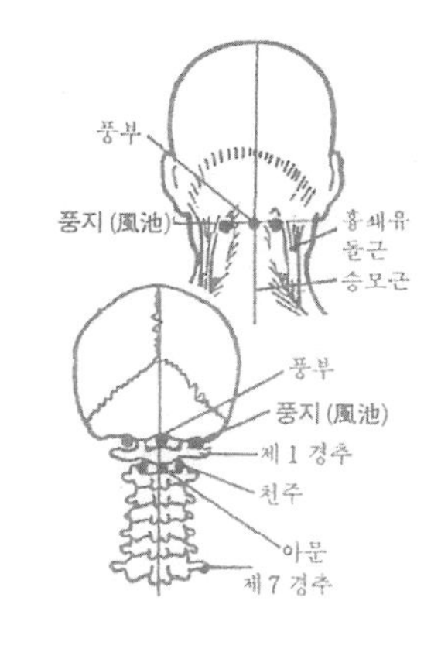

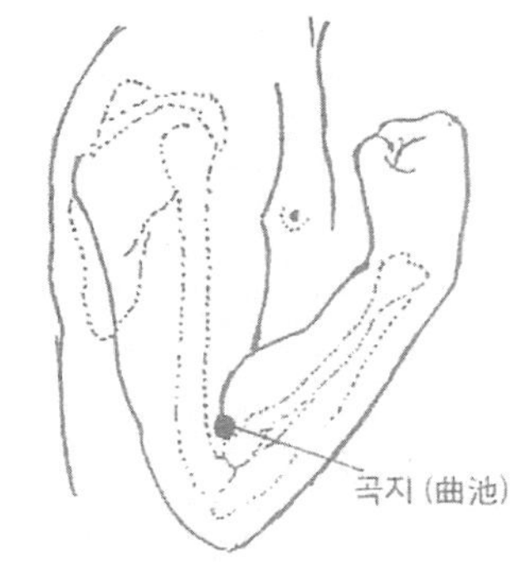

팔을 구부려서 바깥쪽 접히는 곳

◈ 갑상선기능항진(甲狀腺機能航進)

원인(原因) 또는 증상(症狀)	갑상선기능이 항진되면 우리 몸의 신진대사가 활발해져 몸에서 열이 나고 더위를 잘 타며 체중이 빠지고, 장(腸)운동도 활발해진다. 즉 에너지를 많이 소모하는 방향으로 증상이 나타난다. 갑상선기능이 저하되면 쉽게 피로하고 무기력해지며 의욕을 상실한다. 여자의 경우 생리량이 많아지고 빈혈이 생기기도 한다.
치료(治療)	▲ 주용혈(主用穴): 치료시(治療時)마다 취혈(取穴)한다. 기영(氣癭), 천돌(天突). ▲ 보조혈(補助血): 치료시(治療時)에 교대로 취혈(取穴)한다. 신유(腎兪), 명문(命門), 합곡(合谷), 풍지(風池), 곡지(曲池). ▲ 자침방법(刺針方法) 첫 회에는 주용혈에 발침법으로 자침 후 1분 정도 유침한다 다음 회부터는 주용혈과 보조혈을 5-6곳 정도 취혈하여 발침법으로 자침(刺針) 후 3분 정도 유침(留針)한다.
참고(参考)	요오드 섭취에 대해서: 가끔 미역 등을 먹어도 좋으나 매일 먹는 것은 바람직하지 않다. 수면시간을 충분히 확보하고 안정을 취하는 것, 규칙적인 생활을 하는 것도 중요하다.

治 療 穴

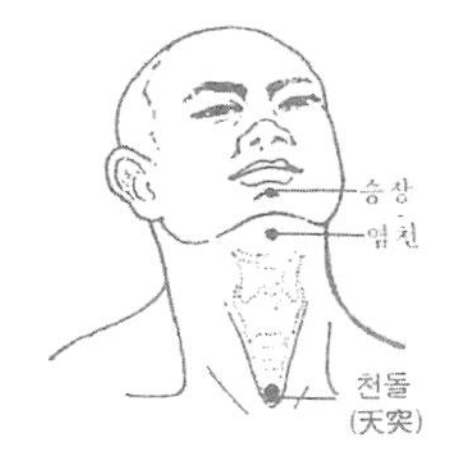

움푹 팬 곳

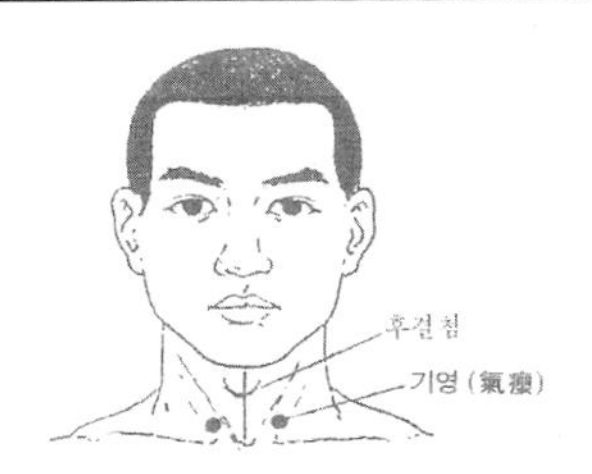

쇄골(鎖骨)상부에서 취혈한다

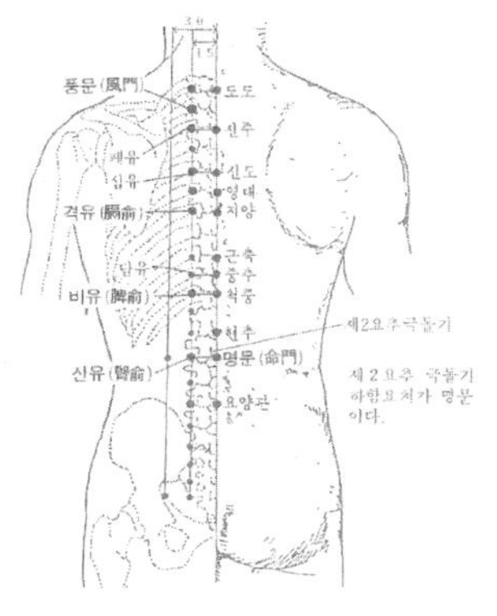

등 뒤 허리 부분

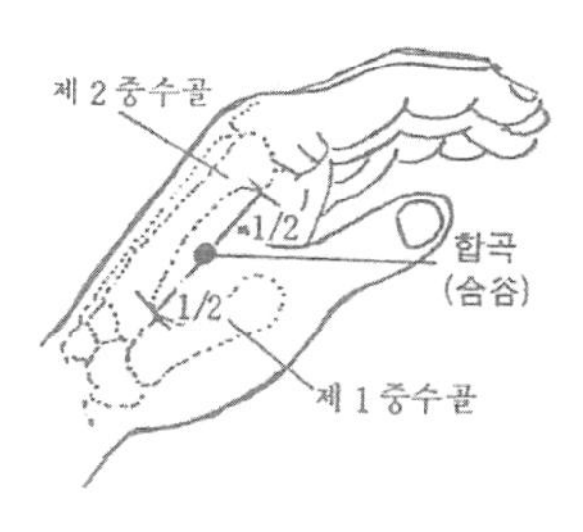

눌러서 아픈 곳

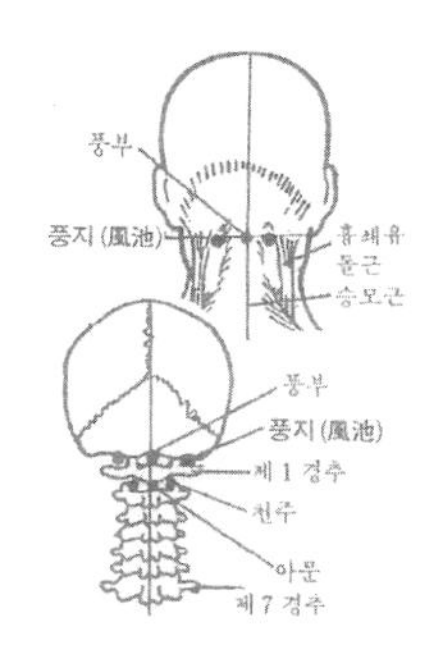

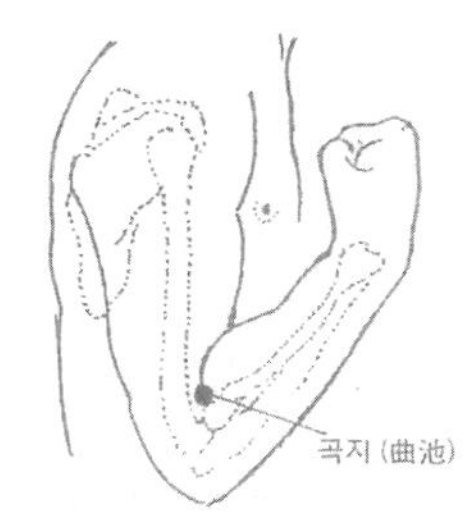

팔을 구부려서
바깥쪽 접히는 곳

◈ 갱년기장해(更年期障害)	
원인(原因) 또는 증상(症狀)	50세 전후가 되어 월경폐지(月經閉止)에 이르면 약 반수의 여성에게 발생한다고 한다. 열감(熱感), 이상발한(異常發汗), 우울증이 수반된다.
치료(治療)	▲ 주용혈(主用穴): 치료시(治療時)마다 취혈(取穴)한다. 삼음교(三陰交), 심유(心兪), 신유(腎兪), 중완(中脘), 기해(氣海). ▲ 보조혈(補助穴)): 치료시(治療時)에 교대로 취혈(取穴)한다. 풍문(風門), 격유(膈兪), 신주(身柱), 명문(命門), 합곡(合谷), 백회(百會), 관원(關元). ▲ 자침방법(刺針方法) 첫 회에는 주용혈(主用穴)에 발침하여 자침(刺針) 후 1분 정도 유침한다. 다음 회부터는 격일제로 주용혈(主用穴)과 보조혈(補助血)을 가감하여 5 - 6곳을 취혈한 후 발침하여 자침(刺針) 치료(治療)한다. 자침(刺針) 후 3분 정도 유침(留針)한다. 3개월 정도 치료 후 1주일에 한 번 정도 계속 치료한다.
참고(參考)	모두 발침한 이유는 장기간 치료해야 하고 여성이기 때문이다. 체력강화를 위해 꿀과 화분을 권면(勸勉)한다. 의사의 지시에 따라 호르몬제를 복용해서 몸에 맞으면 계속 복용해도 좋다.

治 療 穴

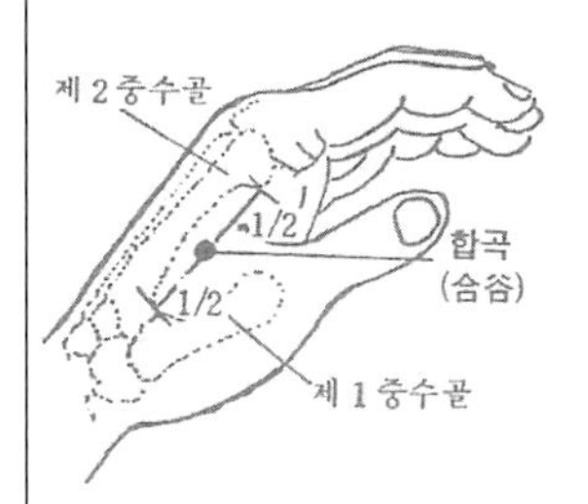

눌러서 아픈 곳

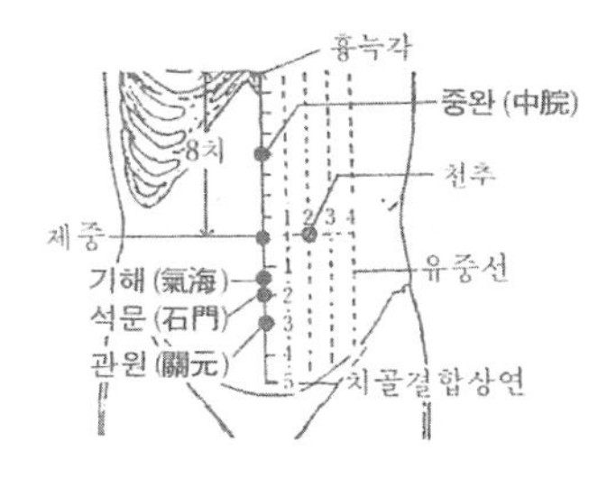

제중=배꼽

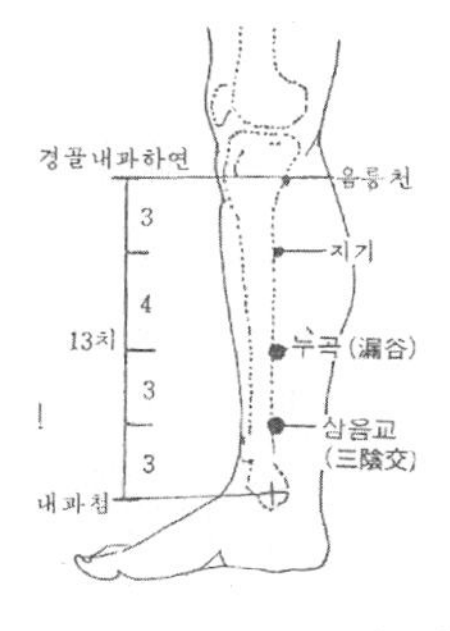

발목 안쪽 복사뼈 위 압통점

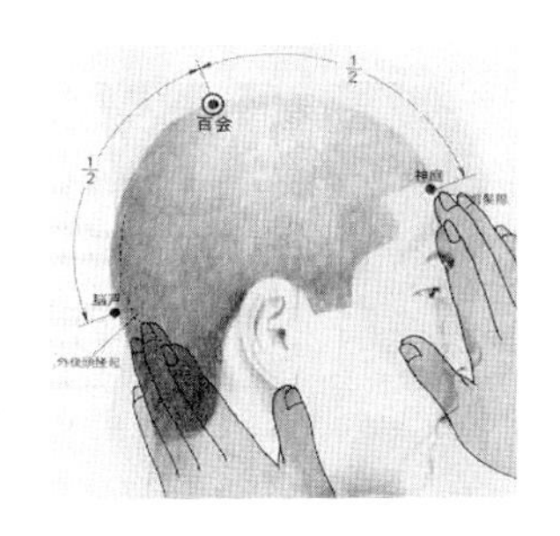

귀 끝을 연결한 정 중앙

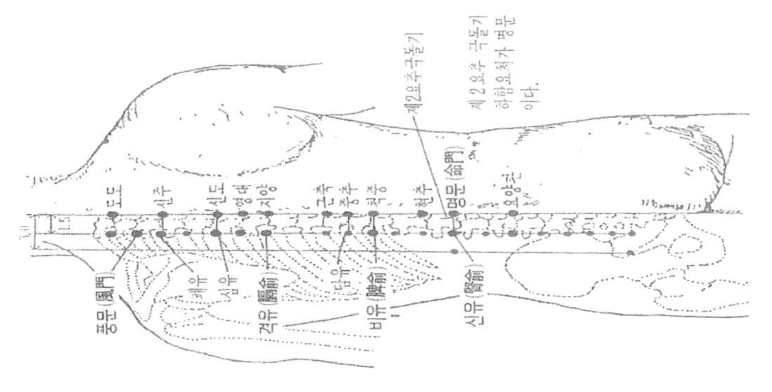

등 뒤에서 취혈한다

◈ 복합부위통증증후군

문화 문명의 발달만큼이나 질병도 많아진다. 아니 예전부터 있어 왔던 것을 우리는 이제야 합리적으로 깨닫는지도 모른다.

◇ 원인

복합부위통증증후군은 주로 후천적 원인에 의해 발생한다.

외상, 골절, 화상 등에 의한 신경 손상, 환지통(절단 후에 생기는 통증)이 주요 원인이나 이외에 척추나 폐, 심장 복부 수술은 물론 축농증, 미용성형, 치과 수술 후에도 발생할 수 있다.

또 대상 포진 후 신경통, 뇌혈관 장애, 매독, 척수 손상 등에 의해 생기기도 한다. 적절한 치료를 하지 않으면 근육의 위축이나 관절 장애를 일으킨다.

◇ 치료

운동 신경계 질환의 통증에 효과가 탁월하여 현대의학에서 봉독치료(아피톡신)를 하고 있지 않은가?

천연항생제로서 약물 중독이 없는 벌침으로 분명 해답이 있다고 확신한다.

통증이 있는 부위(아시혈)에 발침하여 벌침으로 치료하는 것이다. 통증이 있는 부위의 모세혈관을 대청소하여 기혈(氣血)을 원활하게 하면 낫는다는 이론이다. 프로폴리스 복용과 함께 벌침을 1개월 꾸준히 하면 반드시 효과가 있을 것이다.

◈ 견통(肩痛)

1. 오십견의 원인과 주 증상

중년기부터 예고 없이 찾아오는 오십견은 처음에는 그냥 조금 지나면 낫겠지 하고 방치하다가 통증이 심해지면 그때부터 좌불안석이다.

오십견은 가벼운 초기에는 병원에서 받는 치료로 잘 낫지만 이게 오래 두면 묵은 병이 되어 잘 낫지 않고 사람을 괴롭힌다. 오십견은 원인 자체를 치료하지 않으면 일생 동안 따라다니며 괴롭히는 어깨통이다.

어깨 부위의 관절이 노화하면서 관절 주위의 인대와 근육 사이에서 염증이 생기면서 오는 증세인데 의학계에선 견관절 주위염이라고 불린다.

이럴 때 벌침이 아주 효과적이다. 염증성 질환에는 벌독만 한 천연항생제가 없기 때문이다.

한의학에서는 풍(風), 한(寒), 습(濕), 담(痰)의 사기(邪氣)가 경락을 막아 어깨의 기혈(氣血)이 응체되어 일어나는 것으로 보는데, 원인은 肝腎不足(간신부족), 不通則痛(불통즉통) 등으로 설명한다. 여기에서 말하는 간과 신은 서양의학에서 말하는 간장이라든가 콩팥과는 그 의미가 다르다.

한의학에서 말하는 간의 기능을 살펴보면 "肝은 筋(근)을 生한다", "肝의 合은 筋이다", "肝은 疲勞에 견디는 本이다. 肝이 왕성하면 筋도 충실하다"고 하는 이런 말들은 지난 2000년을 두고 변치 않는 한의학의 기본원리인 것이다. 肝과 마찬가지로 腎과 관련된 기본원리에는 "腎은 骨을 주관하고 骨髓(골수)를 生한다."는 것이 있으며 물론 이외에도 精, 成長, 聽覺(청각) 등과도 밀접한 관련이 있다고 한다.

이와 같이 한의학에서 말하는 腎은 콩팥과는 다른 뜻으로 이해를 해야 하며 五臟六腑 중에서 肝과 腎은 근육, 골격, 관절 등과 관련이 있으므로 이러한 肝과 腎이 허약하면 근골격계 질병이 쉽게 올 수 있다고 하는 것이 한의학의 이론이다.

한의학에서 보는 인체순환체계에는 신경 이외에 經脈(경맥)과 血脈(혈맥) 등이 있으며 不通則痛이라는 것은 기혈이 막힌 경우를 말하는데 잘 통하도록 해주면 통증이 없어지고 관절이 원활하게 동작하므로 通則不痛이라고 하는 것이다.

주된 증상은 어깨관절의 통증과 경직으로 인한 운동장애인데 팔을 밖으로 돌릴 때 통증이 심하게 나타나고 특히 야간에 통증이 심하여 옆으로 잠을 자기가 곤란하거나 잠을 깨게 될 경우와 심한 경우에는 머리 빗기, 상의를 입고 벗기, 수저를 드는 동작조차 곤란해지게 되는 괴병 같은 것이다.

제1단계는 통증이 증가하는 시기
제2단계는 통증이 감소하면서 경직이 나타나는 시기
제3단계는 통증이 소실되면서 경직이 남는 시기
제4단계는 경직이 풀어지면서 정상 회복되는 시기로 나눌 수 있다.

각 단계별로 보통 4~8개월이 소요되며 전체적으로는 적절한 치료를 하지 않는 경우 약 1~2년이 소요된다는 통계다.

즉 별다른 치료를 하지 않아도 약 2년 정도면 어느 날 갑자기 정상 회복되는 것이다. 그러나 이 기간이 너무나 길고 고통스럽기 때문에 치료하는 것이다.

아픈 어깨에 벌침을 놓으면 벌독이 어깨뼈 사이에 있을 수 있는 염증을 삭히고 근육이나 인대의 경직을 풀어주고 관절 사이에 윤활유격인 활액의 형성을 도와준다고 필자는 믿는다.

물리치료를 할 경우 어깨를 비명이 나올 정도로 비틀어서 과격한 운동을 시키는데 필자는 반대한다. 남의 힘을 빌려 무리하게 움직이면 조직이 손상될 수 있기 때문이다.

어깨를 따뜻하게 해주고 여러 방향으로 움직여주는 운동을 스스로 노력해야 한다. 벌침으로 1개월 이내에 완치되지만 치료하면서 운동을 자주 해야 한다. 아프다고 가만히 있으면 치료효과가 늦다.

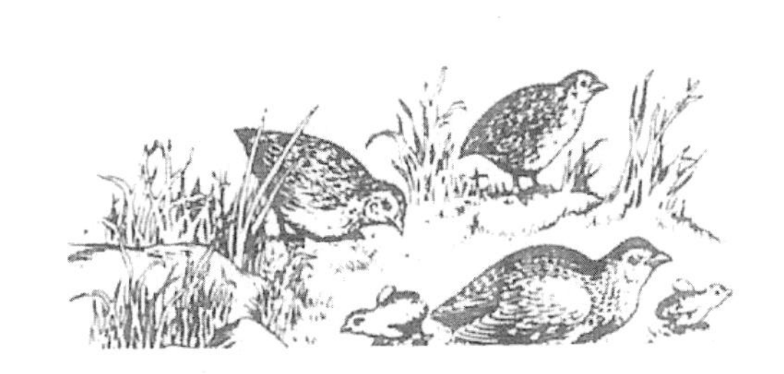

◈ 견통(肩痛)~오십견(五十肩)

치료(治療)	▲ 주용혈(主用穴): 치료시(治療時)마다 취혈(取穴)한다. 견정(肩井), 병풍(秉風), 곡원(曲垣), 거골(巨骨), 천종(天宗). ▲ 보조혈(補助血): 치료시(治療時)에 교대로 취혈(取穴)한다. 조구(條口). ▲ 자침방법(刺針方法) 첫 회는 견정(肩井), 천종(天宗)에 발침법으로 자침(刺針) 후 1분 정도 유침(留針)한다. 다음 회부터는 주용혈(主用穴)과 보조혈(補助血)을 가감하여 발침법으로 치료(治療)한다. 자침(刺針) 후 3분 정도 유침(留針)한다.
참고(參考)	오십견은 대개 한쪽이 아프다. 경혈(經穴), 즉 침자리를 몰라도 아픈 곳에 벌을 쏘이면 잘 듣는다. 대부분 허리 끊어 놓기로 자침하지만 여성이나 노약자에게는 발침하여 적응 정도를 잘 살펴야 한다. 타월체조 1) 타월의 양끝을 잡고 이것을 머리 위, 목뒤 등으로 가져간다. 2) 목욕할 때 등을 씻는 것처럼 허리 뒤로 아픈 팔을 당겨 올린다. 3) 아픈 어깨가 움직이기 쉽게 건강한 손으로 타월을 사용하여 당긴다. 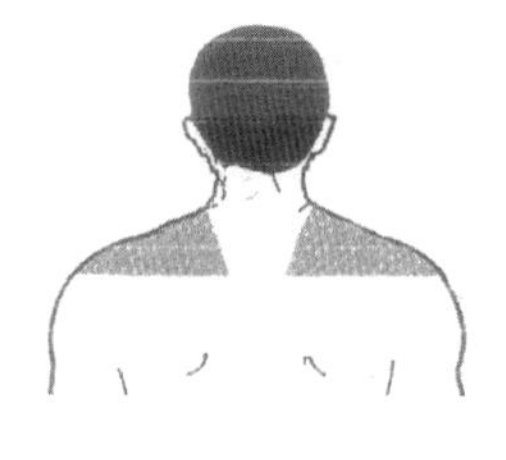

治 療 穴

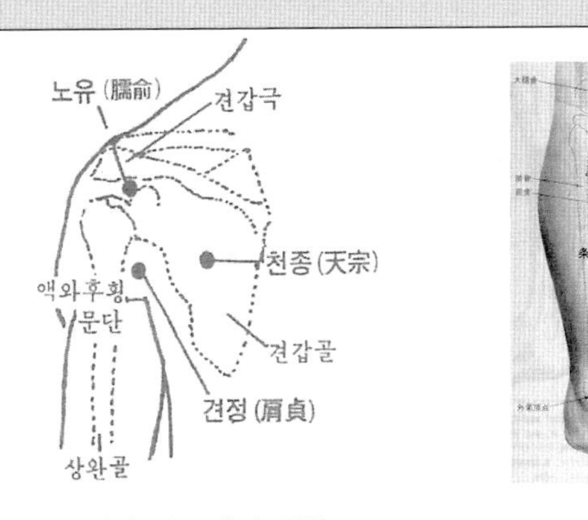

어깨 뒤쪽에서 취혈

조구(條口, 2개 혈)
○ 하렴혈에서 위로 1치, 상렴혈에서 아래로 1치 되는 곳에 있다[동인].
○ 족삼리혈에서 5치 아래에 있으며 발을 들고 침혈을 잡는다[입문].

主治: 肩部疾患에 많이 사용—肩關節, 肩胛關節疾患(五十病, 手臂不擧證이 라고도 함), 팔꿈치疾患, 食指痛.

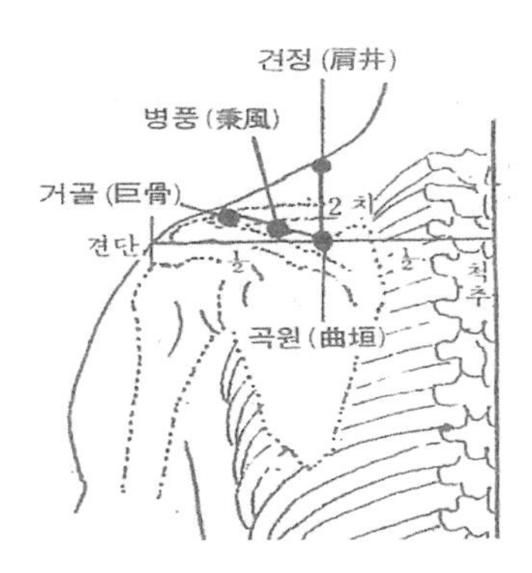

오십견은 대개 한쪽이 아프므로 아픈 쪽의 어깨 등 뒤에서 취혈한다. 젖꼭지 직상방 어깨의 제일 높은 곳이 견정(肩井)이다. 등 뒤쪽에서 취혈한다.

◈ 견비통(肩臂痛)~어깨와 팔이 아픔

원인(原因) 또는 증상(症狀)	어깨에서부터 팔까지 아픈 것으로 가장 흔한 병이다. 노동을 하는 사람에게 많고, 컴퓨터를 많이 하는 사람에게서 다견(多見)된다. 간간이 저리고 아픈 것부터 팔을 올릴 수 없을 정도로 동통(疼痛)이 심한 경우도 있다.
치료(治療)	▲ 주용혈(主用穴): 치료시(治療時)마다 취혈(取穴)한다. 노회(臑會), 곡지(曲池), 외관(外關), 지정(支正), 노유(臑兪), 내관(內關). ▲ 보조혈(補助血): 치료시(治療時)에 교대로 취혈(取穴)한다. 천료(天髎), 천종(天宗), 견중류(肩中兪), 비노(臂臑), 거골(巨骨). ▲ 자침방법(刺針方法) 첫 회에는 노회(臑會), 곡지(曲池), 지정(支正)혈을 발침하여 자침(刺針) 후 1분 정도 유침(留針)한다. 적응 정도를 살펴 다음 회부터는 주용혈(主用穴)과 보조혈(補助血)을 가감하여 치료(治療)한다. 자침(刺針) 후 3분 정도 유침(留針)한다. 내관(內關)은 발침하고 나머지는 허리 끊어 놓기로 해도 좋다.
참고(參考)	근(筋)신경계(神經系) 질환으로 아주 잘 낫는다. 부항 또는 뜸보다 벌침이 좋다. 만성의 경우라도 3개월이면 만족할 만한 치료가 된다. 개인차가 있다. 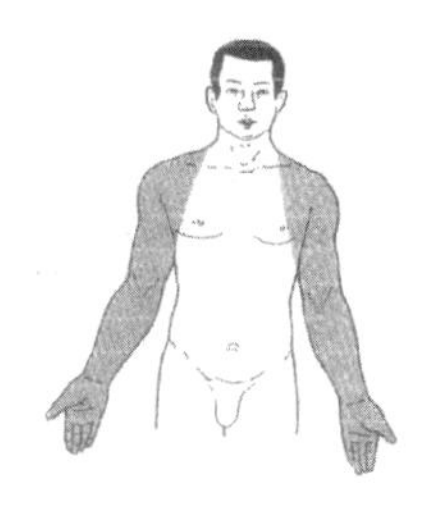

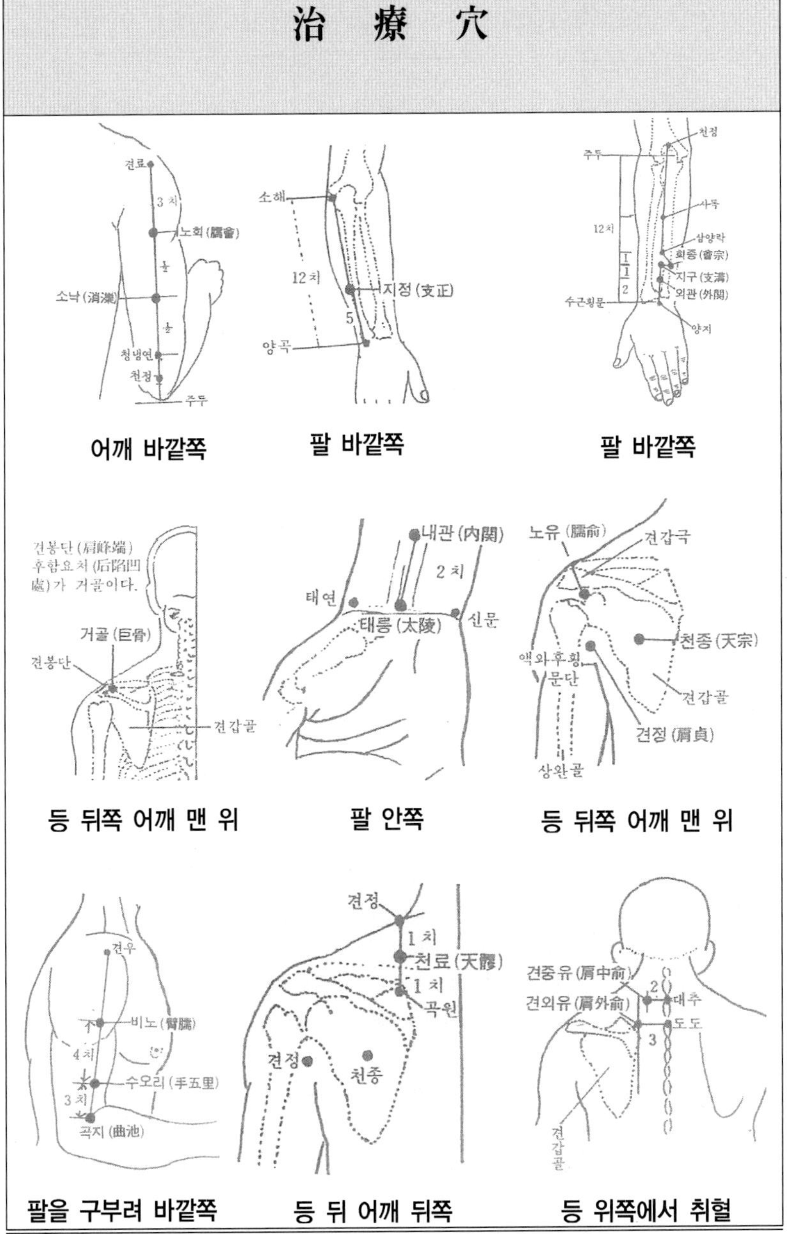
治 療 穴
견료
3 치
노회 (臑會)
소낙 (消濼)
청냉연
천정
주두
어깨 바깥쪽
소해
12 치
지정 (支正)
5
양곡
팔 바깥쪽
천정
주두
사독
12치
삼양락
회종 (會宗)
지구 (支溝)
외관 (外關)
수근횡문
양지
팔 바깥쪽
견봉단 (肩峰端)
후함요처 (后陷凹
處)가 거골이다.
거골 (巨骨)
견봉단
견갑골
등 뒤쪽 어깨 맨 위
내관 (內關)
2 치
태연
태릉 (太陵)
신문
팔 안쪽
노유 (臑俞)
견갑극
천종 (天宗)
액와후횡
문단
견갑골
견정 (肩貞)
상완골
등 뒤쪽 어깨 맨 위
견우
비노 (臂臑)
4 치
수오리 (手五里)
3 치
곡지 (曲池)
팔을 구부려 바깥쪽
견정
1 치
천료 (天髎)
1 치
곡원
견정
천종
등 뒤 어깨 뒤쪽
견중유 (肩中俞)
2
대추
견외유 (肩外俞)
도도
3
견갑골
등 위쪽에서 취혈

◈ 결막염(結膜炎)~눈곱이 끼고 눈이 아픔	
원인(原因) 또는 증상(症狀)	아폴로11호가 발사되던 1969년에 이 병이 유행했다 하여 아폴로 눈병이라고도 하는 유행성 안과 질환이다. 이물감과 출혈로 인해 눈이 벌겋게 된다. 여름에 수영장 등에서 잘 전염되는 바이러스성 전염병이다. 많은 눈물과 눈곱, 눈부심 등이 있다.
치료(治療)	아래위의 눈꺼풀에 치료하는데 반드시 拔針法(발침법)으로 해야 한다. 위 눈꺼풀에 1개의 벌침으로 散刺(산자)로 3-4곳 자침하고, 아래 눈꺼풀에 1개의 벌침으로 3-4곳 散刺(산자)한다. 즉 발침한 벌침 1개로 여기저기 톡톡 두드리는 기분으로 한다는 것이다. 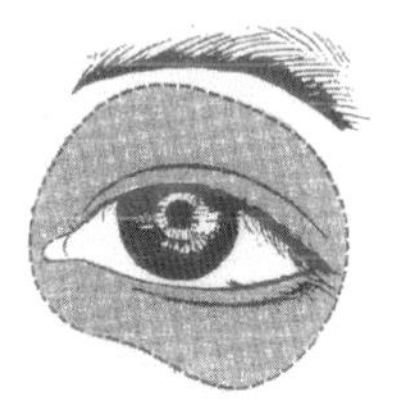
참고(參考)	☞20년 벌침을 하다가 터득한 비법(秘法)이다. 이 방법은 벌침을 2-3년 경험이 있는 숙련된 사람만 할 수 있다. 자 벌침을 핀셋으로 뽑아서 벌침의 독주머니를(침 끝의 반대편에 하얀 살같이 붙어 있는데 이것이 독주머니이다.) 핀셋으로 잡고 아래 눈꺼풀을 깐다. 요령은 환자의 눈을 크게 뜨게 하고 아래 눈꺼풀을 밑으로 당기면 아래 눈꺼풀의 안쪽이 보이게 되는데, 이 안쪽을 핀셋으로 잡은 독낭을 딱 한 번만 싹 지나간다. 가급적 빨리 지나간다. 즉 독낭에 있는 벌독을 아래 눈꺼풀 안쪽에 살짝 묻혀 주는 것이다. 눈동자에 묻혀 주는 것이 결코 아니다. 1-2분이 지나면 눈이 따갑고 눈물이 많이 난다. 그러나 병원에 갈 수 없는 입장이라면 이 방법으로 치료가 잘된다.

◈ 과관절통(踝關節痛)~발목이 아픈 데	
원인(原因) 또는 증상(症狀)	과관절통은 발목이 아픈 것이다. 뚜렷한 원인이 없는데 보행에 지장이 있으며 아프고 가만히 있어도 통증이 있기도 한다. 이것은 지나친 운동이나 보행에서 생기는 근육의 긴장 때문이다. 복사뼈 옆과 밑이 아픈 경우가 많다.
치료(治療)	엄지손가락으로 여기저기 꾹꾹 눌러보면 아픈 곳이 치료점이다. 복사뼈에서 발등 쪽으로 약간 비키면 움푹 들어간 곳이 치료의 핵심점이다. 허리를 끊어서 첫 회에는 1침을 하고, 하루 쉬고 2침을 한다. 최고 4곳을 刺針(자침)할 수 있다. 자침(刺針) 후 10분 정도 유침(留針)한다. 발등이 약간 부어오르면 치료효과가 좋다.
참고(參考)	벌침으로 치료하면 재발이 없다는 장점이 있다. 손, 발목의 삠에 적극 추천하고 권장한다. 5-6회 치료로 완치된다. 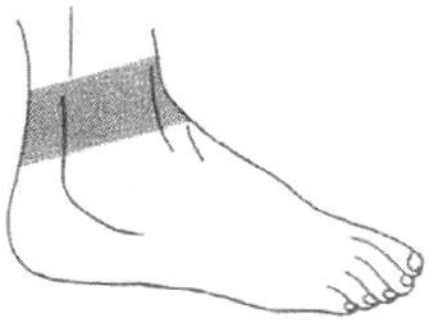 압통점 또는 움직일 때 아픈 곳에 치료한다.

◈ 고혈압(高血壓)

원인(原因) 또는 증상(症狀)

[고혈압의 분류]

분 류		수축기(mmHg)	확장기(mmHg)
정 상	정 상	129 이하	84 이하
	높은 정상	130 - 139	85 - 89
고혈압	경 증	140 - 159	90 - 99
	중등증	160 - 179	100 - 109
	중 증	180 이상	110 이상

치료(治療)

- ▲ 주용혈(主用穴): 치료시(治療時)마다 취혈(取穴)한다.
  견정(肩井), 병풍(秉風), 백회(百會).
- ▲ 보조혈(補助血): 치료시(治療時)에 교대로 취혈(取穴)한다.
  간유(肝兪), 신유(腎兪), 풍지(風池).
- ▲ 자침방법(刺針方法)
  첫 회에는 주용혈(主用穴)에 허리 끊어 놓기로 자침(刺針) 후 1분 정도 유침(留針)한다.
  다음 회부터는 주용혈(主用穴)과 보조혈(補助血)을 가감하여 치료(治療)한다. 발침하여 자침(刺針) 후 3분 정도 유침(留針)한다

참고(參考)

중증인 경우는 손가락 끝(手十二井穴)과 발가락 끝(足十二井穴)을 발침하여 자침(刺針)하는 것을 추가한다.

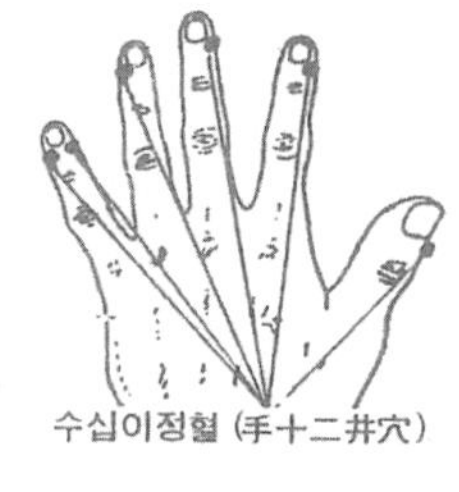

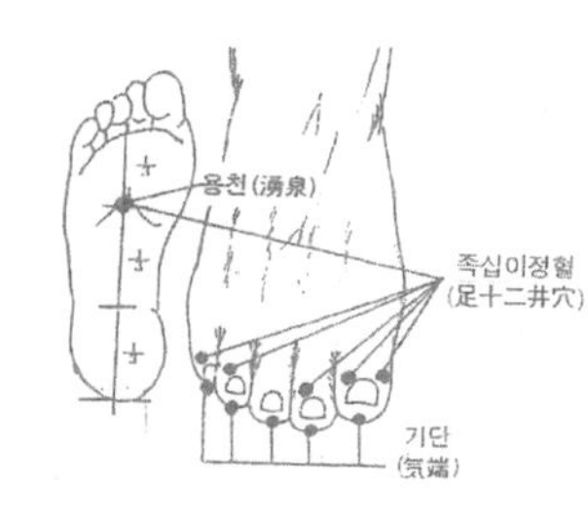

治 療 穴

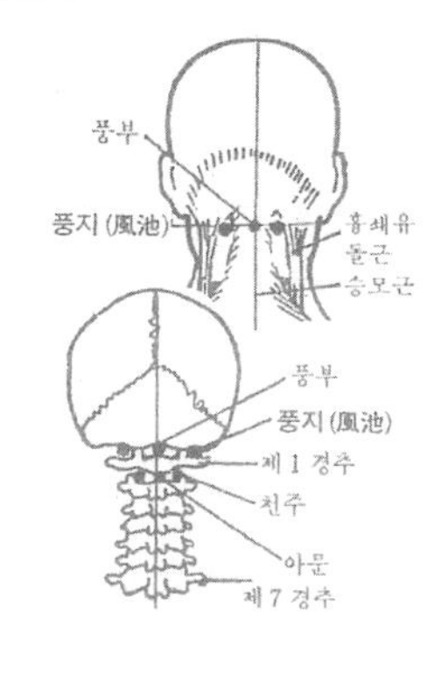

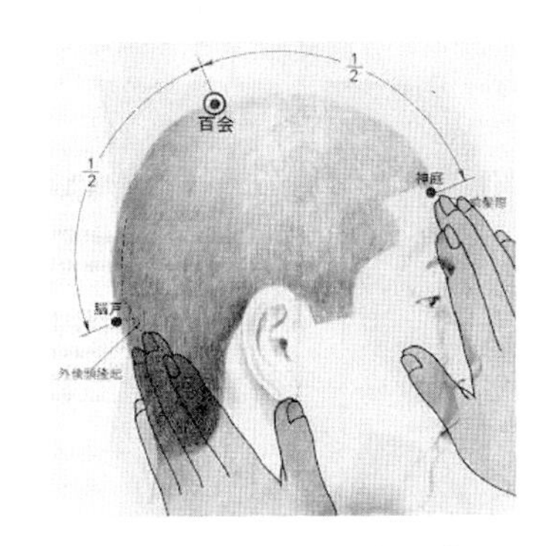

귀 끝을 연결한 정 중앙

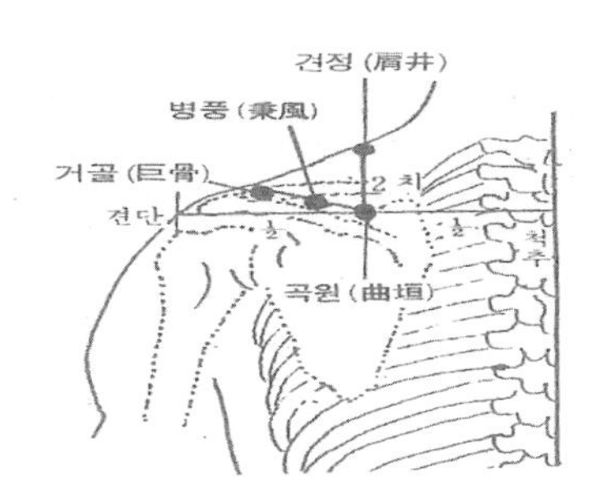

등 뒤 어깨 뒤쪽에서 취혈

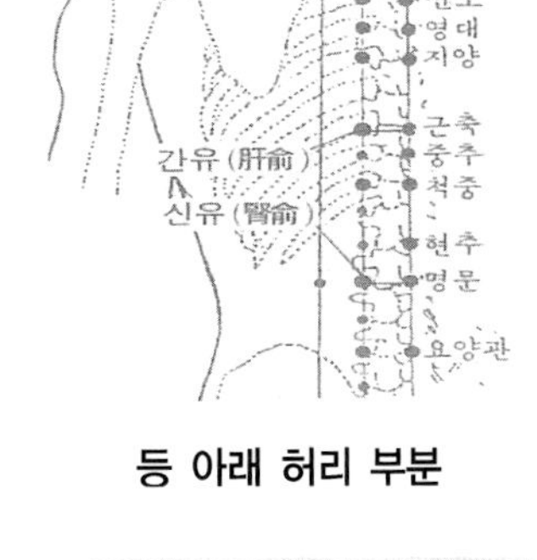

등 아래 허리 부분

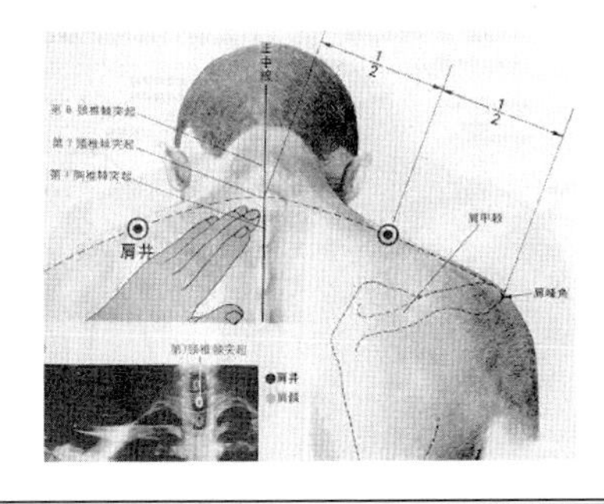

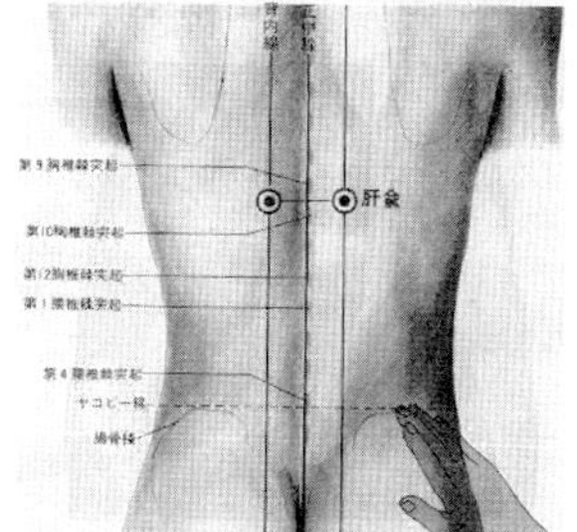

◈ 구취(口臭)~입속의 냄새	
원인(原因) 또는 증상(症狀)	입속의 냄새는 여러 요인이 많다. 치과성 질환, 간질환에서 오는 경우도 있으나 한방에서는 위의 열증(熱症)으로 보고 있다.
치료(治療)	▲ 주용혈(主用穴): 치료시(治療時)마다 취혈(取穴)한다. 상완(上脘), 중완(中脘), 하완(下脘). ▲ 보조혈(補助血): 치료시(治療時)에 교대로 취혈(取穴)한다. 위유(胃兪), 합곡(合谷). ▲ 자침방법(刺針方法) 첫 회에는 주용혈에 발침하여 자침(刺針) 후 1분 정도 유침(留針)한다. 다음 회부터는 주용혈(主用穴)과 보조혈(補助血)을 가감하여 치료(治療)한다. 발침하여 자침(刺針) 후 3분 정도 유침(留針)한다. 10회 치료하면 효과가 있고, 30회면 완치된다.
참고(參考)	상기의 처방은 위장(胃臟)의 여러 질환에서 오는 입내를 없애는 처방이다. 프로폴리스를 겸하여 복용하면 효과가 빠르다. 중완(中脘, 1개 혈) ○ 일명 태창(太倉)이라고도 하는데 족양명위경의 모혈이다. ○ 배꼽에서 4치 위에 있다[동인]. ○ 중완혈은 명치끝에서 배꼽까지 사이의 가운데 아래위가 각각 4치씩이다[자생].

治　療　穴

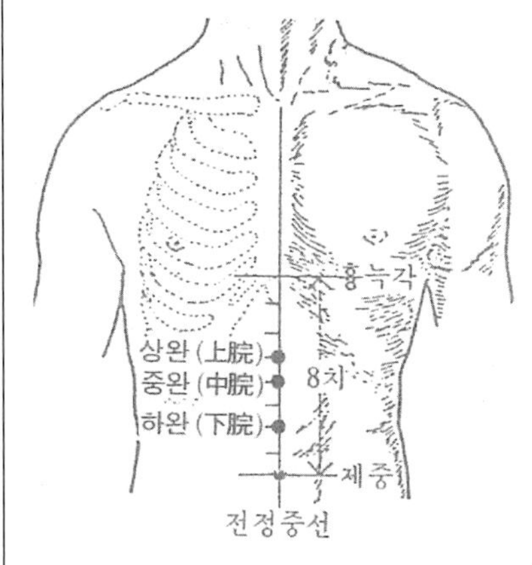

앞쪽 배 그림 제중=배꼽

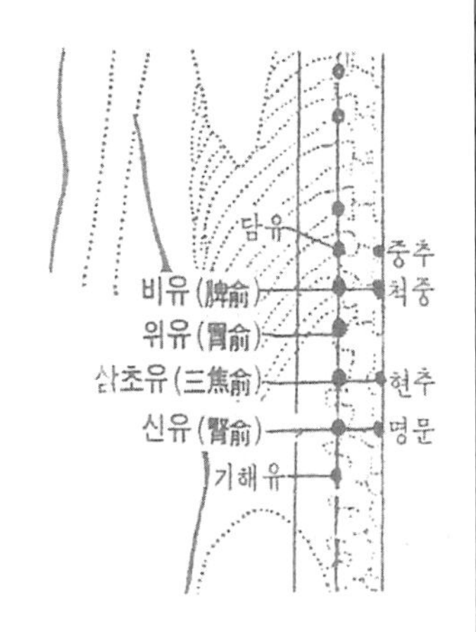

등 쪽 그림

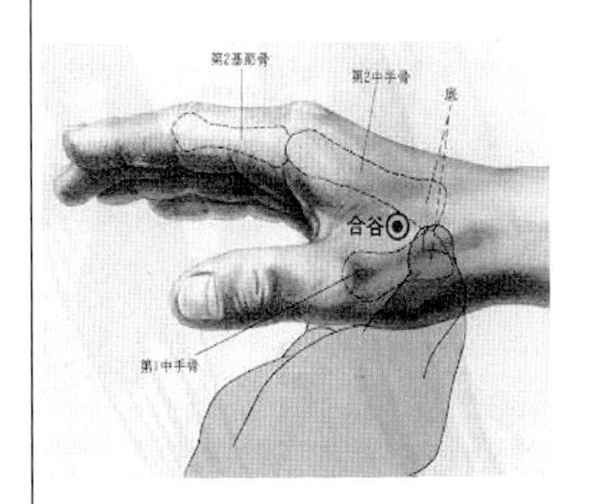

압통이 있는 곳

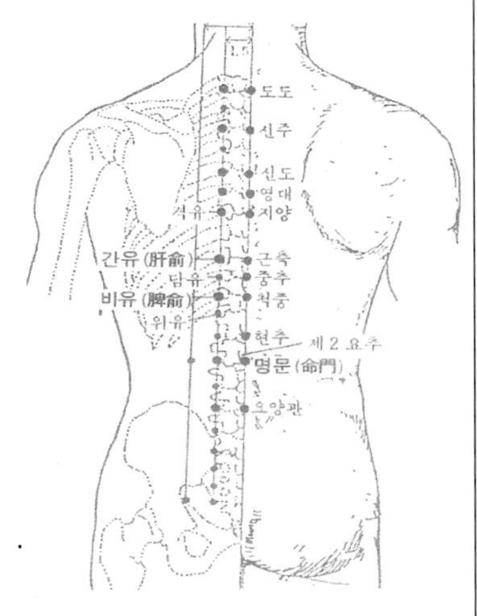

등 뒤 가운데에서 취혈

◈ 급체(急滯)

원인(原因) 또는 증상(症狀)	음식을 급하게 먹거나 잘 씹지 않아서 생긴다. 식은땀이 나며 얼굴이 창백해지고, 손발이 차고, 가슴이 답답해지는데 한방에서는 관격(關格)이라고 한다.
치료(治療)	▲ 주용혈(主用穴): 치료시(治療時)마다 취혈(取穴)한다. 소상(少商), 합곡(合谷), 내관(內關). ▲ 보조혈(補助血): 치료시(治療時)에 교대로 취혈(取穴)한다. 공손(公孫). ▲ 자침방법(刺針方法) 주용혈에 발침하여 자침(刺針) 후 1분쯤 유침(留針)한다. 10분쯤 기다려 보아서 호전되지 않으면 주용혈과 보조혈에 자침(刺針) 후 3분쯤 유침(留針)하면 반드시 치료된다.
참고(參考)	급체한 증상은 저녁을 먹고 잠자리에서 많이 나타난다. 약국도 인근병원도 갈 수 없는 상황이다. 급체한 증상이 나타나서 환자는 괴로워한다. 어떻게 할 것인가? 가정에 사혈침을 하나씩 구비하는 것은 구급약과 함께 필수사항이다. 벌침을 하는 사람이라면 벌침이 가능하지만 벌침을 할 수 있는 벌이 없다면 이쑤시개나 바늘로 상기 혈처에 강한 자극을 주어도 치료된다. 사혈침으로 치료혈을 출혈시켜도 좋다.

治 療 穴

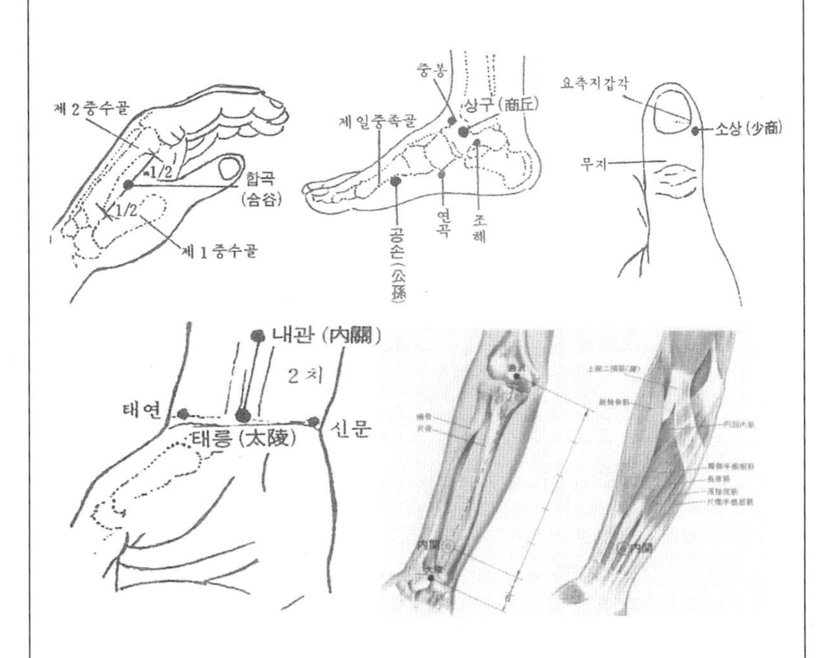

내관(內關, 2개 혈)

○ 손바닥 뒤 손목에서 2치 떨어져 있다[동인].

○ 대릉혈에서 2치 뒤에 있다[입문].

○ 두 힘줄 사이에 있으며 수궐음경의 낙혈이며 여기서 갈라져 소양경으로 간다[강목].

主治: 1) 心病—心痛, 정충, 驚悸

2) 內傷疾患—胃炎, 胃熱로 因한 嘔吐, 急滯(急性胃炎)

3) 비; 胃氣弱이 因胸비, 吐(嘔逆)—實證, 胃痙攣

4) 痛; 肝氣犯胃로 發生 胃痙攣; 主穴—梁丘 補助—四關次—內關, 中脘.

參考: 心包經之絡穴, 別走手少陽三焦經 八脈交會穴之宥, 通于陰維脈.

◈ 기능성자궁출혈(機能性子宮出血)	
원인(原因) 또는 증상(症狀)	자궁출혈 환자에 대한 진단에 있어서는 우선 출혈 부위가 자궁임을 확인하고 출혈의 원인이 기질적 질환에 의한 것인지의 여부를 확인하여야 하며 또한 배란성 월경주기와 동반되는지 여부를 확인함이 중요하다. 출혈이 배란 주기에서 나타나면 기질적 질환의 가능성을 먼저 고려하여야 하며 무배란성 자궁출혈의 경우는 그 대부분이 신경-내분비계의 기능장애에 의한 기능성자궁출혈 때로는 estrogen 분비 난소종양 등이 원인이 되기도 한다.
치료(治療)	▲ 주용혈(主用穴): 치료시(治療時)마다 취혈(取穴)한다. 음교(陰交), 관원(關元), 삼음교(三陰交), 비유(脾兪), 간유(肝兪). ▲ 보조혈(補助血): 치료시(治療時)에 교대로 취혈(取穴)한다. 명문(命門), 백회(百會), 혈해(血海). ▲ 자침방법(刺針方法) 발침법으로 한다. 첫 회에는 관원(關元), 삼음교(三陰交)에 자침(刺針) 후 1분 정도 유침(留針)한다. 다음 회부터는 주용혈(主用穴)과 보조혈(補助血)을 가감하여 치료(治療)한다. 자침(刺針) 후 3분 정도 유침(留針)한다.
참고(參考)	프로폴리스 복용을 권면한다. 음교(陰交, 1개 혈) ○ 배꼽에서 1치 아래에 있다. 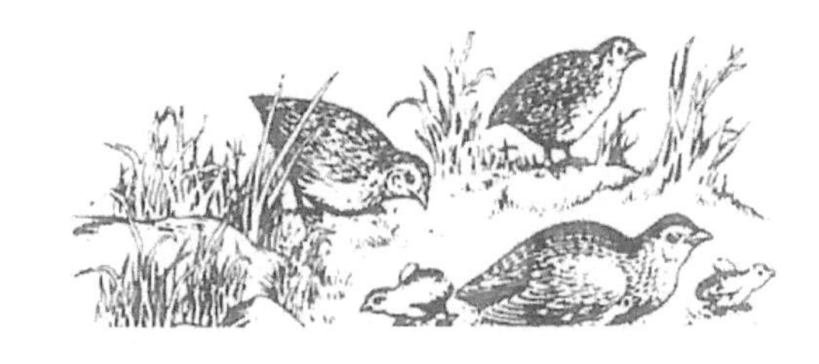

治 療 穴

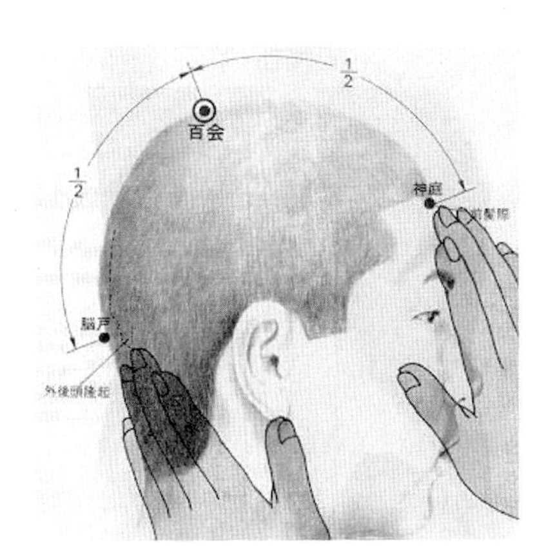

귀 끝을 연결한 정중앙

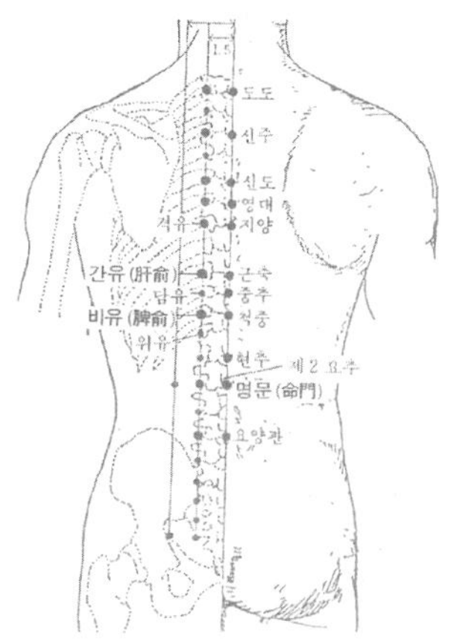

등 쪽 허리 부분

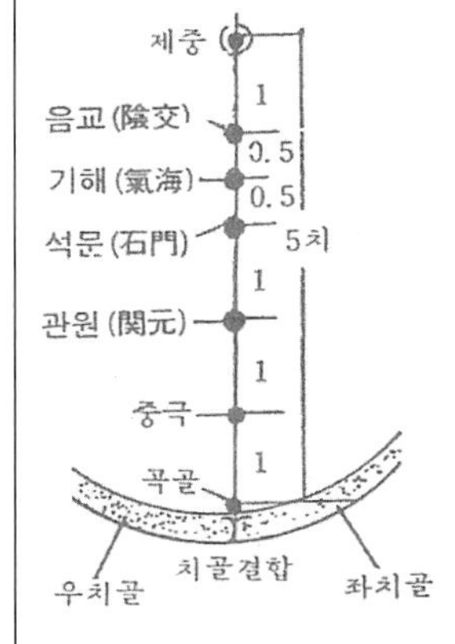

앞쪽 배 그림 제중=배꼽

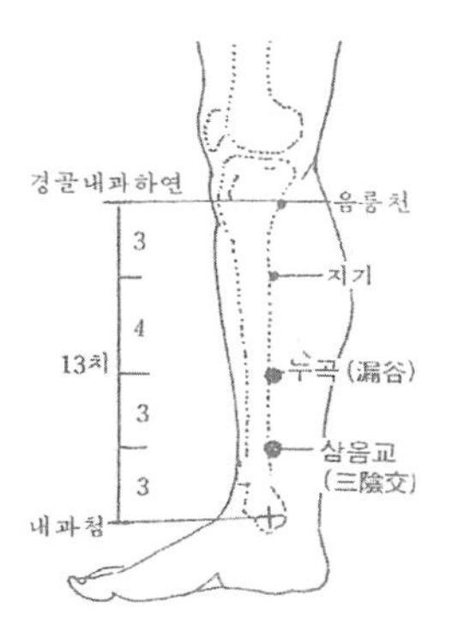

안쪽 복사뼈 위 압통점

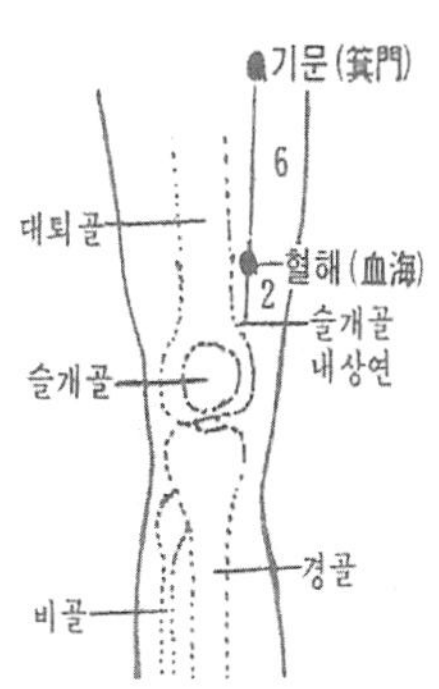

무릎 그림

모든 혈을 좌우 모두 취혈한다.

◈ 기 미

한의학에서는 기미를 풍자(風刺)라고 한다. 이는 바람에 찔렸다는 말로 크게 외풍과 내풍으로 나눈다. 외풍은 찬 바람으로 인한 외부 환경 요인이고, 내풍은 스트레스 등 내부 장기의 여러 가지 병리 변화로 본다.

한방에서 볼 때 기미는 피부의 기혈 순환에 장애가 있거나 이로 인해 어혈이 생겼을 때 잘 발생한다.

특히 평소에 신경을 많이 쓰거나 과음, 불면증 등의 원인으로 간장기능이 약해지면 얼굴색이 검어지면서 기미가 생기는 수가 많다.

먼저 가장 골치 아픈 눈 주변의 기미의 시술 포인트는 기미가 있는 해당 지점인데 첫 회는 눈 주변에서 가장 먼 기미에 일침하고 다음날부터 광범위하게 색소가 침착되어 있는 부분을 0.5센티미터 간격으로 시침하면 된다.

시술 요령은 눈 주변에 자침(刺針) 시에는 자칫 부어오를 수가 있으므로 아주 얕게 찌르고 빨리 뽑아내야 한다. 그리고 만일 부어올랐다고 해도 너무 염려하지 않아도 되며 이삼 일 후 완전히 부기가 빠지면 다시 시술을 시작하면 된다. 부기가 빠져도 피부에 벌침 흔적이 약간 붉게 남아 있을 수 있지만 치료가 끝나면 추후 붉은 기는 완전히 사라진다. 아무튼 이렇게 눈두덩이가 벌침으로 두세 차례 부었다가 빠지길 반복하면서 기미가 엷은 색깔로 변함을 확인할 수 있는데 이때 양쪽 눈가에 있는 기미를 서로 비교해보면 어느 쪽이든지 훨씬 더 엷어진 부분이 있을 것이다. 그 이유는 조금 더 진한 쪽 기미가 자신에게 최초로 발생했던 지점이었기 때문이다. 그래서 회복되는 차이에 의해서 뚜렷하게 양쪽 색깔이 대비되는 것을 알 수 있게 되는데 이럴 경우에는 조금 더 짙은 쪽 기미부터 먼저 치료한다.

이렇게 수일 혹은 수 주간 치료하면 갈색으로 마치 구름처럼 전체적으로 덮었던 부분이 빠져나가고 최종적으로 한 개씩 독립된 갈색 점으로 남게 되는데 이런 경우에는 그 점에만 치료하면 된다. 그리고 치료 동안에는 화장을 두텁게 해야 하며 자외선을 차단하기 위해 썬크림을 반드시 발라야 한다.

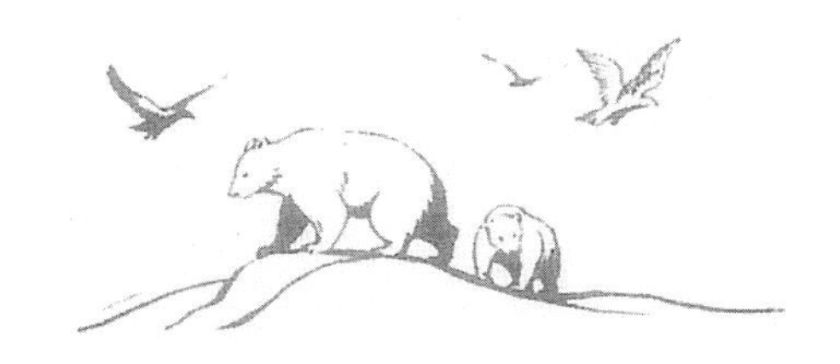

◈ 낙침(落枕)~항강(項强)~목디스크

최근 목에 통증과 함께 어깨 통증이 동반되는 목디스크로 고생하는 사람이 많다. 허리디스크에 비해 통증의 정도가 작다고 방치하는 경우가 많으나 이 목디스크의 경우 오랫동안 방치하면 온몸이 마비가 되어 중풍으로 오인되는 경우가 종종 있다. 예를 들면 척추수술을 시행한 환자의 10－20%가 목디스크 환자다.

디스크가 생기는 가장 큰 원인은 우리의 일상생활 자체라고 할 수 있다. 공부할 때나 책상 앞에서 근무할 때에 고개를 숙여야만 되는 우리의 생활양식, 잠잘 때 베개를 높이 베고 자는 습관, 그리고 우리의 생활 자체가 고개를 앞으로 숙이는 동작이 거의 다라고 할 수 있는데 이러한 생활양식이 직접 목을 다치게 하는 가장 큰 원인이라 할 수 있다.

고개를 앞으로만 숙이는 편향된 생활은 목, 어깨 근육을 긴장시켜 목, 어깨의 통증, 만성피로, 두통 등을 유발하고 목뼈의 정상 만곡은 변형되어 앞쪽으로 꺾이게 된다. 편향되고 반복적인 고개 숙이기가 계속되면 언젠가는 디스크 증상으로 나타나게 마련이다. 특히 경미한 교통사고에도 쉽게 나타나며 장시간 고개를 앞으로 숙여야 하는 학생과 직장인뿐 아니라 올바르지 못한 자세로 가사를 돌보는 주부 등에서도 쉽게 나타날 수 있으며 높은 베개를 베고 잔 날 아침에 목디스크 증상이 찾아올 수 있다.

주로 목에 통증을 느끼게 되는데 신경을 압박하게 되면 이 신경이 위치하는 부위인 목덜미, 어깨, 팔 등에서 저린 듯한 느낌이나 통증, 어떤 경우에는 감각이 둔해져 마치 남의 살을 만지는 것 같은 감각 이상을 느끼는 경우도 있다.

가끔 갑자기 마비가 발생하여 중풍 등으로 오인될 경우도 있다.

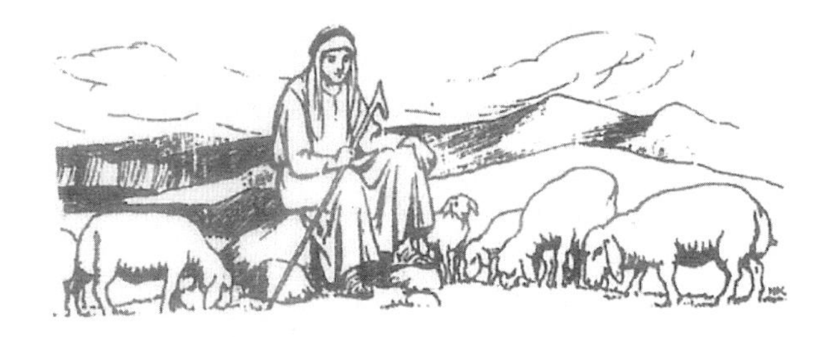

◈ 낙침(落枕)~항강(項强)~목디스크

원인(原因) 또는 증상(症狀)	항강통은 목 뒷부분에 긴장감 또는 뻣뻣한 감을 느끼거나 통증이 있는 것을 말하는데 이러한 증상은 뒷머리나 어깨 또는 등쪽으로 방산되어 통증이 있으며 머리를 좌우로 돌리지 못하거나 위로 들기가 어려운 운동 제한도 흔히 나타난다. 목을 젖혀보아 어깨나 팔로 뻗치는 통증이 심하고 목이 뒤로 잘 안 넘어가면 일단 디스크를 의심할 수 있다.
치료(治療)	▲ 주용혈(主用穴): 치료시(治療時)마다 취혈(取穴)한다. 천주(天柱), 풍지(風池), 압통처(壓痛處). ▲ 보조혈(補助血): 치료시(治療時)에 교대로 취혈(取穴)한다. 천유(天牖). ▲ 자침방법(刺針方法) 첫 회는 압통처에 발침법으로 2곳을 침하고 1분 유침한다. 다음 회부터는 주용혈(主用穴)과 보조혈(補助血)을 가감하여 치료(治療)한다. 발침하여 자침(刺針) 후 3분 정도 유침(留針)한다. 5회면 완치된다. 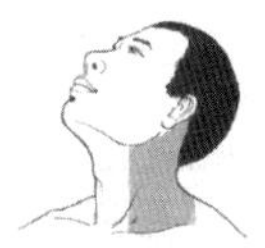
참고(參考)	목이 약간 부을 수도 있는데 더욱 좋다. 재발의 위험이 적어지기 때문이다. 벌침의 기적은 계속되고 있다. 항상 감사하는 마음으로 가족건강을 지키자. 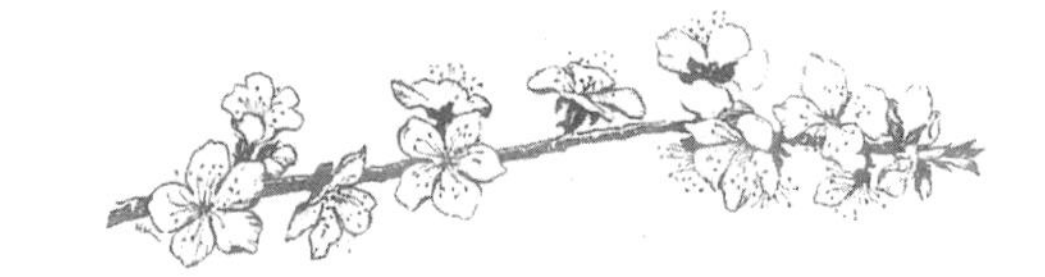

治 療 穴

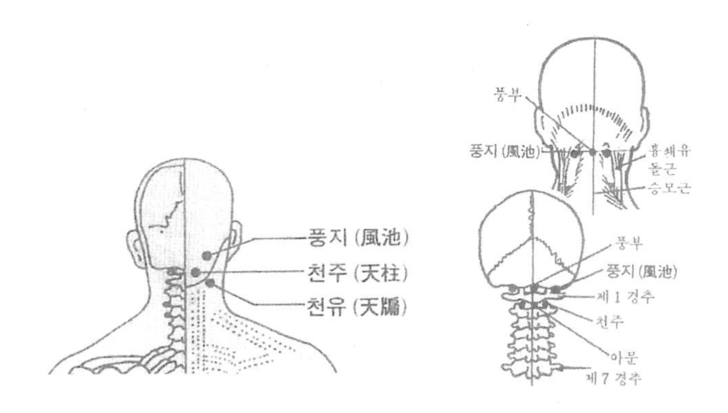

천주―목덜미의 머리털이 돋은 부위에 있는 큰 힘줄 바깥쪽 변두리의 우묵한 곳에 있다.

풍지―귀 뒤에서 1치 5푼 옆으로 나가서 풍부혈 옆이다.

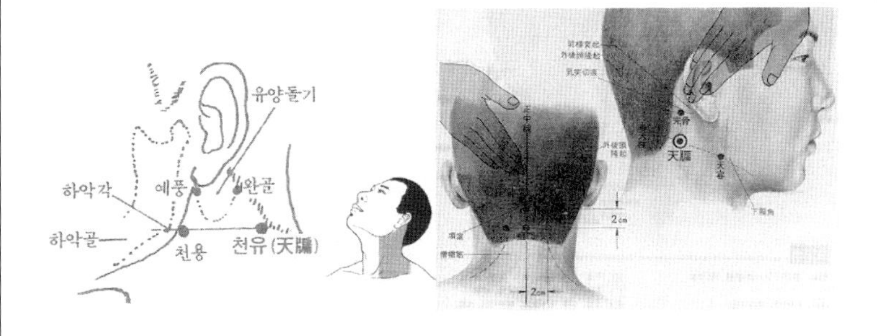

천유―천용혈과 천주혈 사이의 완골혈 아래털이 돋은 경계에서 위로 1치 올라가 우묵한 곳에 있다.
손가락 끝으로 눌러보면 아프다.

◈ 난청(難聽)~귀가 잘 들리지 않는 것

원인(原因) 또는 증상(症狀)	난청은 외이도(外耳道)의 이물(異物), 중이염(中耳炎), 내이염(內耳炎), 이경화증(耳硬化症), 청신경염(聽神經炎) 등으로 인하여 발생한다. 노인성과 소아난청이 있는데 소아난청은 치료를 해야 한다.
치료(治療)	▲ 주용혈(主用穴): 치료시(治療時)마다 취혈(取穴)한다. 이문(耳門), 청궁(聽宮), 청회(聽會), 예풍(翳風). ▲ 보조혈(補助血): 치료시(治療時)에 교대로 취혈(取穴)한다. 신유(腎兪), 풍지(風池). ▲ 자침방법(刺針方法) 발침법으로 치료한다. 첫 회에는 주용혈(主用穴)만 발침하여 자침(刺針) 후 1분 정도 유침(留針)한다. 다음 회부터는 주용혈(主用穴)과 보조혈(補助血)을 가감하여 치료(治療)한다. 자침(刺針) 후 3분 정도 유침(留針)한다. 6개월 약속하고 치료하면 반드시 효과가 있다. 이명이 있다면 같이 치료된다.
참고(參考)	근래에는 난청이 오면 보청기를 사용한다. 노인난청은 그렇다 해도 30－40대에 난청이 있다면 벌침으로 도전해 볼 것을 권한다. 필자의 경우 한 번 임상 예가 있는데 효과를 보았다. 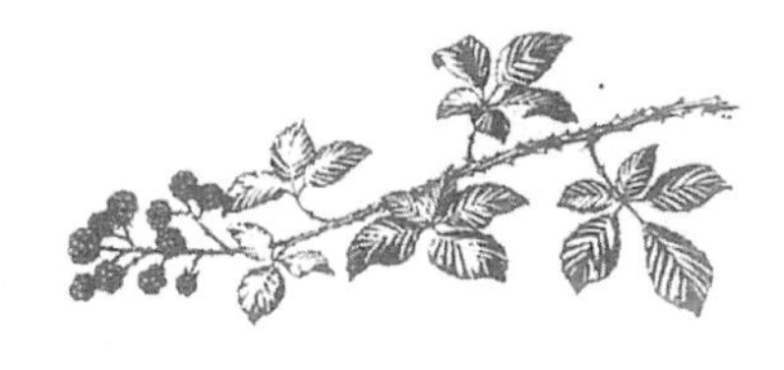

治 療 穴

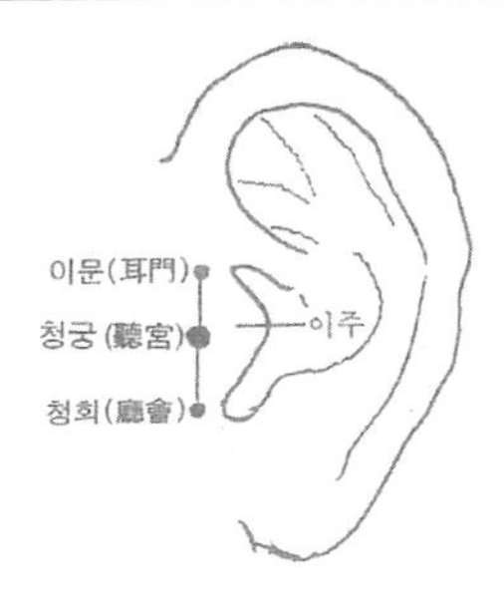

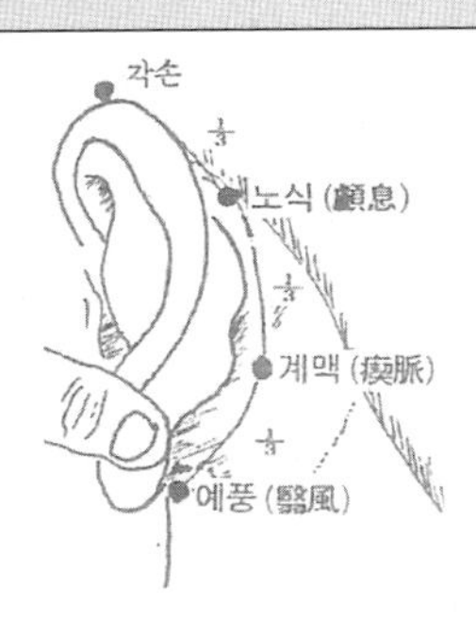

예풍—귀 뒤의 하단에 우묵한 곳으로 누르면 귓속이 아프다.

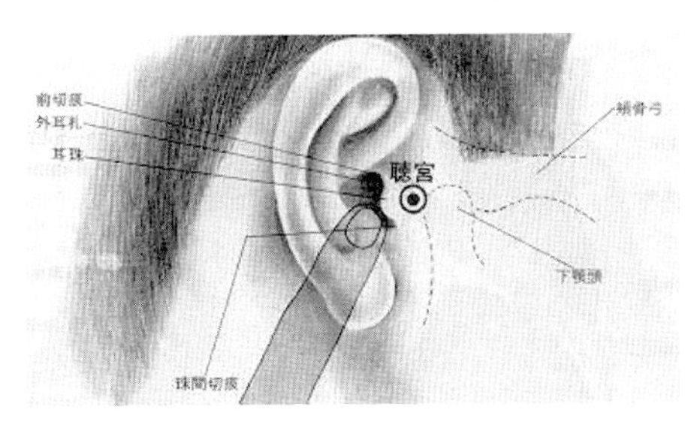

귀 앞 도드라져 나온 곳의 옆에 있다

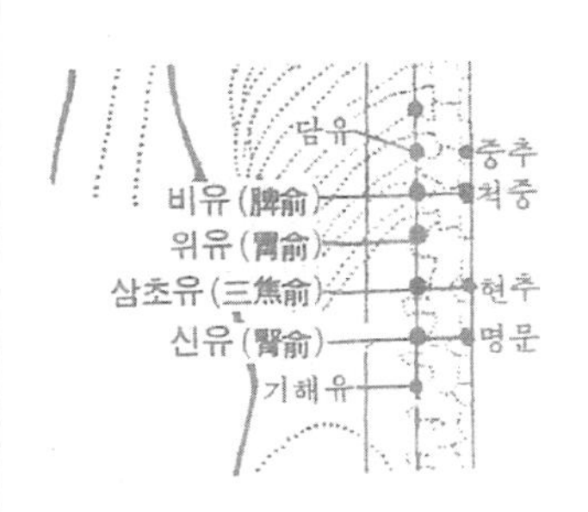

등 뒤 허리 윗부분에서 취혈

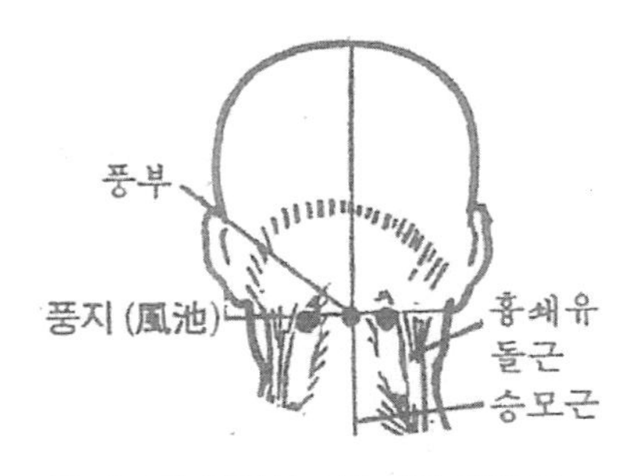

풍자—귀 뒤에서 1치 5푼 옆으로 나가서 풍부혈 옆이다.

◈ 냉증(冷症)~몸이 찬 것	
원인(原因) 또는 증상(症狀)	'손발이 차다', '발끝이 시려서 잠을 이룰 수 없다', '무릎이나 허리가 시리다', '배가 차다', '몸에서 찬 바람이 나온다', '한쪽 팔다리는 얼음장 같은데 한쪽에서는 땀이 난다', '아랫도리는 시려서 빠질 것 같은데 얼굴은 화끈거린다', '자궁이 시리고 바람이 난다', '전신의 뼈마디가 쑤시고 시리며 바람이 난다'는 등의 호소는 모두 냉증의 전형적인 예이다.
치료(治療)	▲ 주용혈(主用穴): 치료시(治療時)마다 취혈(取穴)한다. 중완(中脘), 관원(關元), 삼음교(三陰交). ▲ 보조혈(補助血): 치료시(治療時)에 교대로 취혈(取穴)한다. 신유(腎兪), 비유(脾兪), 요양관(腰陽關), 기해(氣海), 대거(大巨). ▲ 자침방법(刺針方法) 첫 회에는 주용혈(主用穴)에 발침하여 자침 후 1분 정도 유침(留針)한다.(바로 빼는 기분으로 한다.) 다음 회부터는 주용혈(主用穴)과 보조혈(補助血)을 가감하여 치료(治療)한다. 자침(刺針) 후 3분 정도 유침(留針)한다. 적응 정도를 살펴서 발침 또는 허리 끊어 놓기를 응용하여 치료한다. 격일제로 치료하고 1개월이면 효과를 본다.
참고(參考)	토종 잡꿀과 화분을 복용하면 효과가 좋다. 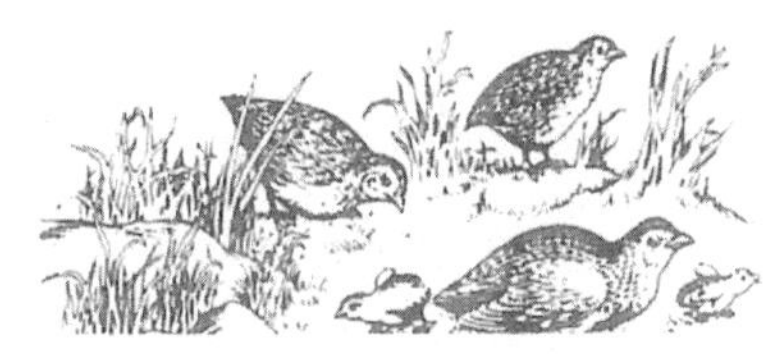

治　療　穴

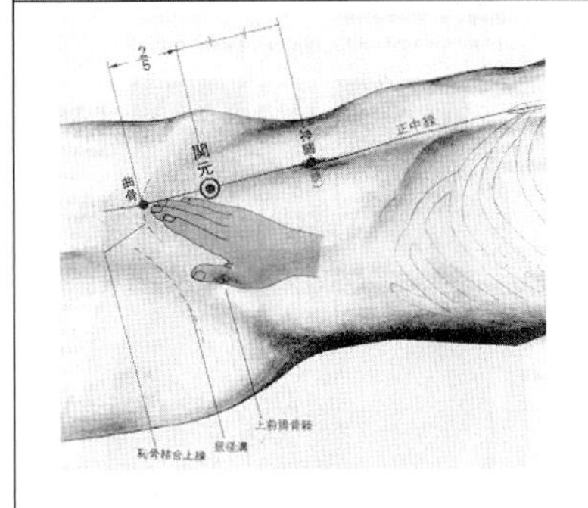

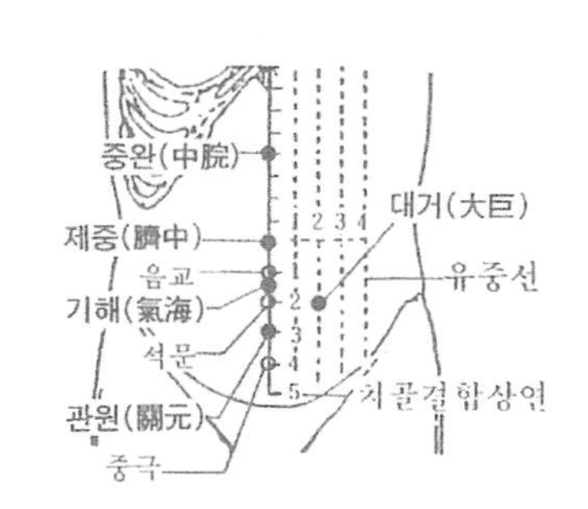

제중=배꼽

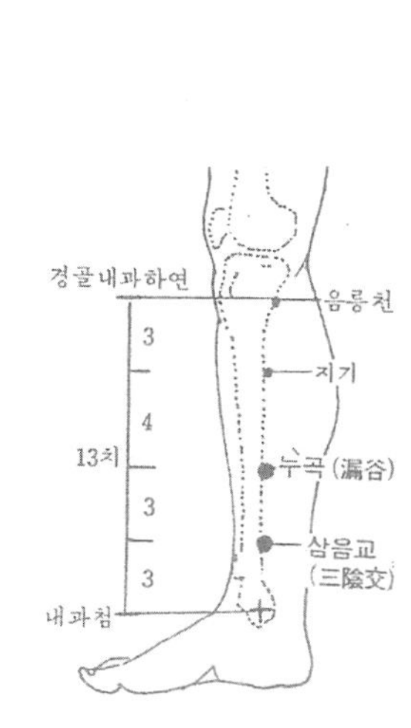

안쪽 복사뼈 위 압통점

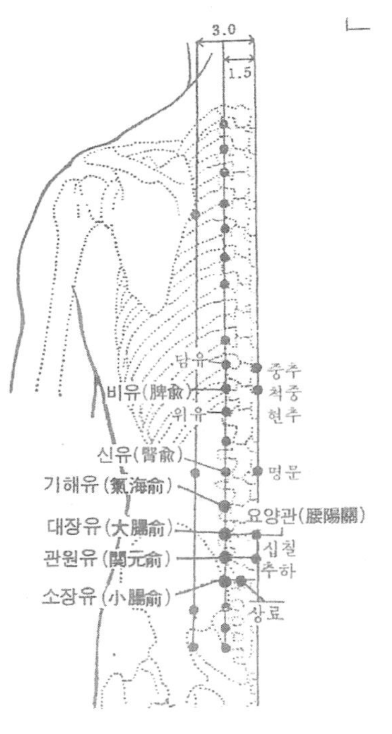

등 뒤의 가운데 부분에서 취혈

◈ 노안(老眼)~늙어서 시력이 떨어짐	
원인(原因) 또는 증상(症狀)	노화현상으로 오는 시력감퇴(視力減退)이다. 대부분 50세 전후에 나타나며 나이와 함께 진행된다. 돋보기를 찾게 되는 시기가 된 것이다.
치료(治療)	▲ 주용혈(主用穴): 치료시(治療時)마다 취혈(取穴)한다. 정명(睛明), 건명(楗明), 태양(太陽), 사백(四白), 찬죽(攢竹), 구후(球后). ▲ 보조혈(補助血): 치료시(治療時)에 교대로 취혈(取穴)한다. 간유(肝兪), 신유(腎兪), 관원(關元). ▲ 자침방법(刺針方法) 첫 회에는 정명(睛明), 태양(太陽)에 발침하여 놓자마자 뺀다. 다음 회부터는 주용혈(主用穴)과 보조혈(補助血)을 가감하여 치료(治療)한다. 얼굴에는 바로 빼고, 보조혈은 3분 정도 유침한다. 격일제로 3개월여 치료하기 때문에 발침하여 치료하고, 화분과 꿀을 복용하면 치료효과가 배가 된다. 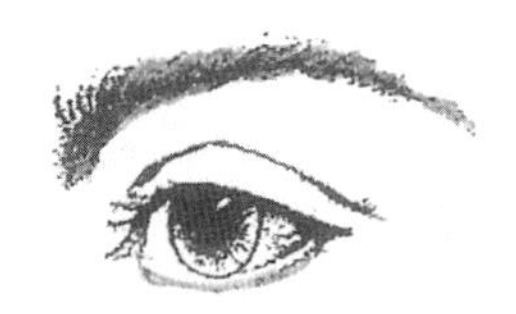
참고(參考)	월 1회 정도 꾸준히 치료해 주면 좋다. 노화현상에서 오는 것으로 생체리듬을 최상으로 하는 것이 중요하다. 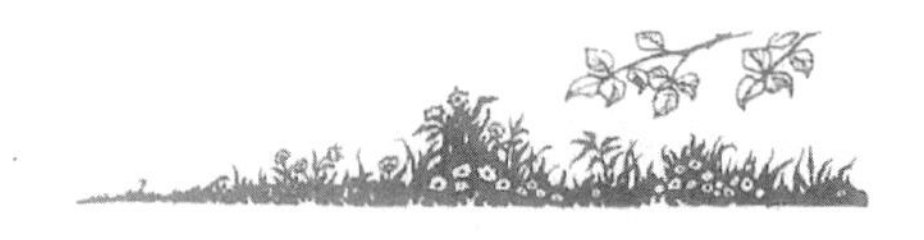

治 療 穴

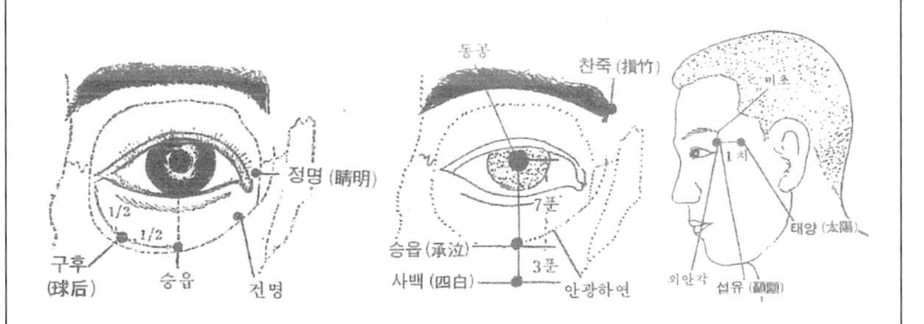

실제 벌침을 하다 보면 정확한 혈처에 발침하여 자침하기가 어렵다
눈동자를 피해서 눈 주위에 발침법으로 톡톡 치는 기분으로 자침한다

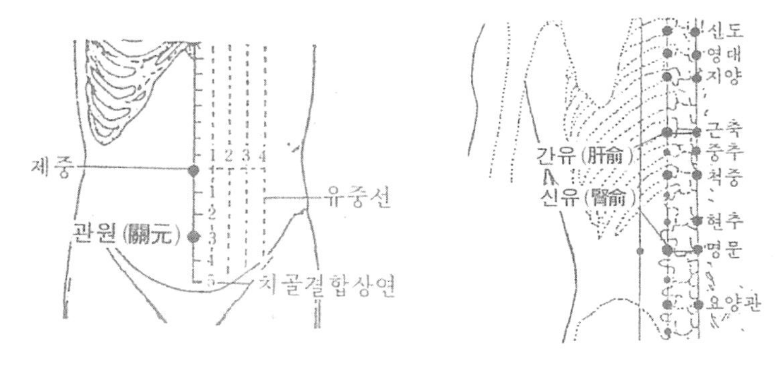

제중 = 배꼽　　**등 뒤쪽 허리 중앙 부분에서 취혈**

◈ 늑간신경통(肋間神經痛)~옆구리가 아픔

원인(原因) 또는 증상(症狀)	40대에 흔히 있는 병으로 늑간(肋間)을 따라, 즉 갈빗대 사이로 옆구리가 아픈 병이다. 계속 아프거나 발작적으로 침으로 찌르고 칼로 도려내는 것 같은 통증이 와서 웃기도 힘들고, 기침을 하기도 힘들다. 몸을 움직일 수도 없는 경우가 있다.
치료(治療)	▲ 주용혈(主用穴): 치료시(治療時)마다 취혈(取穴)한다. 장문(章文), 대포(大包). ▲ 보조혈(補助血): 치료시(治療時)에 교대로 취혈(取穴)한다. 압통점(아시혈). ▲ 자침방법(刺針方法) 첫 회에는 주용혈(主用穴)에 발침하여 자침(刺針) 후 1분 정도 유침(留針)한다. 다음 회부터는 주용혈(主用穴)과 보조혈(補助血)을 가감하여 치료(治療)한다. 자침(刺針) 후 3분 정도 유침(留針)한다. 병정이나 적응 정도를 살펴 허리 끊어 놓기로 해도 된다. 1회로 유효성이 보이며 3-5회면 치료된다.
참고(參考)	노약자 및 여성은 발침으로 해도 좋다. 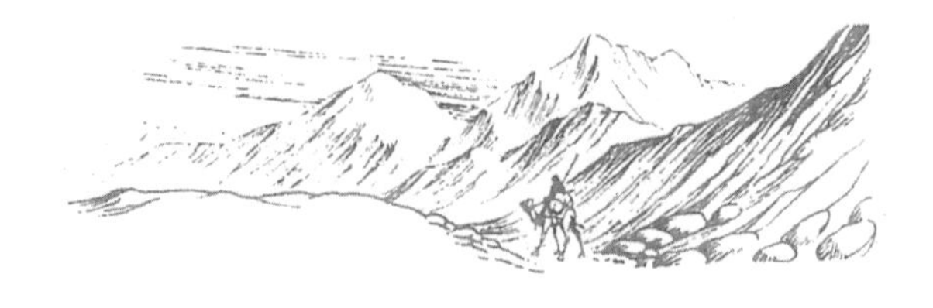

治 療 穴

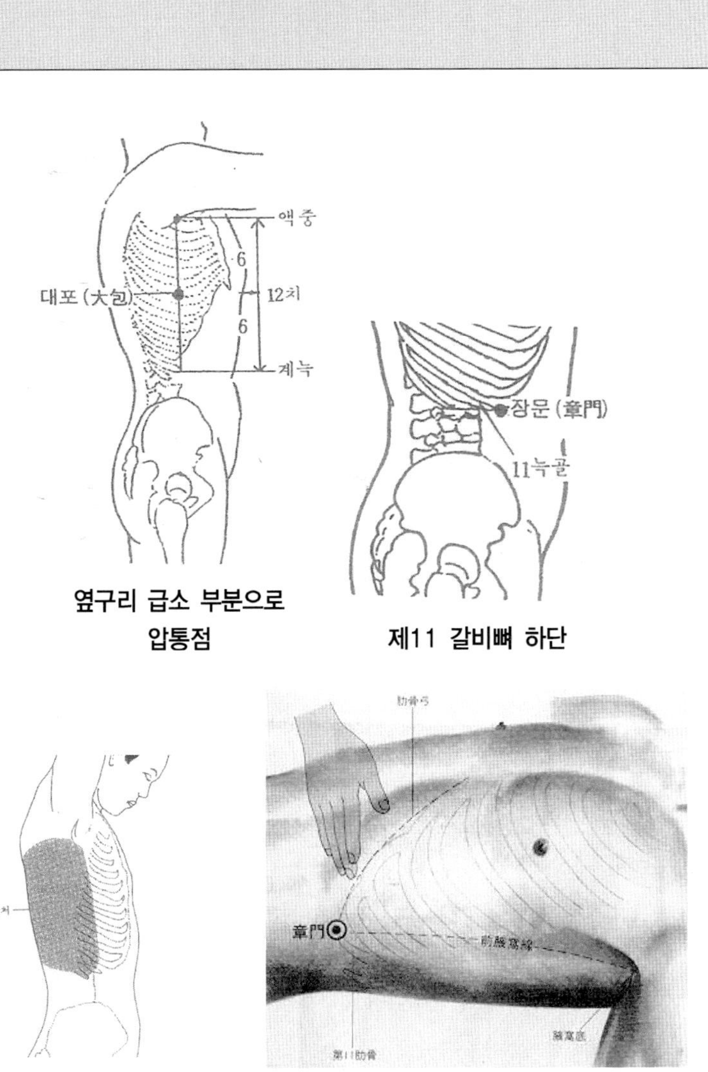

옆구리 급소 부분으로 압통점

제11 갈비뼈 하단

아픈 당처에 치료한다

◈ 다발성신경염(多發性神經炎)~상지(上肢)

원인(原因) 또는 증상(症狀)	다발성말초신경염이라고도 한다. 사지 말단부, 즉 손끝 발끝에 감각장애를 일으키고, 힘이 없이 축 늘어지는 이완성마비가 온다.
치료(治療)	▲ 주용혈(主用穴): 치료시(治療時)마다 취혈(取穴)한다. 견우(肩髃), 곡지(曲池), 외관(外關), 합곡(合谷). ▲ 보조혈(補助血): 치료시(治療時)에 교대로 취혈(取穴)한다. 팔사(八邪), 상팔사(上八邪), 양지(陽池), 양로(養老), 곡택(曲澤). ▲ 자침방법(刺針方法) 첫 회에는 주용혈(主用穴)에 발침하여 자침(刺針) 후 1분 정도 유침(留針)한다. 다음 회부터는 주용혈(主用穴)과 보조혈(補助血)을 가감하여 치료(治療)한다. 자침(刺針) 후 3분 정도 유침(留針)한다. 환자의 적응력을 살펴서 허리 끊어 놓기와 발침법을 응용하여 치료한다.
참고(參考)	침 몸살 후 팔이 부으면 좋다. 어깨와 팔 팔목이 부어서 움직이기 힘든 것은 하루면 된다. 양로(養老, 2개 혈) ○ 손등 쪽 복사뼈 위의 뼈에 있으며 손목에서 뒤로 1치 나가 우묵한 곳에 있다. 主治: 腕關節痛 肩關節周圍炎—手太陽小腸經 病變으로 팔이 몹시 빠지는 것 같이 심하게 아픈 境遇에만 使用—腰部捻挫 軀幹部捻挫—膀胱經筋上—急性腰背部 捻挫—陽丘穴을 가장 많이 使用(左患右治).

治　療　穴

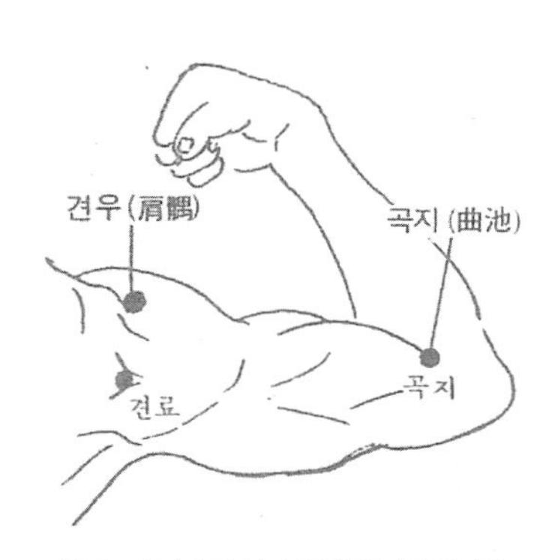

팔을 구부려서 바깥쪽 주름 끝

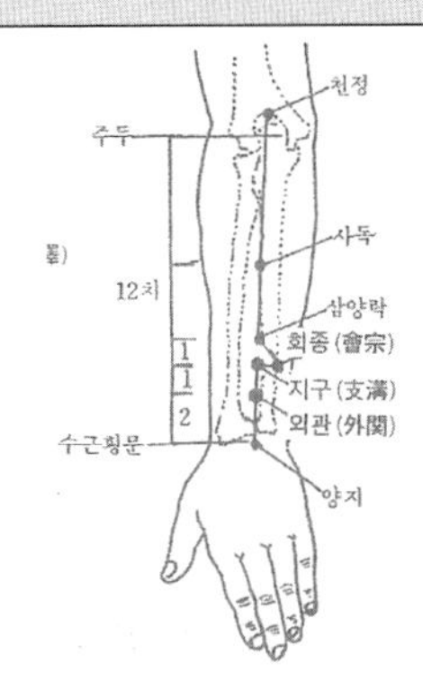

팔 바깥 손등
위에서 취혈

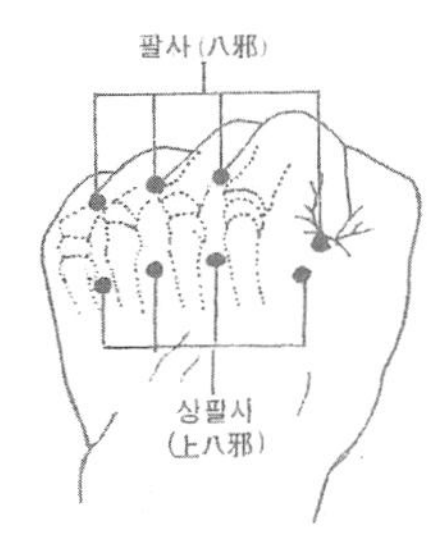

압통이 있는 곳

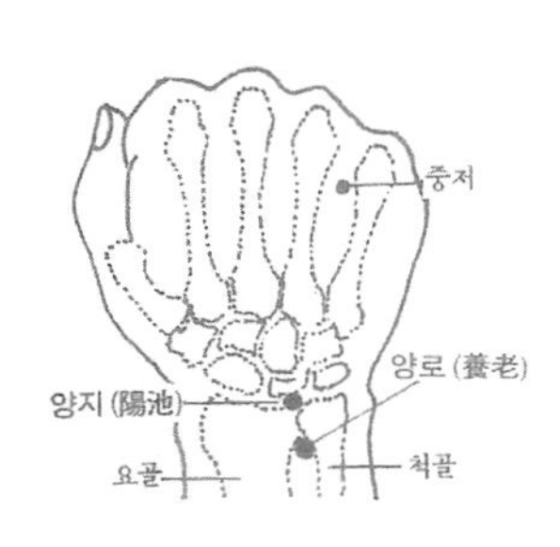

손목에서 움푹 팬 곳

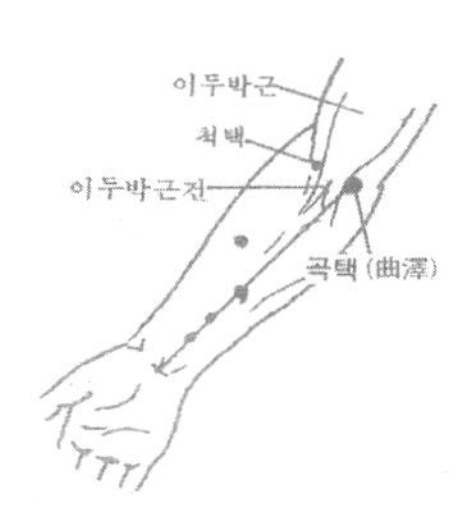

팔을 구부려서 안쪽

◈ 다발성신경염(多發性神經炎)~하지(下肢)

원인(原因) 또는 증상(症狀)	다발성말초신경염이라고도 한다. 여러 곳의 신경이 계속적으로 침범되기 때문에 다발성신경염이라 한다.
치료(治療)	▲ 주용혈(主用穴): 치료시(治療時)마다 취혈(取穴)한다. 환도(環跳), 양릉천(陽陵泉), 현종(縣鍾), 삼음교(三陰交), 위중(委中). ▲ 보조혈(補助血): 치료시(治療時)에 교대로 취혈(取穴)한다. 팔풍(八風), 상팔풍(上八風), 공손(公孫), 족삼리(足三里), 태계(太谿). ▲ 자침방법(刺針方法) 첫 회에는 주용혈(主用穴)에 발침하여 자침(刺針) 후 1분 정도 유침(留針)한다. 다음 회부터는 주용혈(主用穴)과 보조혈(補助血)을 가감하여 치료(治療)한다. 자침(刺針) 후 3분 정도 유침(留針)한다. 환자의 적응력을 살펴서 허리 끊어 놓기와 발침법을 응용하여 치료한다.
참고(參考)	침 몸살 후 팔이 부으면 좋다. 허벅지와 무릎 발목이 부어서 움직이기 힘든 것은 하루면 된다. 잘 치료되는 방법이니 적극 권한다.

治　療　穴

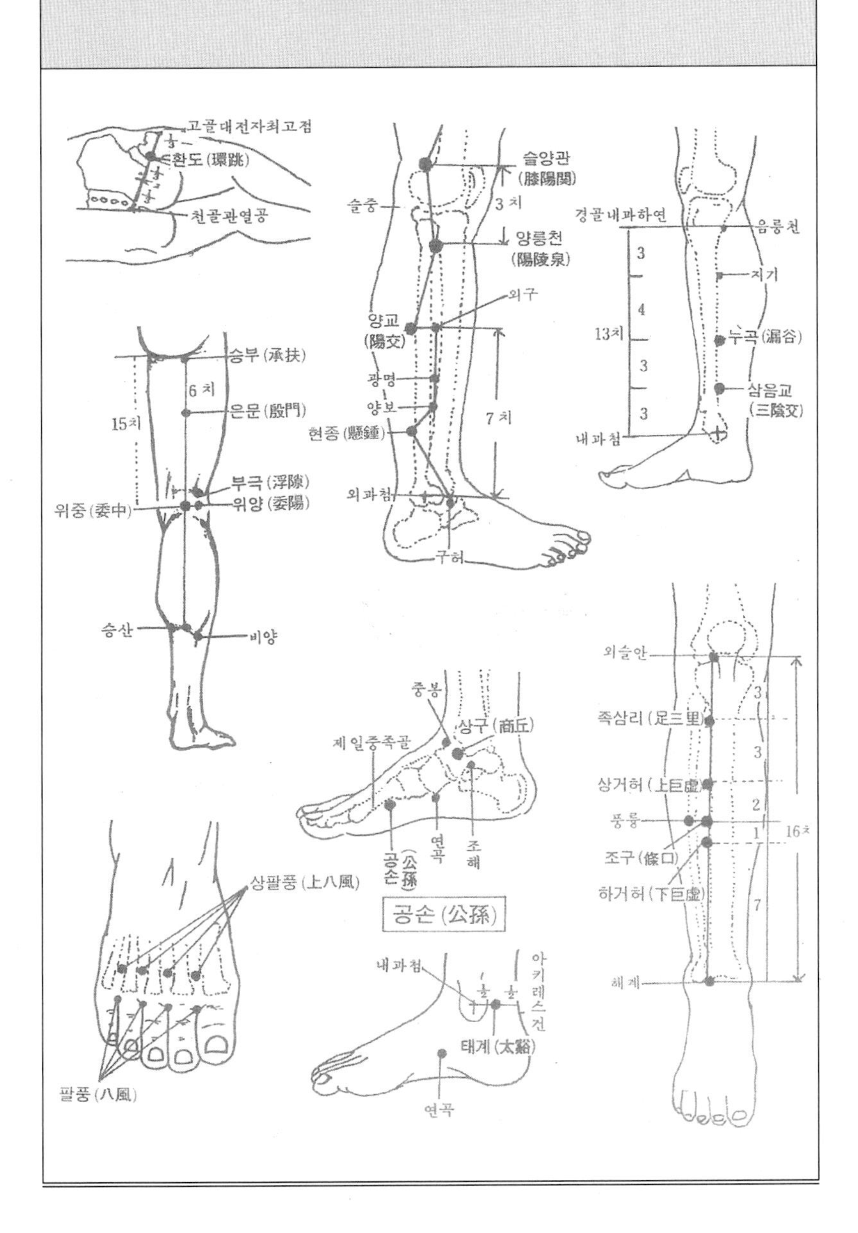

고골대전자최고점
환도(環跳)
천골관열공
승부(承扶)
6 치
은문(殷門)
15치
부극(浮隙)
위양(委陽)
위중(委中)
승산
비양
슬양관
(膝陽關)
슬중
3 치
양릉천
(陽陵泉)
외구
양교
(陽交)
광명
양보
7 치
현종(懸鍾)
외과첨
구허
경골내과하연
음릉천
지기
13치
누곡(漏谷)
삼음교
(三陰交)
내과첨
외슬안
족삼리(足三里)
상거허(上巨虛)
풍륭
조구(條口)
하거허(下巨虛)
16치
해계
중봉
상구(商丘)
제일중족골
연곡
조해
공손(公孫)
상팔풍(上八風)
팔풍(八風)
내과첨
아키레스건
태계(太谿)
연곡

◈ 대장염(大腸炎)

원인(原因) 또는 증상(症狀)	20~30대의 비교적 젊은 층에 호발하며 전체적으로 볼 때 점차 증가하는 추세인데 이것은 식생활의 서구화와 관계가 있는 것으로 추정된다. 주로 배꼽 주위가 아픈 병으로 하복부팽만감이 있고 구토 설사가 따르고 뒤가 묵직하다.
치료(治療)	▲ 주용혈(主用穴): 치료시(治療時)마다 취혈(取穴)한다. 천추(天樞), 기해(氣海), 지사(止瀉), 좌복결(左腹結). ▲ 보조혈(補助血): 치료시(治療時)에 교대로 취혈(取穴)한다. 대장유(大腸兪). ▲ 자침방법(刺針方法) 첫 회에는 천추(天樞)혈 좌우(左右)와 지사(止瀉)에 발침법으로 자침(刺針) 후 1분 정도 유침(留針)한다. 다음 회부터는 주용혈(主用穴)과 배용혈(配用穴)을 가감하여 치료(治療)한다. 자침(刺針) 후 3분 정도 유침(留針)한다. 발침하여 치료함을 원칙으로 한다. 심하면 매일 치료한다. 격일제로 1달이면 효과가 좋다.
참고(參考)	프로폴리스 복용을 적극 권장한다. 치료효과가 매우 빠르게 된다. 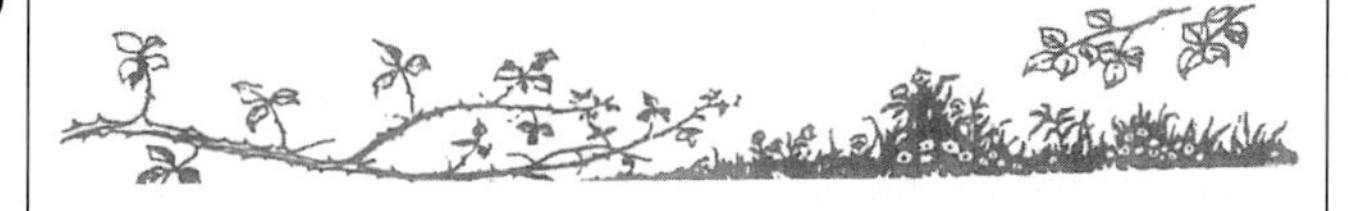

治 療 穴

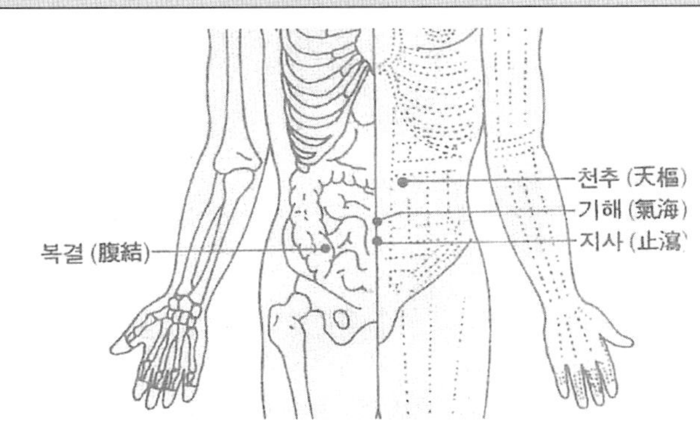

아랫배 그림
좌복결만 치료한다

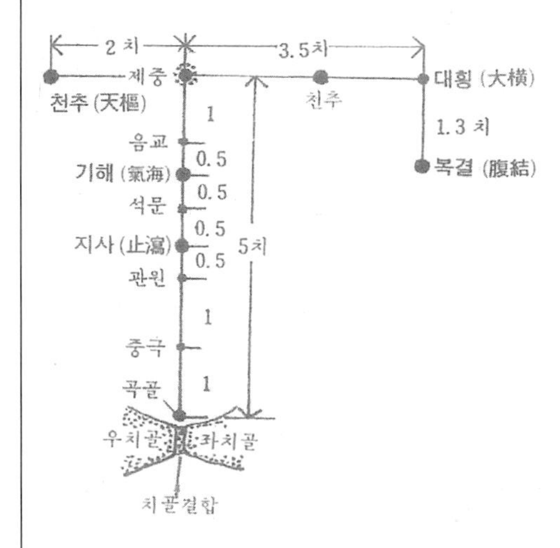

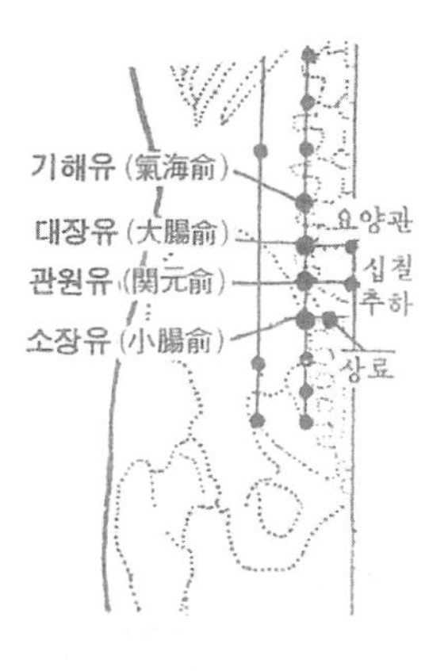

허리 아랫부분 그림

제중=배꼽
아랫배에서 취혈하고,
복결은 좌복결만 취혈한다.
나머지는 좌우혈을 치료한다.

◈ 대하(帶下)~냉이 흐른다

원인(原因) 또는 증상(症狀)	냉증. 대하라 하면 질분비물(膣分泌物)이 정상 시에 비하여 많이 나오는 것을 말한다. 이 병은 여자에게 참으로 귀찮고 괴로운 것이다.
치료(治療)	▲ 주용혈(主用穴): 치료시(治療時)마다 취혈(取穴)한다. 삼음교(三陰交), 기해(氣海), 기충(氣衝), 자궁(子宮), 관원(關元). ▲ 보조혈(補助血): 치료시(治療時)에 교대로 취혈(取穴)한다. 대맥(帶脈), 중극(中極). ▲ 자침방법(刺針方法) 첫 회에는 자궁(子宮), 관원(關元), 삼음교(三陰交)에 발침하여 자침(刺針) 후 1분 정도 유침(留針)한다. 다음 회부터는 주용혈(主用穴)과 배용혈(配用穴)을 가감하여 발침법 또는 허리 끊어 놓기로 치료(治療)한다. 자침(刺針) 후 3분 정도 유침(留針)한다. 대맥혈은 매우 아픈 혈이므로 발침하는 게 좋다.
참고(參考)	치료는 1회 시침하면 심한 증세라도 일단 멈춘다. 격일로 10회면 치유된다. 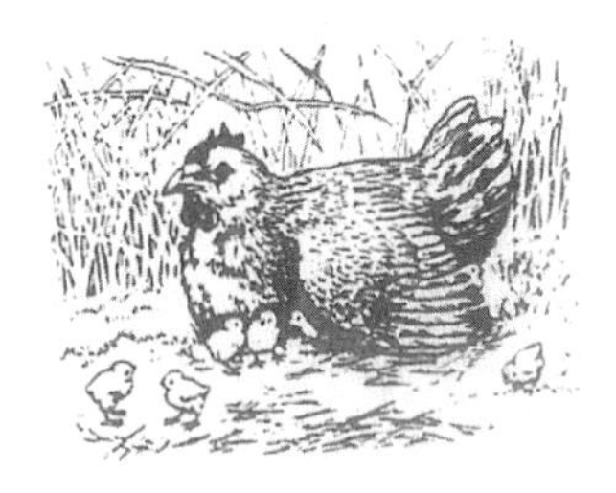

治 療 穴

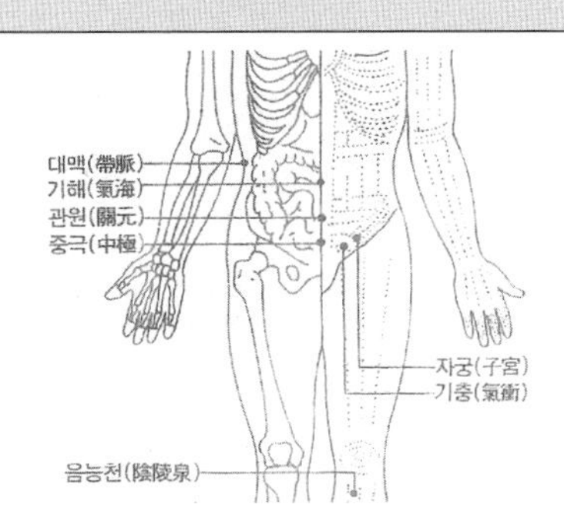

앞쪽 그림

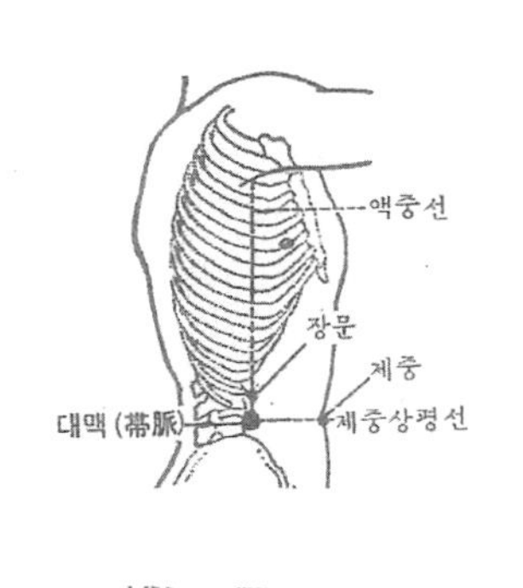

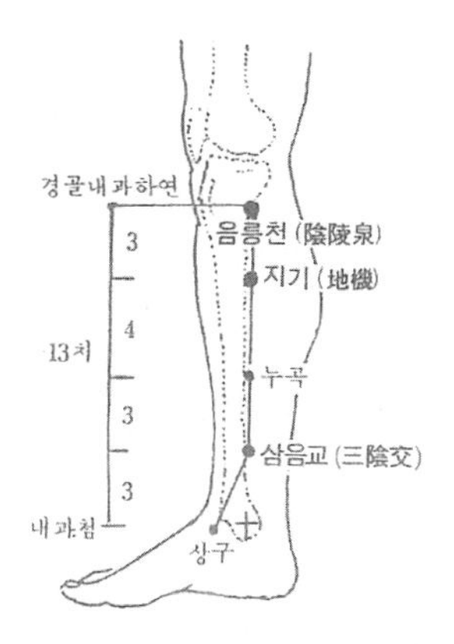

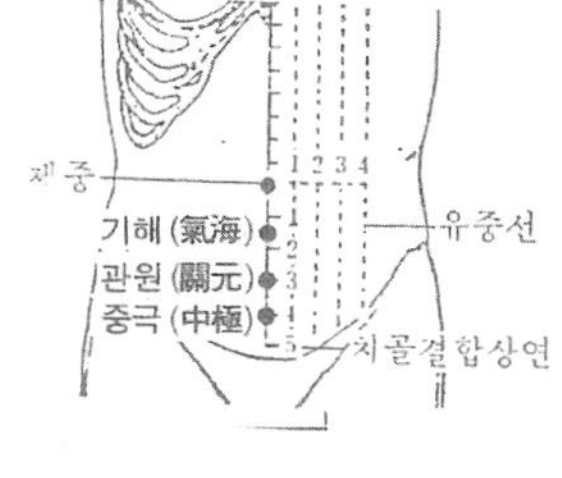

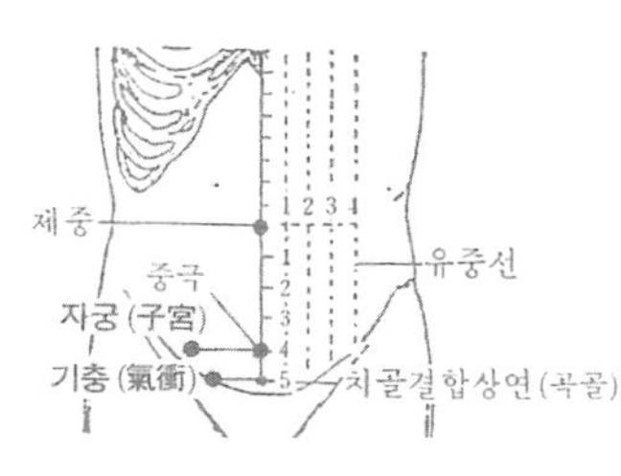

제중=배꼽

◈ 두통(頭痛)

원인(原因) 또는 증상(症狀)	일상생활 중 가장 흔한 병으로 주변에는 생각보다 두통 환자가 많다. 대부분 만성으로 지내지만 벌침으로 치료할 수 있는 방법이 있다.
치료(治療)	▲ 주용혈(主用穴): 치료시(治療時)마다 취혈(取穴)한다. 백회(百會), 인당(印堂), 태양(太陽), 사신총(四神聰). ▲ 보조혈(補助血): 치료시(治療時)에 교대로 취혈(取穴)한다. 풍지(風池), 열결(列缺), 태충(太衝). ▲ 자침방법(刺針方法) 첫 회에는 백회(百會), 인당(印堂), 태양(太陽)을 발침하여 자침(刺針) 후 1분 정도 유침(留針)한다. 다음 회부터는 주용혈(主用穴)과 보조혈(補助血)을 가감하여 치료(治療)한다. 자침(刺針) 후 3분 정도 유침(留針)한다. 모두 발침하여 치료한다.
참고(參考)	두통은 머리 자체의 병이 아니라 몸의 생리적인 부조화가 머리에 통증으로 나타나는 하나의 증상에 지나지 않는다. 따라서 머리 그 자체를 진단하고 통증을 완화시키는 원시적(?)인 치료를 할 것이 아니라 몸의 생리적인 불균형(질환)을 찾아서 치료해야만 다시는 재발이 없는 완치가 가능하다. 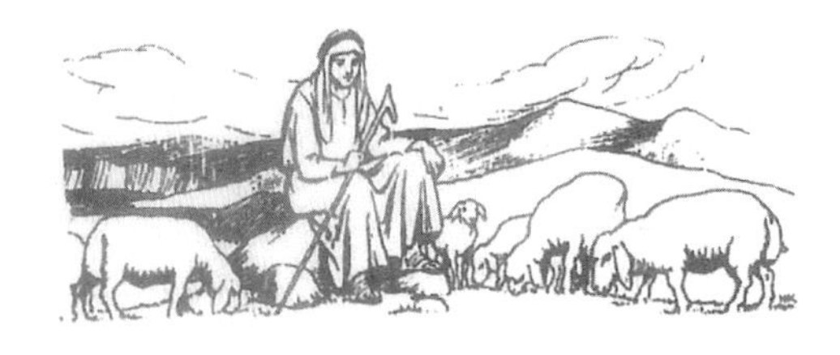

治　療　穴

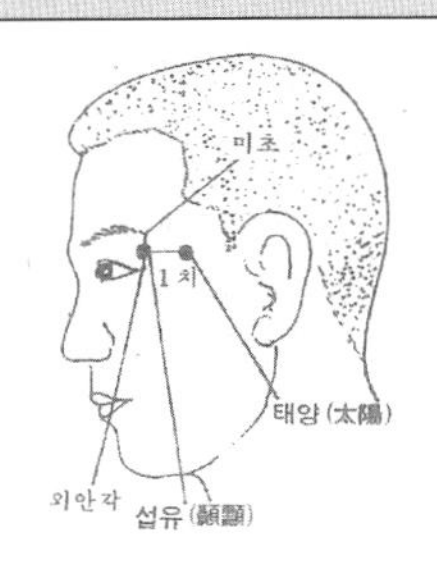

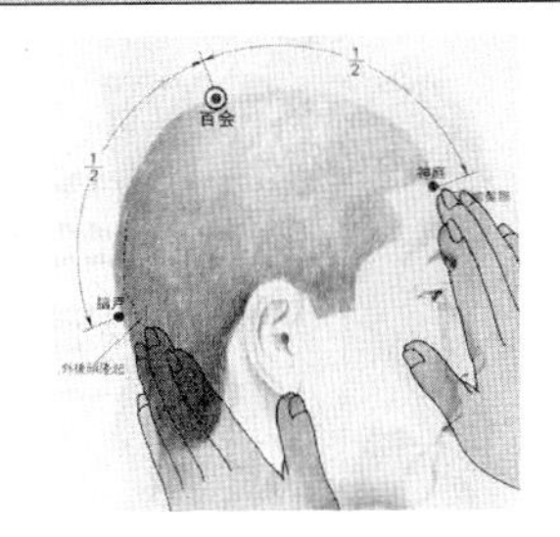

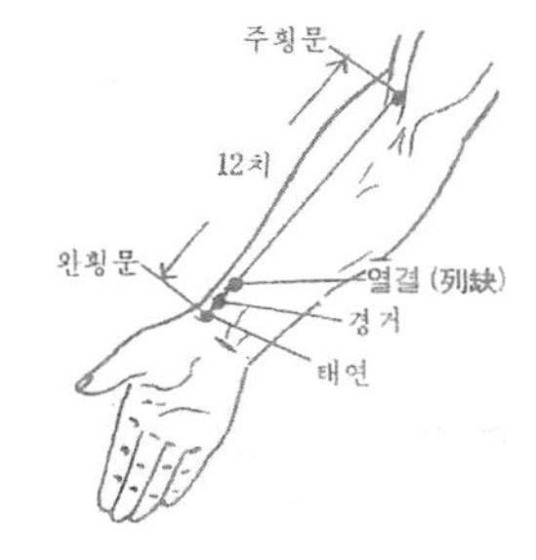

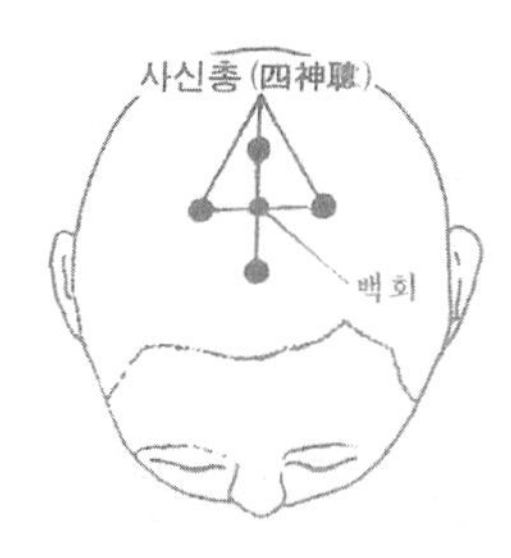

백회혈 전후좌우 각 1치

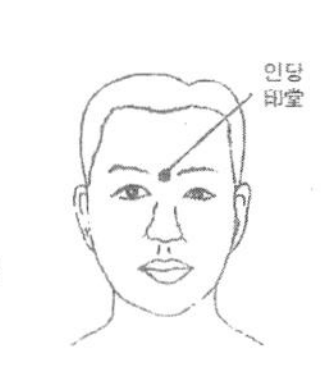

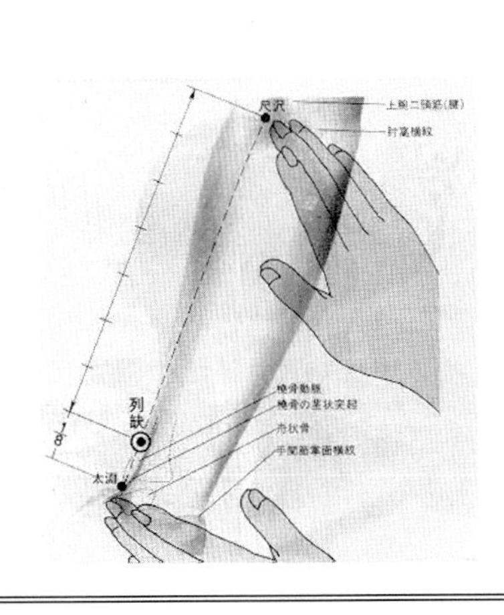

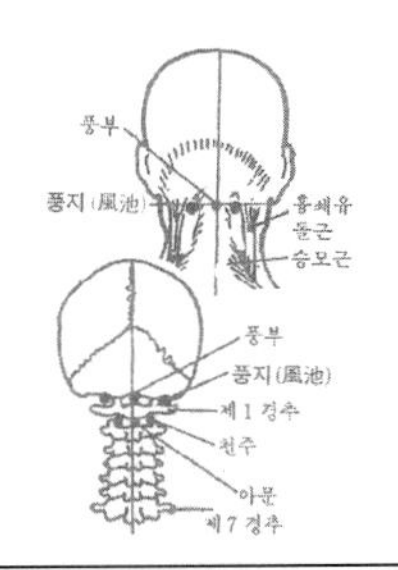

◈ 두통(頭痛)~두정통(頭頂痛)~정수리 골이 아픔

원인(原因) 또는 증상(症狀)	머리 한가운데, 즉 정수리 부위가 아픈 것이다. 궐음경맥 내(厥陰經脈內)에서 발생한 궐음두통(厥陰頭痛)이다. 12경맥 중의 족궐음간(肝)경이다. 수궐음심포경이다. 간(肝)에서 오는 두통이다.
치료(治療)	▲ 주용혈(主用穴): 치료시(治療時)마다 취혈(取穴)한다. 백회(百會), 사신총(四神聰), 통천(通天). ▲ 보조혈(補助血): 치료시(治療時)에 교대로 취혈(取穴)한다. 태충(太衝). ▲ 자침방법(刺針方法) 첫 회에는 백회(百會), 통천(通天)에 발침하여 자침(刺針) 후 1분 정도 유침(留針)한다. 다음 회부터는 주용혈(主用穴)과 보조혈(補助血)을 가감하여 치료(治療)한다. 자침(刺針) 후 3분 정도 유침(留針)한다. 두정통이 심한 경우에만 용천혈을 사용한다. 발바닥은 매우 아프므로 참기가 힘든 곳이기 때문이다. 모두 발침하여 치료하여도 좋다.
참고(參考)	백회(百會) 효능(效能)~개규영신(開竅寧神), 평간식풍(平肝息風), 승양고탈(昇陽固脫). 주치(主治)~두통, 현운, 쇼크, 고혈압, 불면, 전간(癲癎), 탈항(脫肛), 자궁탈수(子宮脫水), 치질(痔疾), 신경쇠약(神經衰弱), 이명(耳鳴), 이농(耳聾). 주의사항~뇌수종환자에게는 자침(刺針)하지 않는다.

治 療 穴

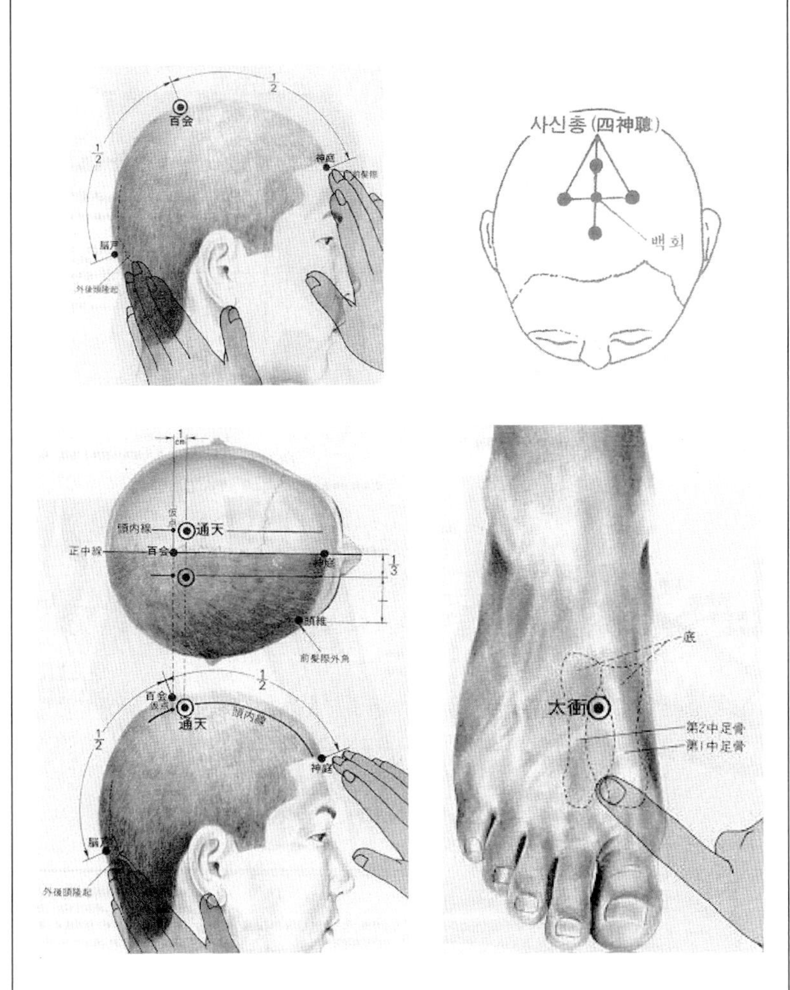

통천—지압하는 경우에 머리를 맑게 하기 위하여 가장 많이 사용

◈ 두통(頭痛)~전두통(前頭痛)	
원인(原因) 또는 증상(症狀)	두통은 남이 알아주지 않는 알 수도 없는 본인만 정말 괴로운 증상일 뿐 아니라 일반적으로 거의 완치가 불가능한 것같이 생각되어 고약한 질환(증상)이다. 그러나 안심하세요. 벌침이 있답니다. 양명경맥 내(陽明經脈內)에서 발생한 양명두통(陽明頭痛)이다. 12경맥 중의 양명경은 족양명위경과 수양명대장경이다. 이 말은 위와 대장의 질환으로 두통이 온다는 뜻이다.
치료(治療)	▲ 주용혈(主用穴): 치료시(治療時)마다 취혈(取穴)한다. 합곡(合谷), 인당(印堂), 신회(顖會). ▲ 보조혈(補助血): 치료시(治療時)에 교대로 취혈(取穴)한다. 태양(太陽), 양백(陽白), 찬죽(攢竹). ▲ 자침방법(刺針方法) 첫 회에는 합곡(合谷), 인당(印堂), 신회(顖會)에 발침하여 자침(刺針) 후 1분 정도 유침(留針)한다. 다음 회부터는 주용혈(主用穴)과 보조혈(補助血)을 가감하여 치료(治療)한다. 자침(刺針) 후 3분 정도 유침(留針)한다. 모두 발침하여 치료한다.
참고(參考)	두통의 벌침치료 원리는 피를 깨끗하게 청소하여 뇌에 신선한 산소가 많이 공급되는 치료와 새롭고 깨끗한 피의 생성이 왕성하게 일어나도록 몸의 기능을 개선해주는 치료이다. 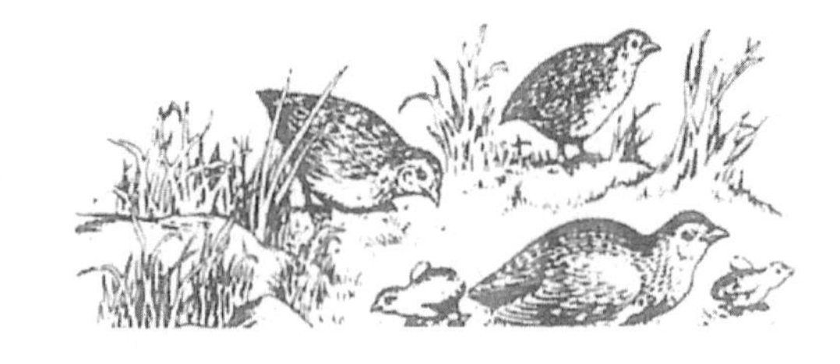

治 療 穴

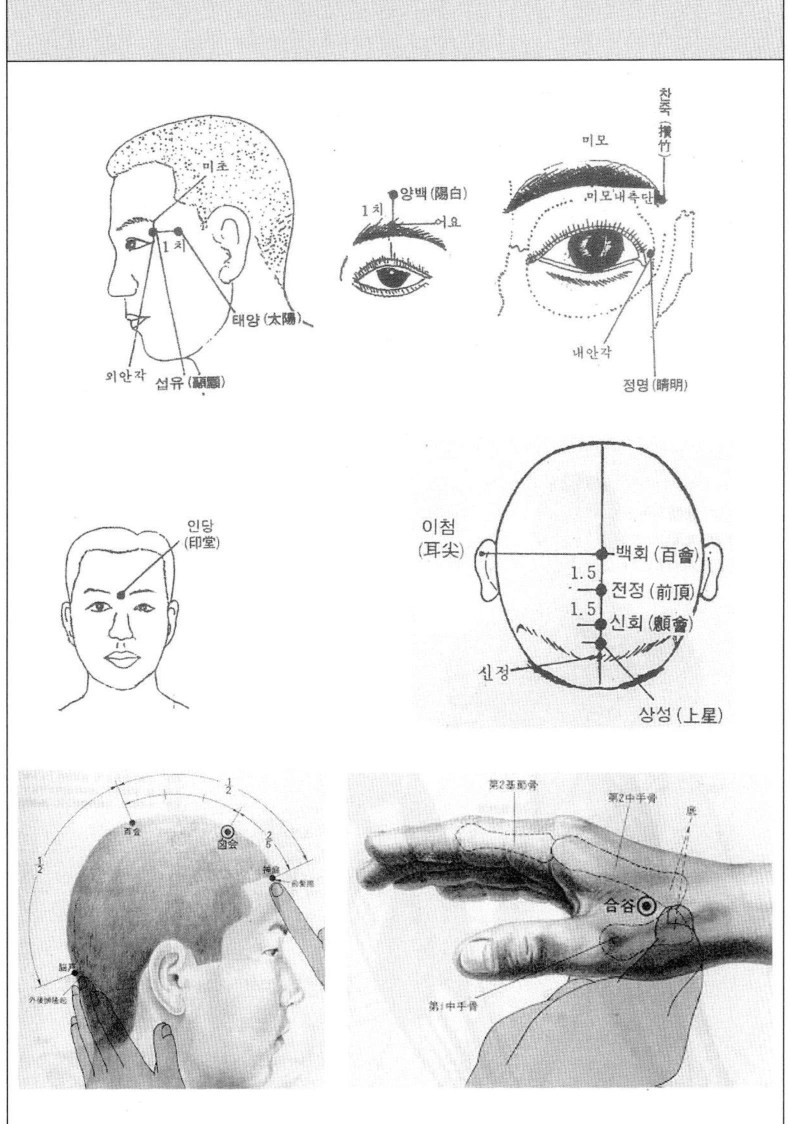

합곡—氣寒으로 인한 모든 두통에는 合谷穴을 爲主로 한다.

◈ 두통(頭痛)~후두통(後頭痛)	
원인(原因) 또는 증상(症狀)	뒷골이 아픈 것이다. 뒷골이 아프면 고혈압으로 오인하고 겁을 먹는다. 후두통은 후두신경통인 경우가 많다. 태양경맥 내(太陽經脈內)에서 발생한 태양두통(太陽頭痛)이다.
치료(治療)	▲ 주용혈(主用穴): 치료시(治療時)마다 취혈(取穴)한다. 풍지(風池), 풍부(風府), 곤륜(崑崙). ▲ 보조혈(補助血): 치료시(治療時)에 교대로 취혈(取穴)한다. 뇌공(腦空), 신맥(申脈). ▲ 자침방법(刺針方法) 첫 회에는 주용혈(主用穴)에 발침하여 자침(刺針) 후 1분 정도 유침(留針)한다. 다음 회부터는 주용혈(主用穴)과 보조혈(補助血)을 가감하여 치료(治療)한다. 적응 정도를 봐서 자침(刺針) 후 3분 정도 유침(留針)해도 된다.
참고(參考)	태양경맥(太陽經脈)은 수태양소장경(手太陽小腸經)과 족태양방광경(足太陽膀胱經)이다. 즉 소장(小腸)과 방광(膀胱)에서 온 두통으로 원인치료를 하면 재발이 없다. 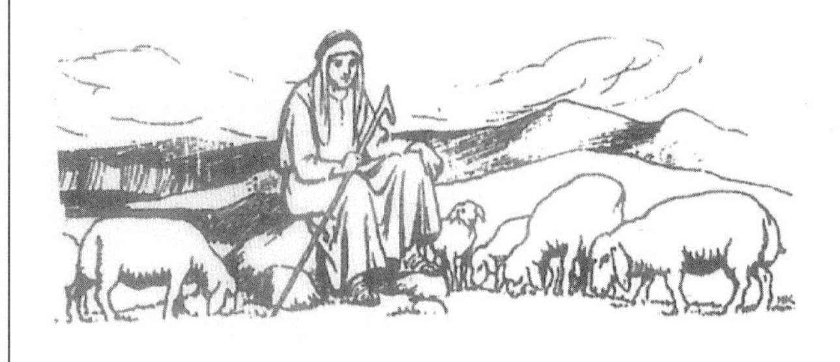

治　療　穴

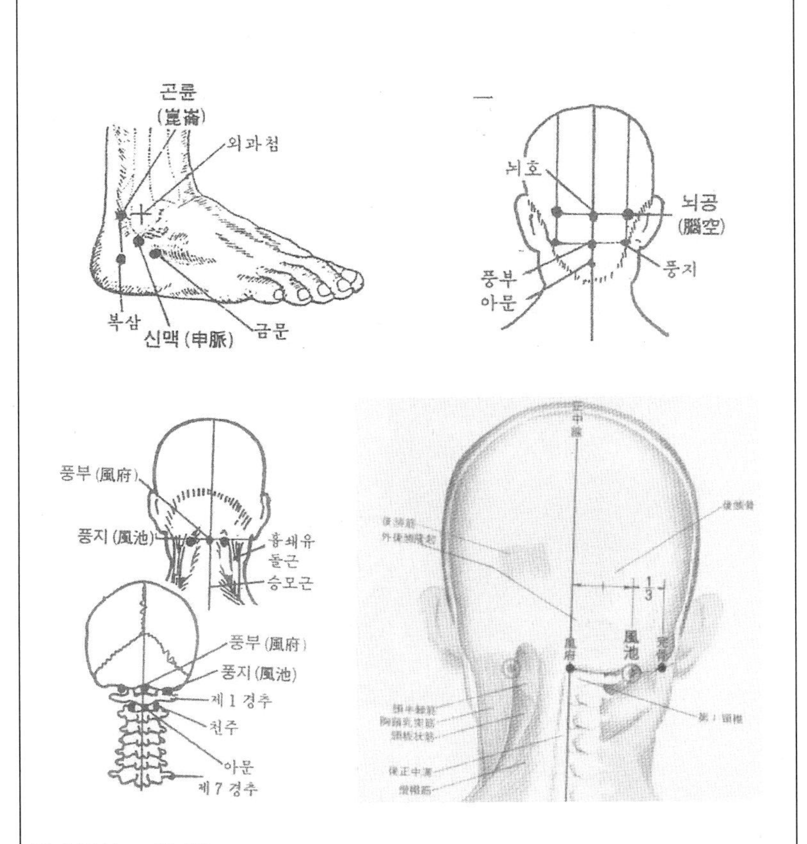

풍지(風池, 2개 혈)

○ 섭유혈(즉 뇌공혈) 뒤 머리털이 돋은 경계의 우묵한 곳에 있다[동인].

○ 귀 뒤에서 1치 5푼 옆으로 나가서 풍부혈(風府穴) 옆에 있다[입문].

主治: 外感風邪로 因한 諸般 後頭痛에 阿是穴로 使用 配天柱穴腦充血, 偏頭痛, 肥厚性鼻炎, 蓄膿症, 高血壓, 面 頭 頸項部疼痛 眩暈의 要穴.

◈ 두통(頭痛)~편두통(偏頭痛)

원인(原因) 또는 증상(症狀)	쪽골이 아픈 것을 말한다. 심하면 오심구토가 나고, 동통이 심하고, 감전되는 것 같이 찌르륵찌르륵하는 경우도 있다. 소양경맥 내(少陽經脈內)에서 발생한 소양두통(少陽頭痛)이다.
치료(治療)	▲ 주용혈(主用穴): 치료시(治療時)마다 취혈(取穴)한다. 통천(通天), 각손(角孫), 외관(外關). ▲ 보조혈(補助血): 치료시(治療時)에 교대로 취혈(取穴)한다. 태양(太陽). ▲ 자침방법(刺針方法) 첫 회에는 주용혈(主用穴)에 발침하여 자침(刺針) 후 1분 정도 유침(留針)한다. 다음 회부터는 주용혈(主用穴)과 보조혈(補助血)을 가감하여 치료(治療)한다. 자침(刺針) 후 3분 정도 유침(留針)한다. 발침하여 치료한다. 격일제로 5회면 치료된다.
참고(參考)	소양경맥은 족소양담경(足少陽膽經)과 수소양삼초경(手少陽三焦經)이다. 만성의 경우 3개월여 치료하면 반드시 완치된다. 평생 두통약을 가지고 다니는 사람이라면 이 치료를 권한다. 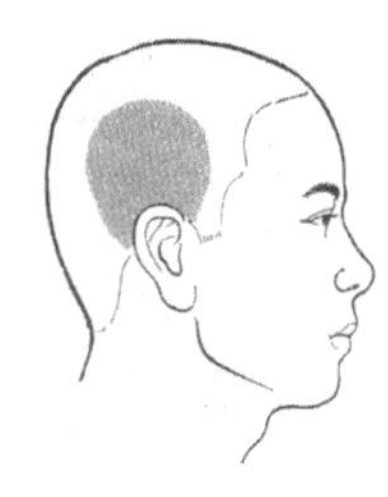

治 療 穴

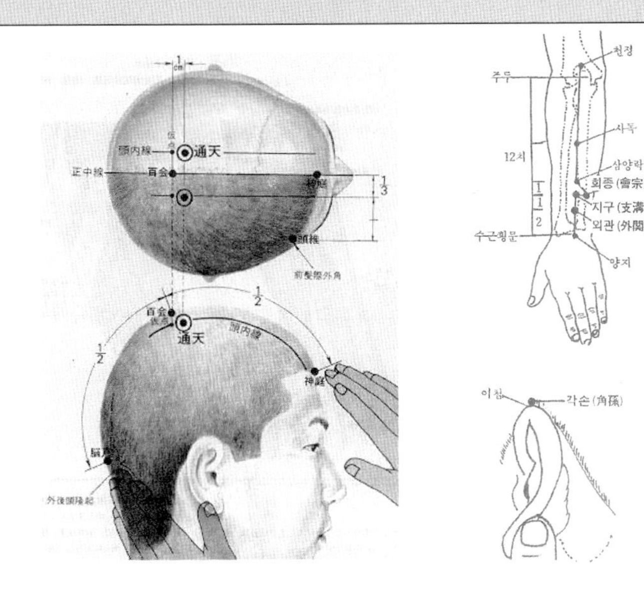

외관은 손등 위에서 각손은 귀 끝에서 취혈한다.

통천(通天, 2개 혈)

○ 일명 천백(天伯)이라고도 하는데 승광혈에서 1치 5푼 올라가 있다.

主治: 指壓하는 境遇에 머리를 맑게 하기 위하여 가장 많이 사용. 주로 風府, 通天, 太陽穴 使用.

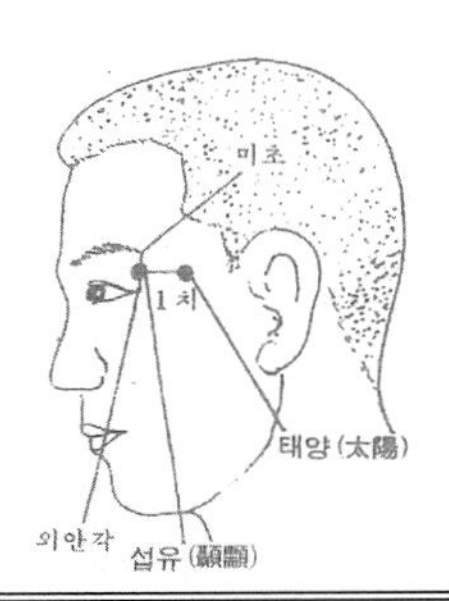

◈ 무지건초염(拇指腱鞘炎)~엄지손가락이 아픈 것

원인(原因) 또는 증상(症狀)	손목 엄지손가락 쪽의 조직에 염증이 생겨 통증을 유발시키는 질환이다. 근육을 연결하는 인대를 둘러싸고 있으며 인대가 움직일 때 윤활작용을 하는 활액막이 염증으로 인한 자극에 의하여 통증을 유발시키는 것이다. 엄지손가락을 굽힐 때 뭔가 걸리는 듯한 느낌이 들기도 하고 엄지손가락을 만지면 압통을 호소하거나 조그마한 좁쌀 크기가 힘줄 부위에서 만져지기도 한다.
치료(治療)	▲ 주용혈(主用穴): 치료시(治療時)마다 취혈(取穴)한다. 동통부, 즉 압통점. 아시혈(阿是穴)이다. ▲ 보조혈(補助血): 치료시(治療時)에 교대로 취혈(取穴)한다. 태연(太淵), 어제(魚際), 양계(陽谿), 공최(孔最), 수삼리(手三里). ▲ 자침방법(刺針方法) 첫 회에는 아시혈에 발침하여 1곳을 자침(刺針) 후 1분 정도 유침(留針)한다. 다음 회부터는 주용혈(主用穴)과 보조혈(補助血)을 가감하여 치료(治療)한다. 자침(刺針) 후 3분 정도 유침(留針)한다. 발침하여 치료한다.
참고(參考)	염증질환에 봉독은 그 실력을 발휘한다. 따라서 건초염의 경우 어느 부위를 막론하고 치료가 잘 되는 질환이다. 프로폴리스를 복용하면 효과가 더욱 좋다. 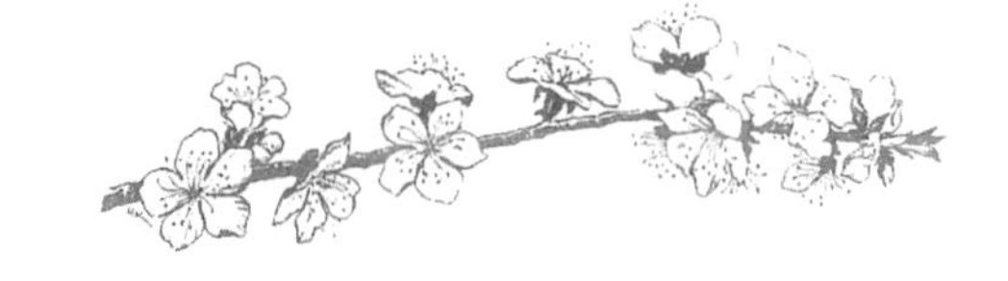

治 療 穴

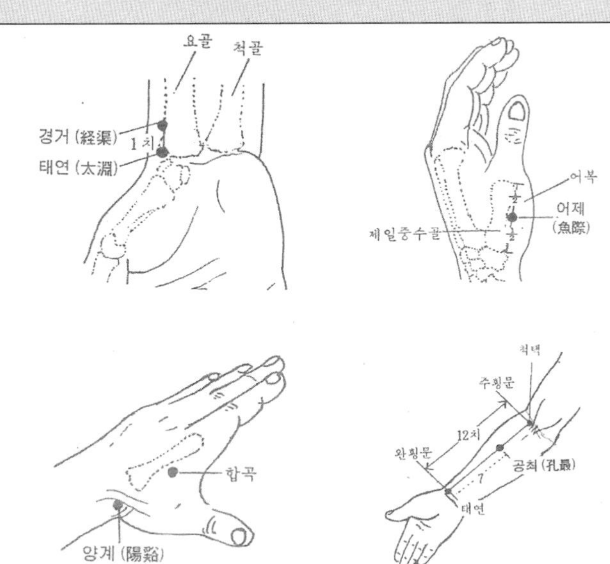

손가락을 펴서 함요처

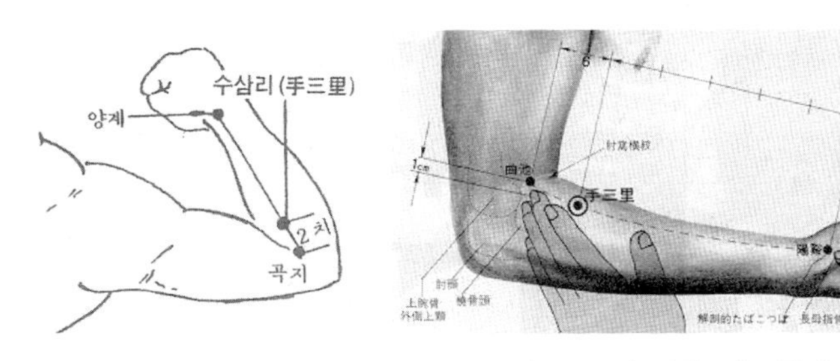

아픈 쪽의 팔을 치료한다

수삼리(手三理, 2개 혈)

○ 곡지혈에서 2치 아래에 있다[동인].

主治: 手足不隨, 곽란, 中風麻痺, 齒痛, 高血壓 中風麻痺—四關, 手三里, 足三里.

◈ 백내장(白內障)

원인(原因) 또는 증상(症狀)	눈의 동공(瞳孔) 위에 자리 잡고 있는 수정체(水晶體)가 흐려지는 상태로 시력이 약화되는 병을 말한다. 아프지 않고 눈의 시력이 천천히 저하되며 까만 동공이 백색으로 또는 엷은 회백색으로 변하는 것이 특징이다.
치료(治療)	▲ 주용혈(主用穴): 치료시(治療時)마다 취혈(取穴)한다. 구후(球后), 정명(睛明), 승읍(承泣). ▲ 보조혈(補助血): 치료시(治療時)에 교대로 취혈(取穴)한다. 간유(肝兪), 목창(目窓). ▲ 자침방법(刺針方法) 눈 주위에는 유침하지 말고 발침한 벌침을 핀셋으로 쥐고 자침(刺針)하자마자 바로 뺀다. 첫 회에는 주용혈에 톡톡 치는 기분으로 자침(刺針)하고, 다음 회부터는 주용혈(主用穴)과 보조혈(補助血)을 가감하여 치료(治療)한다. 주용혈은 바로 빼고 보조혈은 자침(刺針) 후 3분 정도 유침(留針)한다. 발침하여 치료한다.
참고(參考)	프로폴리스 복용을 겸하여 치료해야 한다. 완치사례가 많으니 안과 수술할 형편이 안 되는 사람은 이 방법으로 도전해 볼 만하다. 승읍(承泣, 2개 혈) ○눈에서 아래로 7푼 내려가 눈동자와 직선 되는 곳에 있다 主治: 눈에 關係되는 제반 질환에 患部 周圍穴로 使用한다.(目赤痛, 漏風症, 雀目)流行性結膜炎 봄철에 제일 많이 발생.

治 療 穴

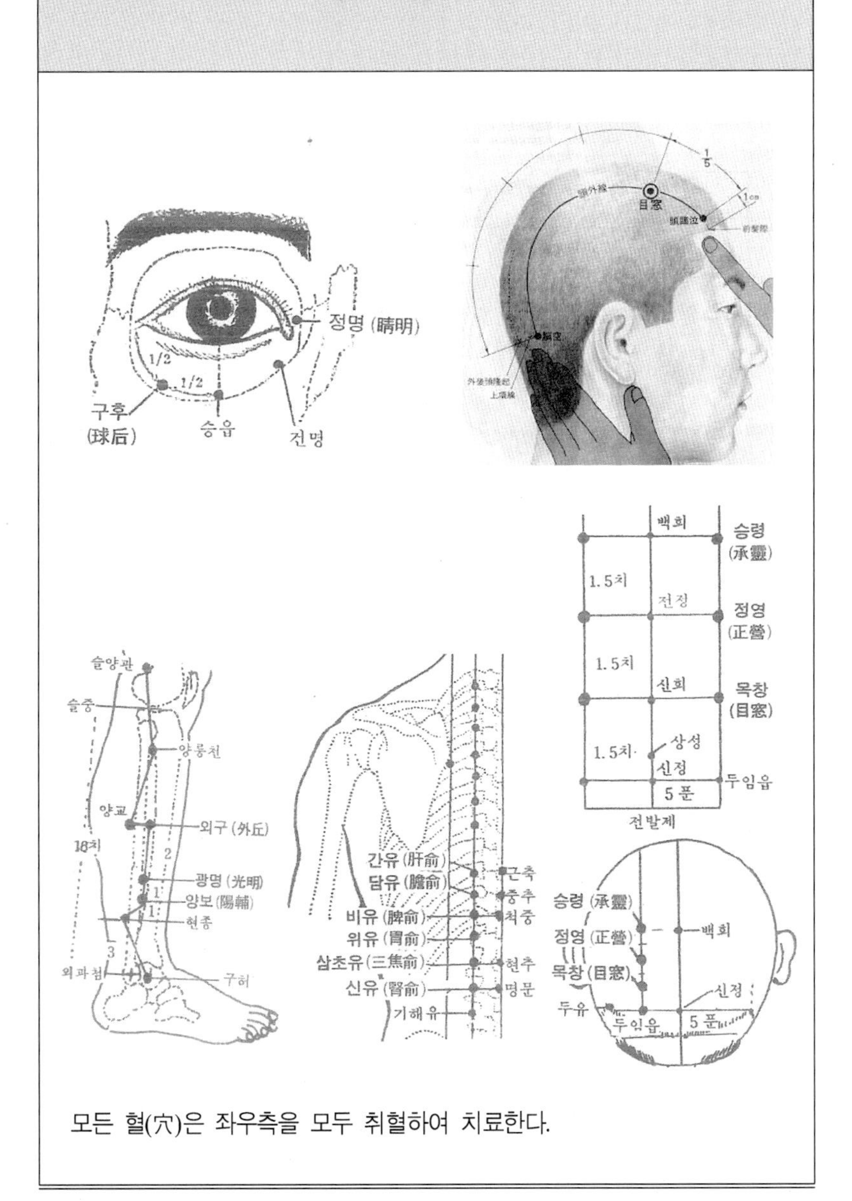

모든 혈(穴)은 좌우측을 모두 취혈하여 치료한다.

◈ 변비(便秘)

원인(原因) 또는 증상(症狀)	변비란 3~4일 만에 아주 단단한 경변(硬便)을 배변하며 아주 심한 자각 증상을 느끼거나 일상생활에 불편을 겪는 것을 말한다.
치료(治療)	▲ 주용혈(主用穴): 치료시(治療時)마다 취혈(取穴)한다. 천추(天樞), 좌복결(左腹結), 대거(大巨), 상거허(上巨虛). ▲ 보조혈(補助血): 치료시(治療時)에 교대로 취혈(取穴)한다. 대횡(大橫). ▲ 자침방법(刺針方法) 첫 회에는 주용혈(主用穴)에 발침하여 자침(刺針) 후 1분 정도 유침(留針)한다. 다음 회부터는 주용혈(主用穴)과 보조혈(補助血)을 가감하여 발침법으로 치료(治療)한다. 자침(刺針) 후 3분 정도 유침(留針)한다. 적응 정도를 살펴서 허리 끊어 놓기로 한다. 격일제로 10회를 치료하면 숙변이 제거되고 식생활 개선과 함께 변비는 완치된다.
참고(參考)	상거허(上巨虛)는 만성변비의 주요 혈이다. 빼지 말고 치료하기 바란다. 상거허(上巨虛, 2개 혈) ○ 무릎에 있는 독비혈에서 정강이뼈 바깥쪽으로 6치 아래에 있으며 발을 들고 침혈을 잡는다. ○ 족삼리혈에서 아래로 3치 내려가 두 힘줄과 뼈 사이 우묵한 곳에 있다[자생]. 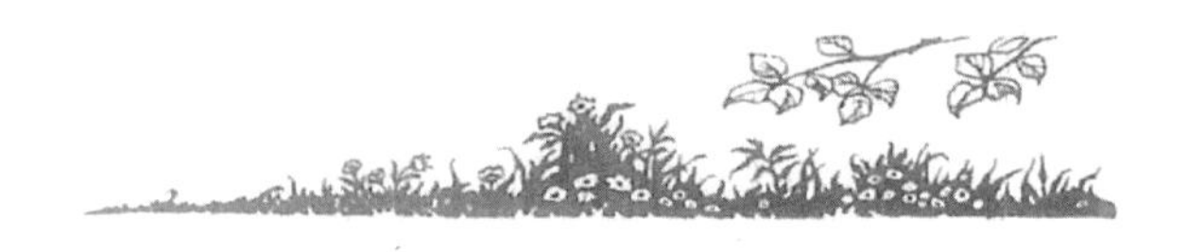

治 療 穴

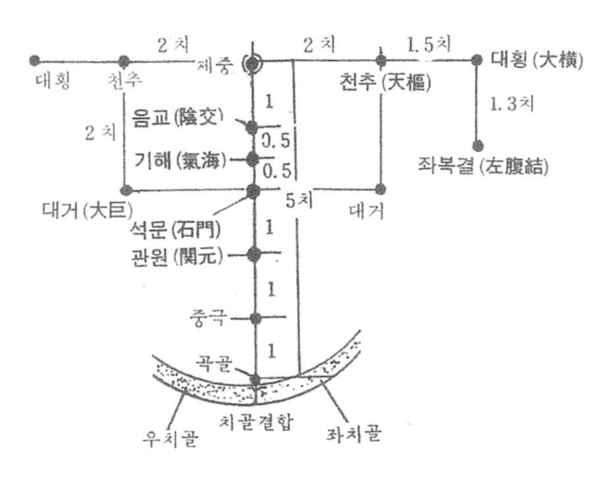

제중 = 배꼽

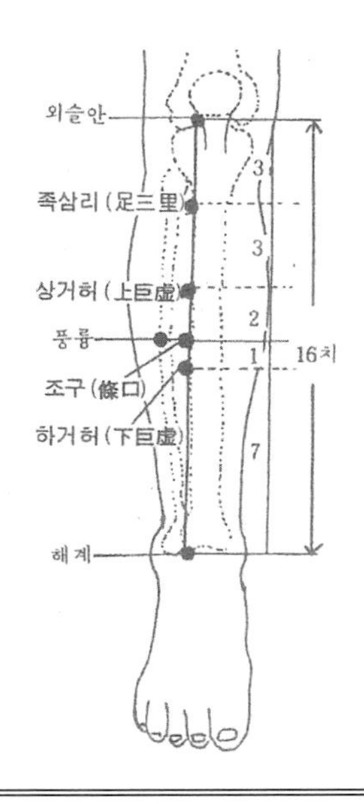

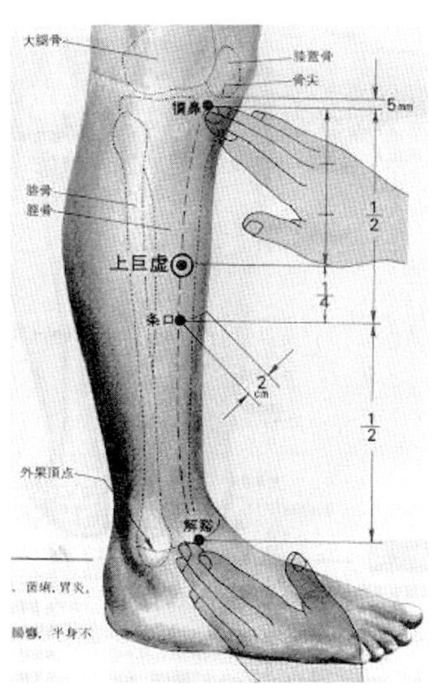

좌우혈을 모두 취혈한다.

◈ 불면증(不眠症)

원인(原因) 또는 증상(症狀)	잠을 이루지 못하는 것이다. 여자들의 갱년기에 오는 경우가 많고, 수면이 얕고 잠을 자지 않았다고 주장하는 등 신경성으로 오는 경우도 있다. 숙면이야말로 건강의 지름길이라고 보면 꼭 치료해야 할 병이다.
치료(治療)	▲ 주용혈(主用穴): 치료시(治療時)마다 취혈(取穴)한다. 인당(印堂), 안면(安眠), 백회(百會). ▲ 보조혈(補助血): 치료시(治療時)에 교대로 취혈(取穴)한다. 삼음교(三陰交), 신문(神門). ▲ 자침방법(刺針方法) 첫 회에는 신문, 인당, 안면에 발침하여 자침하고 바로 뺀다. 얼굴에는 발침이다. 다음 회부터는 주용혈(主用穴)과 보조혈(補助血)을 가감하여 치료(治療)한다.
참고(參考)	벌침을 자침(刺針)할 때 꼭 지켜야 할 사항은 목 위로는 발침을 원칙으로 해야 한다. 百會穴은 臨床上 頭部 基準穴로써 常用된다. 中風七處穴 中의 一穴이다.(百會, 곡빈, 견정, 풍시, 절골, 족삼리, 곡지) 옛날 송나라 태자(太子)가 유능한 의사였는데 한 임산부를 진찰하고는 태아가 여자라고 하였고 서문백(徐文伯)은 진찰을 하고 남자와 여자인 쌍태아라고 하였다. 태자가 성질이 급하여 배를 째고 보려고 하니 문백이 말하기를 내가 침을 놓아 떨어뜨리겠다고 하고 침으로 삼음교혈에는 사하고 합곡혈에는 보하였더니 과연 태아가 떨어졌는데 문백의 말과 같았다. 그러므로 임산부에게는 삼음교에 침을 놓지 말아야 한다.

治 療 穴

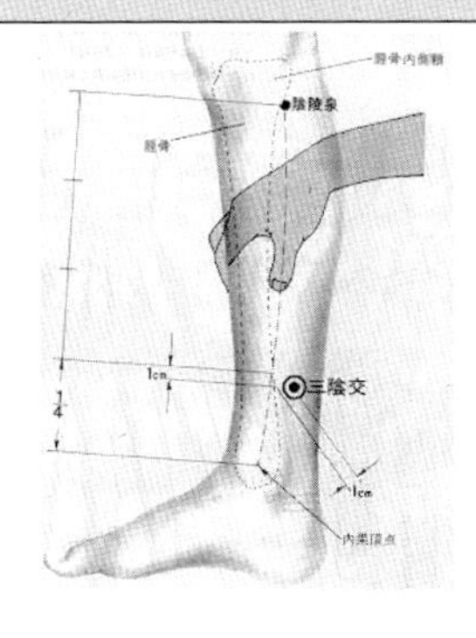

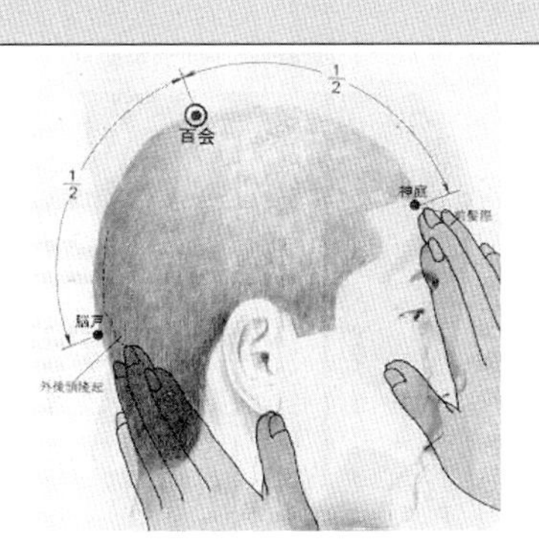

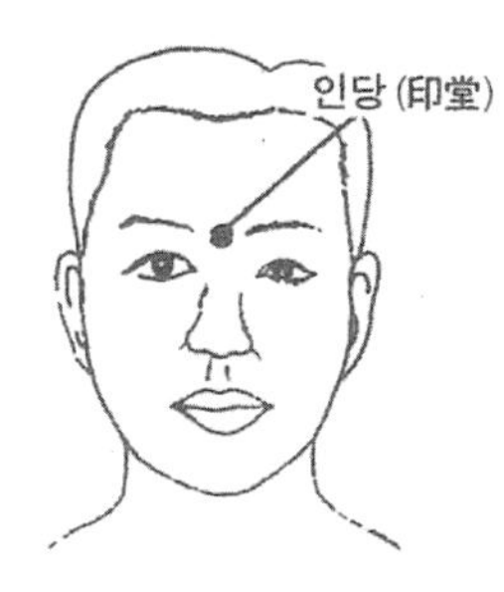

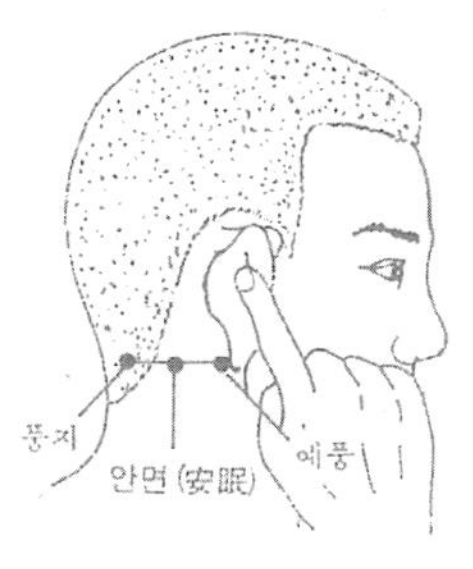

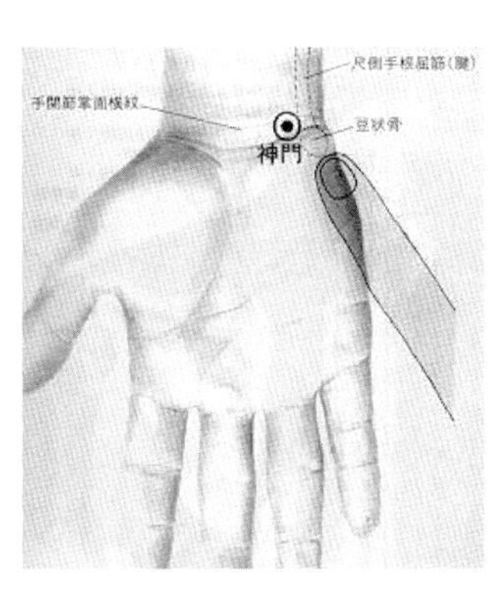

尺骨莖狀突起端의 陷中=척골경상돌기 끝의 움푹 팬 곳

◈ 비만(肥滿)~살 빼는 것

비만은 현대사회의 고질병이 된 지 오래다.

다이어트식품이나 살빼기 관련 상품은 계속 업그레이드되고 있다. 하여 비만에 관한 자료도 홍수를 이루고 있는 현실이다. 부분비만, 전체비만, 내장비만, 복부비만, 그 종류도 많다. 식생활 개선이 아니면 비만은 치료할 수 없는 현대병이 되고 말았다.

비만 부위를 발침법으로 1㎝ 간격씩 촘촘하게 자침(刺針) 후 5분−10분 정도 유침(留針)한다. 적응력을 봐서 매일 해도 좋다. 5회 이상 하면 비만 부위가 말랑말랑한 느낌이 든다.

혈행을 원활히 하고 지방을 분해하는 효과가 대단하기 때문이다.

뱃살빼기에 허리 끊어 놓기로 촘촘히 격일제로 해보면 뱃살이 말랑말랑하게 되면서 빠진다. 허벅지살도 허리 끊어 놓기로 잘 빠진다.

비만치료를 꼭 해야 한다면 벌침을 권한다. 1개월만 지나면 아픈 것도 가려운 것도 없어 치료받는 데 지장이 없다. 벌침을 장기간 맞으면 만성이 되는 모양이다.

여성의 하복부 비만을 치료하다 보면 하복냉증과 여성 질환도 같이 치료되는 정말 좋은 벌침이다.

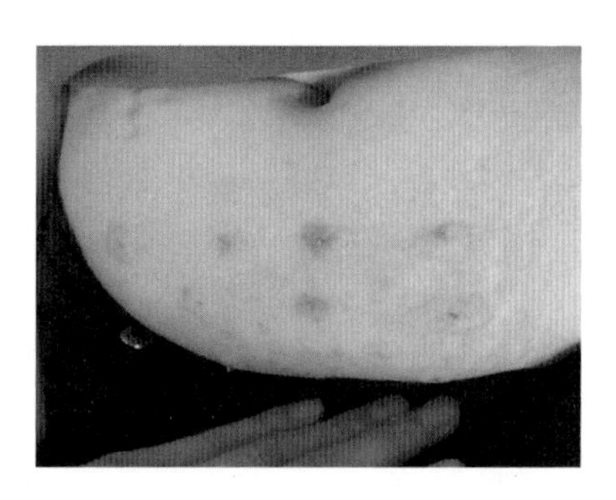

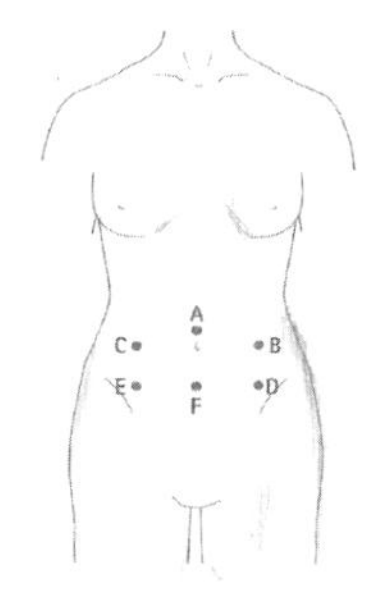

☞ 벌꿀 다이어트란?

벌꿀에는 다량의 비타민과 미네랄이 함유되어 있어 피부미용과 피로회복에도 좋으며 철, 구리 성분의 조혈작용으로 빈혈이 있는 사람에게도 아주 좋은 식품이다.

또한 위장을 튼튼하게 해주며 변비완화작용이 있어 체중감량뿐 아니라 건강에도 아주 좋은 다이어트 방법이다.

벌꿀 다이어트를 실제로 해보면 개인차는 있지만 2일에 1~2㎏이 빠지는 등 단기간에 체중감량 효과를 보는 사람이 많다.

벌꿀을 따뜻한 물에 녹인 다음 자신의 기호에 맞는 차 종류가 있다면 허브차, 보리차 등을 적당량 가미하여 다이어트 기간 중에 허기를 느낄 때 또는 목이 마를 때 수시로 마시면서 크게 고통스럽거나 어렵지 않게 살을 빼는 다이어트이다.

(조금쯤의 인내심만 있으면 반드시 목표를 이룰 수 있다.)

※ 준비물

순수한 벌꿀 1일 분에 200g 정도

(참고: 꿀 1병은 보통 2,400g으로 12일 단식 가능)

☞주의: 순수벌꿀이 아니면 절대로 벌꿀 다이어트를 해서는 안 된다. 이유는 100% 순수벌꿀이 아닌 불량벌꿀일 때는 소화시에 체내의 비타민과 미네랄을 빼앗는 위험이 있다. (오히려 건강을 해치게 된다)

※알아둘 사항

* 금해야 할 차: 커피, 홍차, 녹차, 우롱차 등 (카페인이나 탄닌이

포함된 차 종류)

* 권장차: 율무차, 보리차, 자극성이 약한 허브차

☞ 주의: 벌꿀만 먹고 견딜 수 있다고 하여 한 번에 3일 이상 계속하는 것은 좋지 않다. 왜냐하면 벌꿀 다이어트는 반단식 상태이어서 보식할 때 어려움이 있다.

※실행법

● 3일간 하는 방법

벌꿀 약 200g을 약 1.8ℓ의 물에 녹여서 좋아하는 허브차가 있다면 알맞게 넣어서 만든다.
이때 따뜻한 물이나 냉수 어느 것이나 상관이 없다.
단 깨끗한 순수한 물이라야 한다.
허브차 역시 넣어도 되고 넣지 않아도 된다.

① 이 꿀물을 허기를 느낄 때나 목이 마를 때 수시로 마신다.
② 단 1.8ℓ 분량이 1일 분량이므로, 적절히 나누어 마시는 것이 좋다. (아침, 점심, 저녁)
③ 벌꿀물의 양이 모자라면 사이사이에 보리차나 율무차를 마시면 된다.
④ 생꿀을 잘 먹을 수 있는 사람은 굳이 벌꿀을 물에 녹여서 먹을 필요가 없고, 벌꿀 1번에 큰 술 2개 분량으로 생꿀을 그대로 먹고, 갈증이 날 때마다 차나 물을 마셔도 된다.

● 보식(補食)방법 (음식물을 먹기 시작)

① 1일째: 아침→미음　점심→죽　저녁→죽

② 2일째: 두부나 나물 종류 등 소화가 쉬운 것으로 먹고, 육류나 기름진 음식은 피한다.

③ 3일째: 보통 식사를 하되 너무 짜거나 매운 것, 딱딱한 음식은 피한다.

● 2일간 하는 방법

3일간 방법과 같으며 단 2일간만 한다는 것이고, 벌꿀이 400g만 필요

● 1일 2식만 하는 방법

1일 2식 또는 1일 1식의 방법은 특별히 주의할 점은 없고, 본인의 편리에 따라 아침, 점심, 저녁 중 끼니를 거르고, 벌꿀을 먹는다는 것이며 장기간(6개월~1년)을 두고 계속하는 방법이다.

● 3일씩 1개월에 2번씩 정기적으로 하는 방법

음식물의 유혹을 잘 견딜 수 있는 사람 또는 고도비만(표준체중의 30%)인 사람에게 권장하는 방식으로 가장 확실하게 살을 빼는 방법이다.

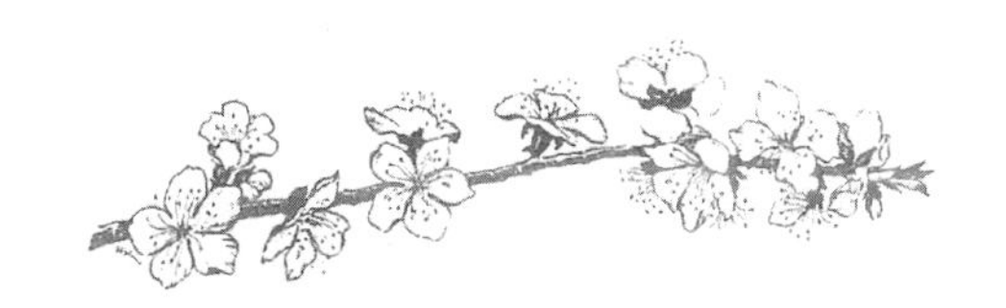

◈ 비복근경련(腓腹筋痙攣)~장딴지에 쥐가 남

원인(原因) 또는 증상(症狀)	장딴지에 쥐가 나는 것으로 대부분 수면 중에 발생한다. 장딴지 근육의 과로, 수분결핍, 하지정맥의 울혈 등이 원인이 된다.
치료(治療)	▲ 주용혈(主用穴): 치료시(治療時)마다 취혈(取穴)한다. 승산(承山), 승근(承筋), 양릉천(陽陵泉). ▲ 보조혈(補助血): 치료시(治療時)에 교대로 취혈(取穴)한다. 합양(合陽), 승부(承扶). ▲ 자침방법(刺針方法) 첫 회에는 주용혈(主用穴)에 발침법으로 자침(刺針) 후 1분 정도 유침(留針)한다. 다음 회부터는 주용혈(主用穴)과 보조혈(補助血)을 가감하여 치료(治療)한다. 자침(刺針) 후 3분 정도 유침(留針)한다. 주용혈과 보조혈을 전부 자침(刺針)해야 하는 것은 아니다. 5-6곳을 취혈하면 적당하다.
참고(參考)	☞뭉친 근육, 얕보면 고질병 된다!! 허리가 삔 것도 아닌데 이유 없이 뻐근하고, 특별히 한 것도 없는데 어깨가 뻐근하고 목덜미가 땅기고. 반복되는 과도한 긴장과 부적절한 자세로 근육이 뭉친 상태가 지속되는 근육통증을 호소하는 현대인들이 늘고 있다. "몇 번 주물러주면 괜찮아지겠지" 하고 방치하는 경우가 대부분이지만 뭉친 근육을 그때그때 풀어주지 않고 방치하면 오십견 등의 고질병으로 발전할 수 있다. 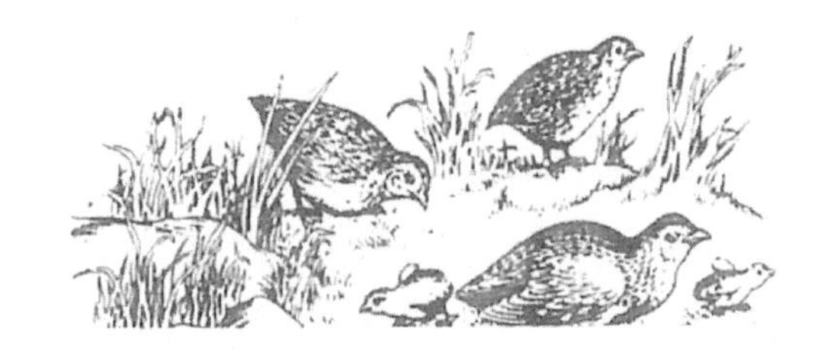

治 療 穴

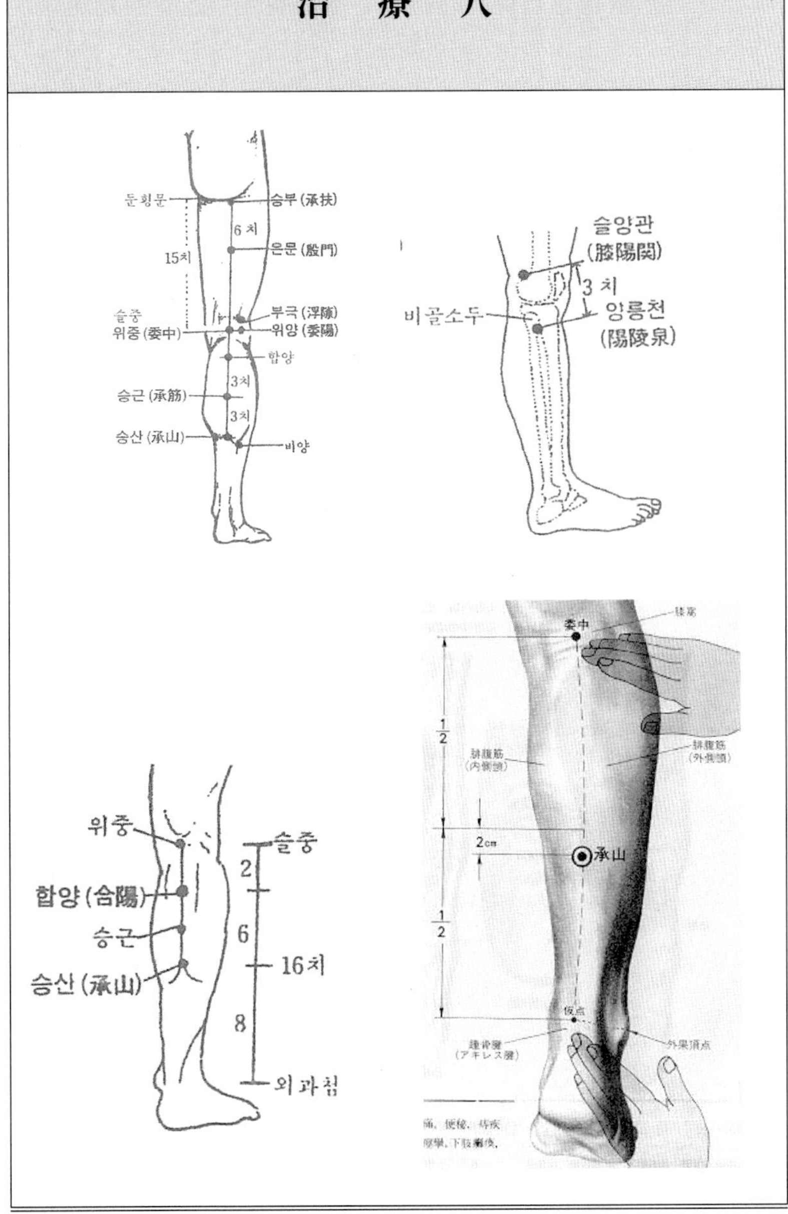
둔횡문
승부 (承扶)
6 치
15치
은문 (殷門)
부극 (浮隙)
슬중
위중 (委中)
위양 (委陽)
합양
3치
승근 (承筋)
3치
승산 (承山)
비양
슬양관
(膝陽関)
3 치
비골소두
양릉천
(陽陵泉)
위중
슬중
2
합양 (合陽)
6
승근
16치
승산 (承山)
8
외과첨
委中
膝窩
1/2
腓腹筋
(内側頭)
腓腹筋
(外側頭)
2cm
承山
1/2
仮点
外果頂点

◈ 빈발월경(頻發月經). 과다월경(過多月經)

원인(原因) 또는 증상(症狀)	사람에 따라 28일형이 있고, 30일형이 있으며 약 5일간에 걸쳐 나오는 것이 정상이지만 주기가 짧아지는 것과 출혈량이 지나치게 많은 경우를 말한다. 호르몬장해, 골반 내 순환장해, 자궁근육의 수축부진 등이 원인이다.
치료(治療)	▲ 주용혈(主用穴): 치료시(治療時)마다 취혈(取穴)한다. 관원(關元), 대거(大巨), 혈해(血海). ▲ 보조혈(補助血): 치료시(治療時)에 교대로 취혈(取穴)한다. 삼음교(三陰交), 차료(次髎). ▲ 자침방법(刺針方法) 첫 회에는 관원(關元), 대거(大巨), 혈해(血海)에 발침법으로 자침 후 1-2분 유침한다. 다음 회부터는 주용혈(主用穴)과 보조혈(補助血)을 가감하여 치료(治療)한다. 자침(刺針) 후 3분 정도 유침(留針)한다.
참고(參考)	여성의 병에는 혈해(血海). 삼음교(三陰交)를 반드시 취혈한다. 혈해(血海, 2개 혈) ○ 무릎 안쪽 위로 흰 살 경계를 따라 3치 올라가 있다 主治: 瘀血과 關聯된 血病에 使用.

治 療 穴

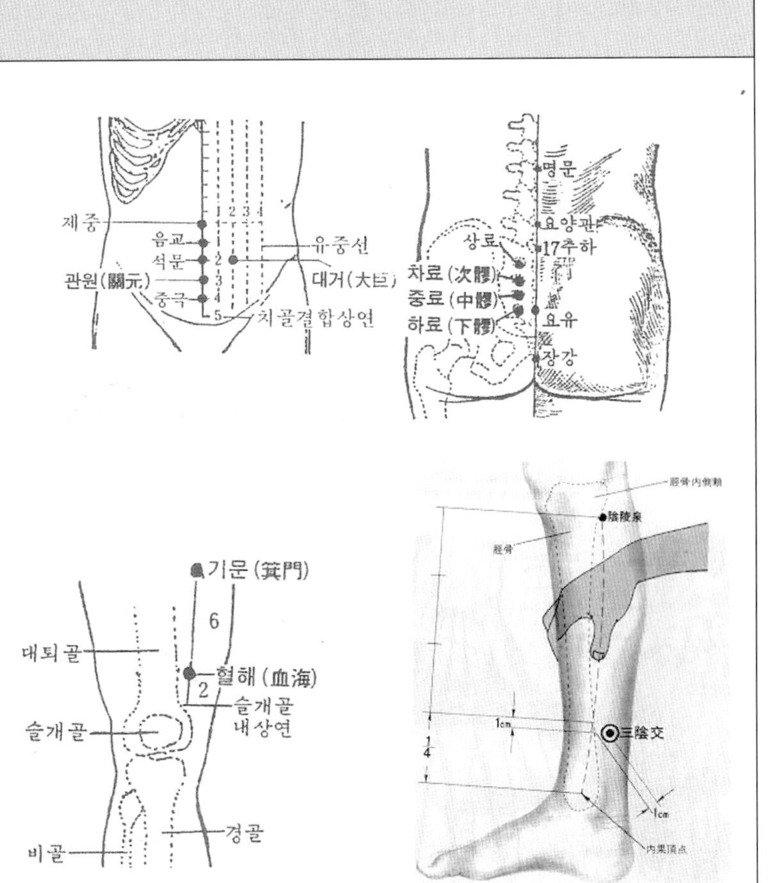

삼음교(三陰交, 2개 혈)

- ○ 안쪽 복사뼈에서 위로 3치 올라가 뼈 아래 우묵한 곳에 있다[동인].
- ○ 뼈와 힘줄 사이에 있다[입문].
- ○ 족태음경맥, 족궐음경맥, 족소음경맥이 모이는 곳이다.

主治: 婦人科疾患에 제일 많이 使用: 月經不順下腹痛, 月經不調, 白帶下.

◈ 삼차신경통(三叉神經痛)

원인(原因) 또는 증상(症狀)	얼굴에 있는 유일한 신경통(神經痛)으로 치통(齒痛)과 다른 점은 간헐통(間歇痛)이라는 것이다. 말하려고 할 때, 음식을 씹을 때, 양치할 때 발작성의 통증이 와서 참을 수 없다. 삼차신경은 얼굴 근육의 지각(知覺)을 지배하는 신경이다. 3차신경통은 3차신경(귀의 앞쪽에 두개골을 따라 놓여 있는)의 분지를 따라 심한 통증이 잠깐 동안 나타나는 것을 특징으로 하는 원인을 알 수 없는 증후군이다.
치료(治療)	▲ 주용혈(主用穴): 치료시(治療時)마다 취혈(取穴)한다. 태양(太陽), 사백(四白), 하관(下關), 양백(陽白). ▲ 보조혈(補助血): 치료시(治療時)에 교대로 취혈(取穴)한다. 합곡(合谷), 협승장(夾承漿). ▲ 자침방법(刺針方法) 첫 회에는 주용혈(主用穴)에 발침하여 자침(刺針) 후 1분 정도 유침(留針)한다. 다음 회부터는 주용혈(主用穴)과 보조혈(補助血)을 가감하여 치료(治療)한다. 주용혈은 자침(刺針) 후 1분 정도 유침(留針)하고 보조혈은 허리 끊어서 자침(刺針) 후 3분 정도 유침한다.
참고(參考)	양백(陽白, 2개 혈) ○ 눈동자에서 곧바로 올라가 눈썹에서 1치 위에 있다. 主治: 眼病一切, 顔面痙攣, 三叉神經痛, 眼瞼痙攣 및 下垂, 末梢性口眼喎斜(말초성구안와사). 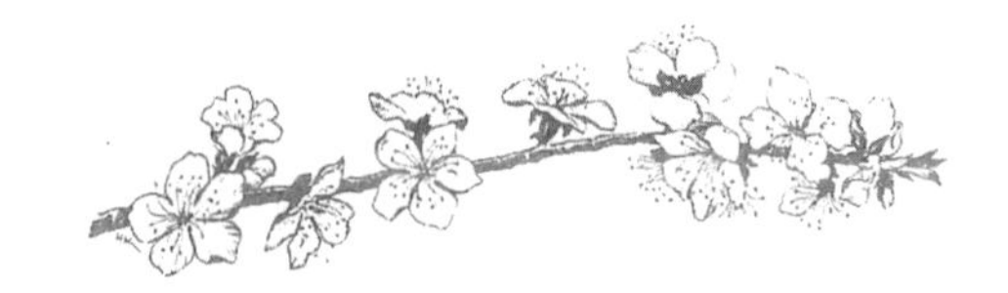

治 療 穴

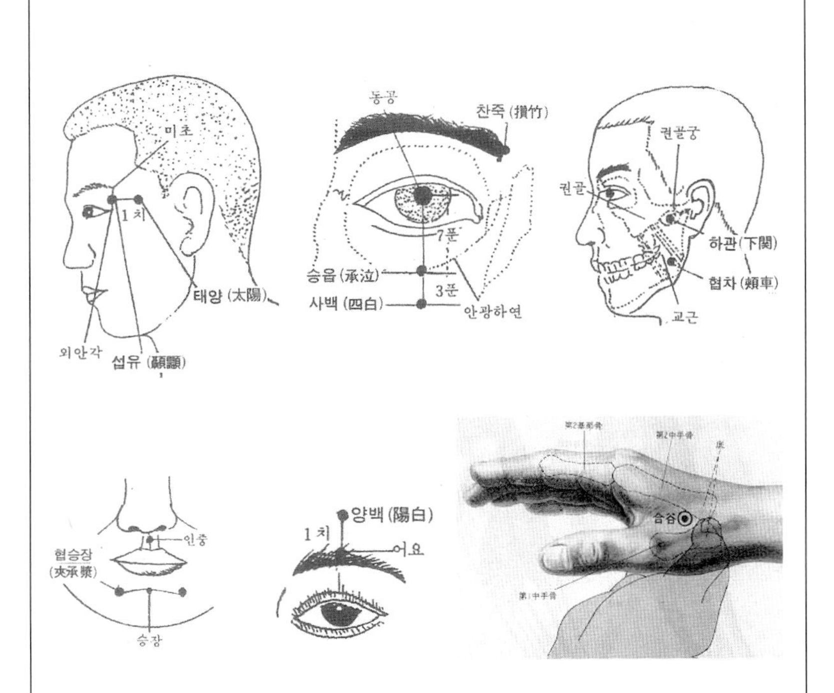

합곡(合谷, 2개 혈)

○ 임산부에게는 침을 놓지 못한다.

○ 그것은 태아를 상하기 때문이다[동인].

主治: 面病 中의 口眼喎斜, 面痛(三次神經麻痺); 末梢性 구안와사에 主穴로 많이 使用한다.

◈ 상지신경통(上肢神經痛)~팔의 신경통	
원인(原因) 또는 증상(症狀)	상지신경통은 어깨에서 팔에 걸쳐서 통증이 있고, 대부분 새끼손가락 쪽으로 아프며 저리다. 엄지손가락 쪽으로 아픈 경우도 있다. 원인을 알 수 없는 특발성인 경우가 많고 대부분 한쪽에 나타난다.
치료(治療)	▲ 주용혈(主用穴): 치료시(治療時)마다 취혈(取穴)한다. 곡지(曲池), 천종(天宗), 노유(臑兪). ▲ 보조혈(補助血): 치료시(治療時)에 교대로 취혈(取穴)한다. 노회(臑會). ▲ 자침방법(刺針方法) 첫 회에는 주용혈(主用穴)에 발침하여 자침(刺針) 후 1분 정도 유침(留針)한다. 다음 회부터는 주용혈(主用穴)과 보조혈(補助血)을 가감하여 치료(治療)한다. 주용혈은 자침(刺針) 후 1분 정도 유침(留針)하고 보조혈은 허리 끊어서 자침(刺針) 후 3분 정도 유침한다. 급성이라면 매일 2-3곳을 자침하여 저린 팔이 약간 부어오르면 좋다.
참고(參考)	치료는 아픈 곳, 움직이면 아픈 곳, 특히 저린 곳에 하는데 손가락으로 눌러서 유난히 아픈 곳이 있을 것이다. 그곳이 치료점으로 최고다. 많이 부어도 겁낼 것 없다. 치료효과는 더욱 좋다.

治 療 穴

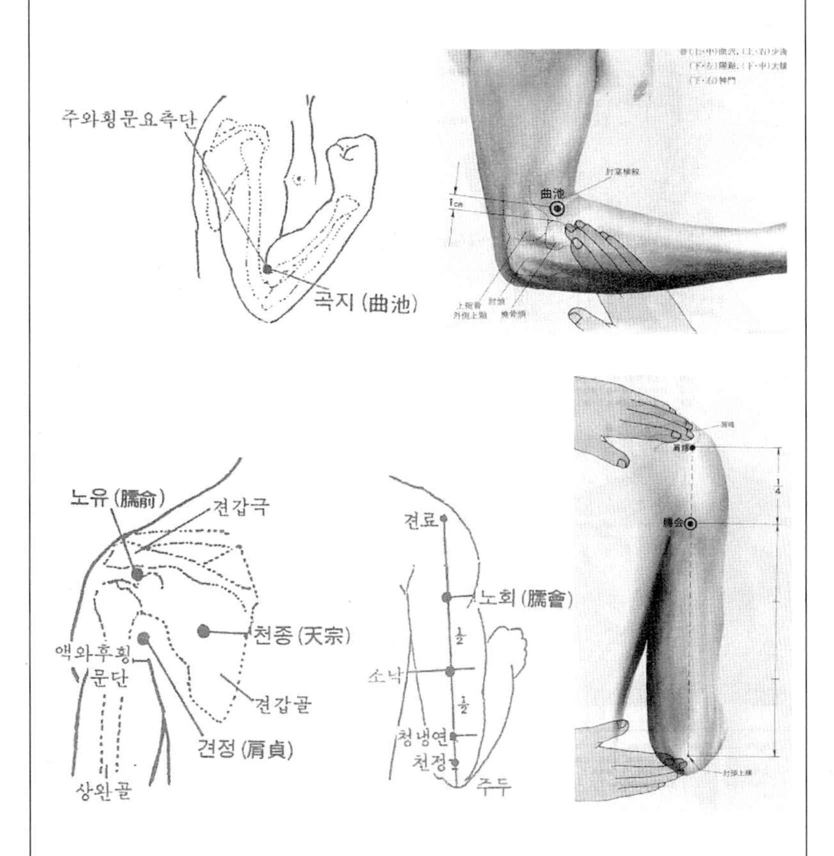

천종(天宗, 2개 혈)
○ 병풍혈 뒤 대골 아래 우묵한 가운데 있다.

主治: 肩胛神經痛, 肩胛痙攣及麻痺, 胸痛, 肩胛痛.

◈ 발기불능(勃起不能)

원인(原因) 또는 증상(症狀)	남녀가 모두 만족스러울 정도의 성행위를 할 수 있도록 발기가 충분하지 않거나 발기가 되더라도 유지하지 못하는 경우가 전체 성생활 중 25% 이상 일어날 때를 말한다. 심인성(정신적 원인)과 기질성(신체적 원인)으로 구분된다.
치료(治療)	▲ 주용혈(主用穴): 치료시(治療時)마다 취혈(取穴)한다. 귀두의 뒷부분(생식혈), 관원(關元), 회음(會陰). ▲ 보조혈(補助血): 치료시(治療時)에 교대로 취혈(取穴)한다. 기해(氣海),명문(命門),지실(志室). ▲ 자침방법(刺針方法) 생식혈은 발침하여 살짝 찌르기를 반복한다. 톡톡 치는 기분으로 자침(刺針)한다. 나머지 혈은 허리 끊어 놓기로 해도 된다. 격일제로 주용혈(主用穴)과 보조혈(補助血)을 가감하여 치료(治療)한다. 자침(刺針) 후 3분 정도 유침(留針)한다.
참고(參考)	모두를 취혈하는 것이 아니고 2－3군데를 교대로 취혈하여 자침한다. 화분과 꿀을 겸하여 복용하면 100% 성공이다. 남성 파이팅! 관원(關元, 1개 혈) ○ 일명 단전(丹田), 태중극(太中極)이라고도 하는데 수태양소장경의 모혈이다. 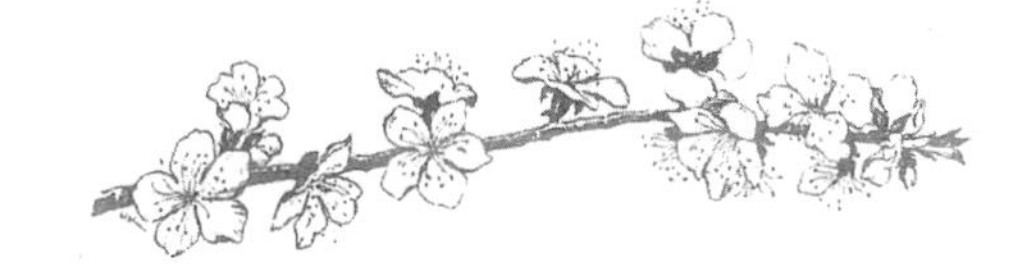

治 療 穴

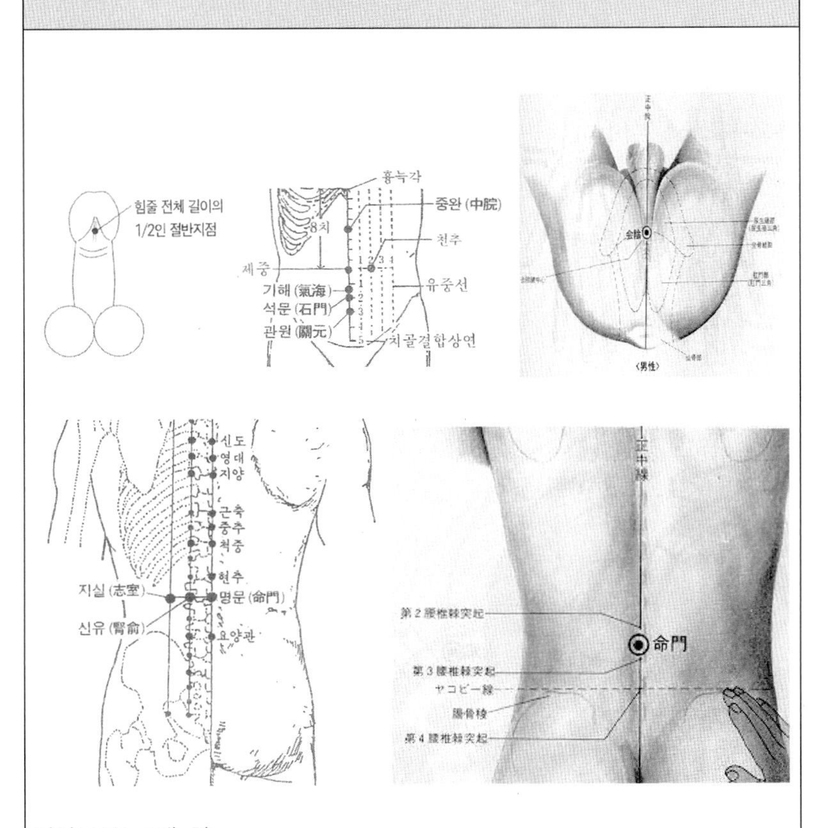

지실(志室, 2개 혈)
○ 제14등뼈 아래에서 양쪽으로 각각 3치 나가서 우묵한 곳에 있다.

穴性: 補腎益精, 利尿導濕.
主治: 腰脊痛, 性慾減退.

명문(命門, 1개 혈)
主治: 腎虛로 因한 頭痛, 耳鳴, 生殖器疾患.

◈ 음위증(陰痿症)

벌침을 놓다 보면 대개 50대 또는 70대 이상 된 분들이 성교불능(性交不能)에 대한 간절한 호소를 해 오는 경우가 많다. 그때마다 성교(性交)에 대한 미련이 인간사(人間事)에 얼마나 큰 영향을 미치는가를 실감(實感)케 한다.

노년기에 접어들면서 성교불능에 이르면 인생이 끝난 것처럼 생각하기 쉬운데 혈기 왕성했던 젊은 날의 추억 때문일 것이다.

음위(陰痿)란 음경(陰莖)이 발기되지 않거나 발기된다 해도 단단하지 못해서 자궁 내에 삽입이 되지 않아 성교가 불능함을 말한다. 그 원인은 여러 가지가 있을 수 있으나 정신과 육체가 함께 건강해야 한다.

벌침은 용혈작용, 국소충혈작용, 적혈구의 재생, 부신의 아드레날린 분비촉진과 같은 강력한 작용을 하기 때문에 음경의 발기와 성욕을 일으키는 첩경이 되는 것이다.

51세 된 상담 의뢰자는 6년 전부터 이유 없이 성불구가 됐다는 것이다.

부인과의 잠자리가 6년간 없었다는 것이다. 그 이유를 찾으려 했지만 사업실패로 인한 스트레스 외에는 찾을 수가 없었다.

첫날에는 회음(會陰)에 발침하여 1분 유침하고,

다음에는 생식혈과 회음 관원에 1분 유침하고

그 다음날부터는 매일 주용혈과 보조혈에 발침하여 치료를 했는데 일주일 만에 에덴을 회복하고 오랜만에 부부애를 나눴다는 것이다. 그 후 1달간의 치료로 정상으로 회복되는 예가 있었는데 꿀과 화분을 치료기간 동안 복용했었다.

벌침이 아무리 좋다 해도 몸이 극도로 쇠약한 상태에서는 아무리 벌침을 맞아도 효과가 거의 없음을 밝혀 둔다.

전립선염으로 인한 발기불능은 프로폴리스 복용과 함께 원인치료가 있어야 음위증을 고칠 수 있다.

몸을 보(補)해 가면서 맞아야만 치료기간을 단축할 수 있으며 빨리 고치겠다는 마음에서 일시에 많은 양의 벌침을 매일 맞는 것은 삼가야 한다.

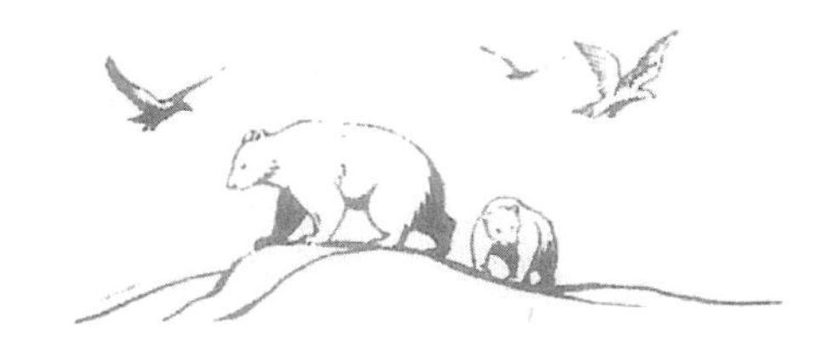

◈ 생리통, 생리불순~여성만의 고통도 벌침으로……

생리통은 진통제를 복용하지 않으면 못 견딜 정도로 통증이 오거나 과거에는 생리통이 없었는데 갑자기 생리통이 생기는 경우로 나눠볼 수 있다.

여러 가지 이유가 있으나 자궁근종이나 고도의 자궁후굴도 원인이 될 수가 있다고 한다. 여자의 생리는 4주간에 1회의 배란기가 있은 후 약 2주 만에 시작되는 경우가 대부분이다.

하수체 호르몬이 비정상적으로 분비되어 생리간격이 20일 이하로 짧아졌다가 2~3개월에 한 번 생리를 하거나 생리의 횟수가 많아졌다가 반년 가까이 무월경이 되는 생리불순이 발생하기도 한다.

하수체 호르몬의 조절을 지배한다. 결국 정신적인 동요나 급격한 정신적 쇼크 그리고 수시로 받는 엄청난 스트레스가 생리통이나 생리불순을 불러일으키는 주범인 셈이다.

생리통이나 생리불순에는 벌침요법이 잘 듣는다. 벌침을 뽑아 여성의 안쪽 복사뼈 위로 약 9-10㎝쯤 되는 부분(삼음교혈)을 살짝 시침하면 생리통이나 생리불순 증세가 대부분 사라진다.

양쪽 다리에 있는 삼음교(三陰交)를 눌러 유난히 아픈 쪽이 있다면 그쪽을 첫날 시침하고 다음날 반대쪽 다리의 삼음교도 함께 시침하면 된다.

벌침을 한 달이나 두 달여 시침한 후 맞이하는 첫 생리가 통증이 없거나 순조롭다면 이후 벌침시술을 중단해도 된다.

특히 삼음교(三陰交) 지점은 생리통, 생리불순 이외에도 냉대하에도 잘 듣는다. 삼음교(三陰交)는 여성에게 중요한 혈자리이므로 수시로 맞으면 아주 좋다.

생리통이나 생리불순처럼 어디 내놓고 통증을 호소하기 힘든 대다수 여성들은 이제 진통제 대신 벌침으로 먼저 해방되고 볼 일이다.

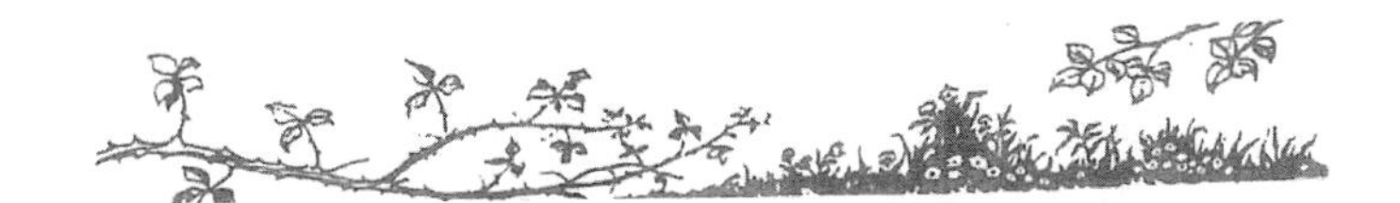

◈ 생리통(生理痛)~통경(通經)

원인(原因) 또는 증상(症狀)	생리통은 월경 전후(月經前後)에 걸쳐서 허리가 아프고, 아랫배가 아프며 가슴이 뛰는 등 고통스러운 병이다.
치료(治療)	▲ 주용혈(主用穴): 치료시(治療時)마다 취혈(取穴)한다. 삼음교(三陰交), 자궁(子宮). ▲ 보조혈(補助血): 치료시(治療時)에 교대로 취혈(取穴)한다. 관원(關元), 중극(中極), ▲ 자침방법(刺針方法) 첫 회에는 주용혈(主用穴)에 발침법으로 자침(刺針) 후 1분 정도 유침(留針)한다. 다음 회부터는 주용혈(主用穴)과 보조혈(補助血)을 가감하여 치료(治療)한다. 발침하여 자침(刺針) 후 3분 정도 유침(留針)한다. 월경 시에는 치료를 금한다. 월경이 끝난 후 치료를 시작하여 월경이 시작할 때 통증이 없으면 치료된 것이다. 월경통이 있으면 다시 치료한다. 3개월이면 반드시 치료된다.
참고(參考)	대부분 때만 되면 진통제로 넘기는데 현대의학으로 치료가 잘 안 되는 것 중의 하나다. 그러나 벌침으로 꾸준히 치료하면 100% 완치다. 봉독(蜂毒)의 작용은 신비스럽기만 하다. 생리통이여 안녕이다.

治 療 穴

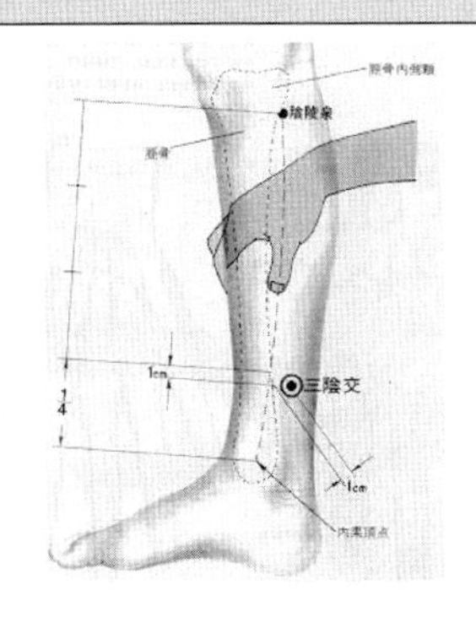

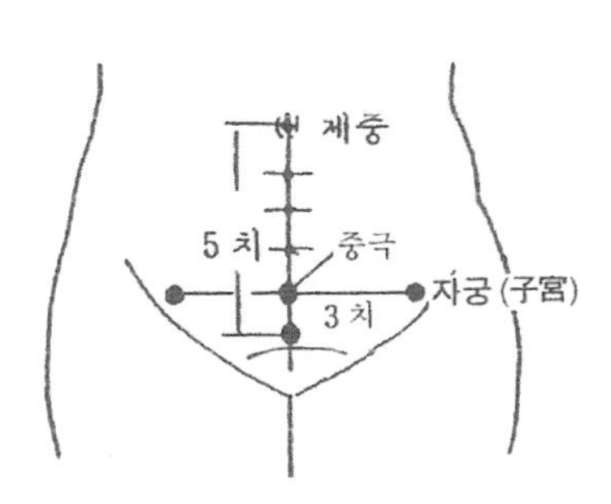

삼음교(三陰交, 2개 혈)
○ 안쪽 복사뼈에서 위로 3치 올라가 뼈 아래 우묵한 곳에 있다[동인].
○ 뼈와 힘줄 사이에 있다[입문].
○ 족태음경맥, 족궐음경맥, 족소음경맥이 모이는 곳이다.

主治: 婦人科疾患에 제일 많이 使用: 月經不順下腹痛, 月經不調, 白帶下.

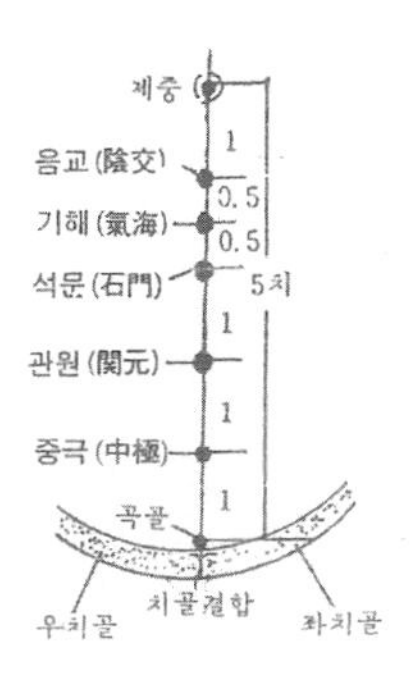

관원(關元, 1개 혈)
○일명 단전(丹田), 태중극(太中極)이라고도 하는데 수태양소장경의 모혈이다

主治: 1) 비뇨생식기疾患:頻尿 陽萎, 遺精,
2) 부인자궁질환: 子宮筋腫, 不姙症, 月經痛.

◈ 수완(手腕)부(部)건초염(腱鞘炎)~손목 시큰거림

원인(原因) 또는 증상(症狀)	흔히 부녀자의 손목이 아픈 병이다. 완관 내(腕管內)의 굴지건초(屈指腱鞘)의 염증으로 발생한다. 손가락에 마비도 오는데 밤에 더욱 심하다. 주먹을 쥘 수 없으며 자꾸 움직이면 통증이 덜하다.
치료(治療)	▲ 주용혈(主用穴): 치료시(治療時)마다 취혈(取穴)한다. 아시혈, 팔사(八邪). ▲ 보조혈(補助血): 치료시(治療時)에 교대로 취혈(取穴)한다. 상팔사(上八邪). ▲ 자침방법(刺針方法) 첫 회에는 주용혈(主用穴)에 발침하여 자침 후 1분여 있다가 뺀다. 다음 회부터는 주용혈(主用穴)과 보조혈(補助血)을 가감하여 치료(治療)한다. 발침하여 자침(刺針) 후 3분 정도 유침(留針)한다.
참고(參考)	프로폴리스 복용을 권면한다. 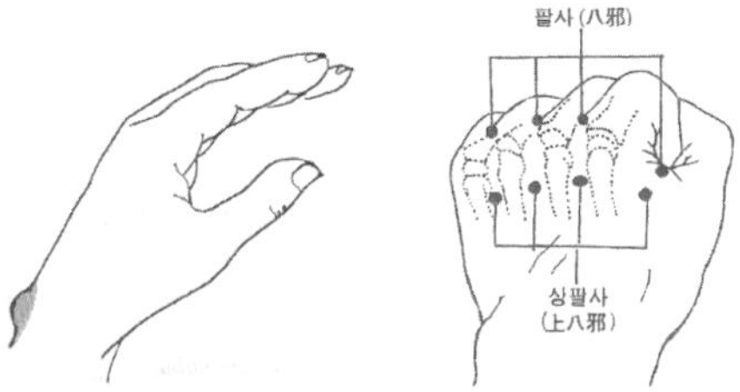 팔사(八邪) 상팔사 (上八邪)

◈ 신경 마비된 팔을 봉침으로 고쳤다

내가 팔을 다친 것은 학교에서 조회를 마치고 교실로 들어가는 도중 누군가 뒤에서 밀어 발판에 발이 걸려 넘어지면서였다. 집에 돌아올 때까지 계속 아파 팔을 늘어뜨린 채 귀가했다. 이 모습을 보고 놀라신 어머니께서는 한의원에 데리고 가서 침을 맞혀 주셨다.

그런데 침을 계속 맞아도 낫기는커녕 더욱 악화될 뿐이었다. 팔을 들 수도 없고 주먹을 쥘 수도 없다. 물론 세수도 할 수가 없었다.

실의에 빠져 걱정 속에 나날을 보내고 있던 중 주위의 권유로 벌침을 맞으러 갔다. 벌침을 놓는 선생님이 자세한 설명을 듣고 팔을 만져보시더니 3회의 치료를 받고 계속 벌침을 맞을 것인지 결정하라고 하셔서 그렇게 하기로 하고, 팔에 2마리의 벌침을 맞았다. 격일로 3회의 치료를 받은 후 팔에 힘이 생기는 것 같은 느낌이었다. 겨울방학 동안 계속 치료를 하여 정상으로 돌아왔으니 정말 춤을 추고 싶은 심정은 아무도 모를 것이다. 그동안 다친 팔 때문에 혼자서 많이 울기도 했다. 마비되고 축 늘어진 내 팔을 볼 때마다 어머니도 괴로워하셨다. 그러나 이젠 예전의 건강한 모습 그대로 학업을 계속하게 되었다. 벌침 치료의 기회가 나에게 주어진 것을 하늘에 감사한다. —춘천여고 이수연 학생

봉침은 침, 뜸, 약물의 효과가 있어 근신경계질환에 탁월한 효과를 발휘한다. 상기내용은 필자가 춘천 3년여 살았을 때의 치료 예다.

처방은 ◈ 상지신경통(上肢神經痛)~팔의 신경통······127

◈ 시지건초염(示指腱鞘炎)~둘째 손가락이 시큰거리고 아픈 것

원인(原因) 또는 증상(症狀)	손가락이나 손목, 발목 등 관절을 구부릴 때에 작용하는 것이 근육인데 근육은 건(예: 아킬레스건)과 이어지고 건은 뼈와 이어져 있다. 건초염이란 건을 싸고 있는 건초에 일어나는 염증을 말한다. 건부가 부어오르고 동통이 있으며 움직이면 통증이 오고 시큰거린다. 아킬레스건, 무지건, 시지건에 잘 발생한다.
치료(治療)	▲ 주용혈(主用穴): 치료시(治療時)마다 취혈(取穴)한다. 동통(疼痛)부, 즉 아픈 당처이다. 아시혈. ▲ 보조혈(補助血): 치료시(治療時)에 교대로 취혈(取穴)한다. 양계(陽谿), 양지(陽池), 합곡(合谷). ▲ 자침방법(刺針方法) 첫 회에는 아픈 곳에 발침하여 촘촘히 자침하고 1분 정도 유침한다. 다음 회부터는 적응 정도를 봐서 허리 끊어 놓기로 주용혈(主用穴)과 보조혈(補助血)을 가감하여 치료(治療)한다. 발침하여 자침(刺針) 후 3분 정도 유침(留針)한다. 격일제로 3회의 치료로 유효성을 보인다.
참고(參考)	건초(腱鞘) 힘줄 건, 칼집 초이다. 힘줄을 싸고 있는 곳에 염증이 생긴 것으로 벌침으로 치료가 잘 된다 프로폴리스를 복용하면 치료효과가 더욱 좋다. 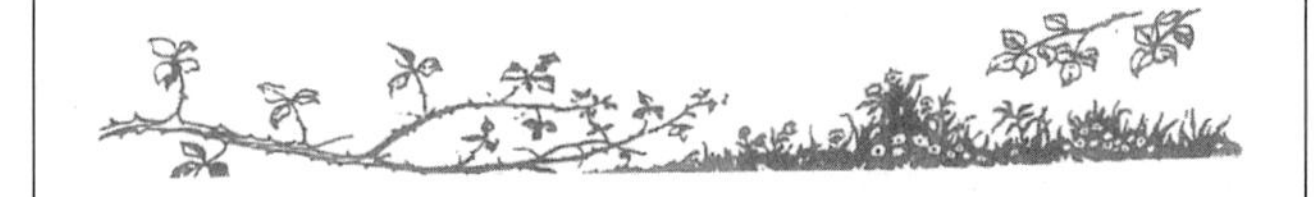

治 療 穴

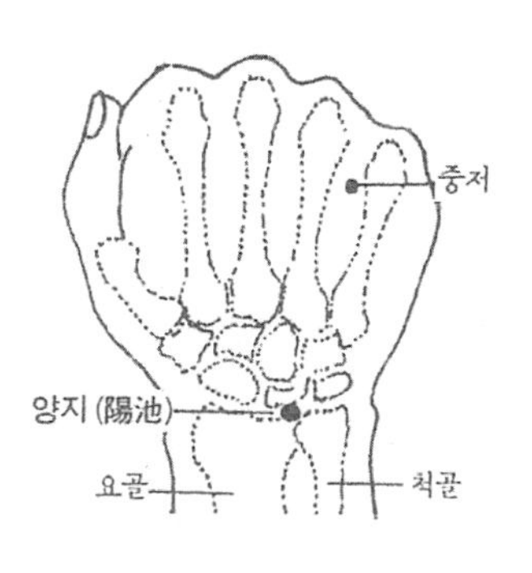

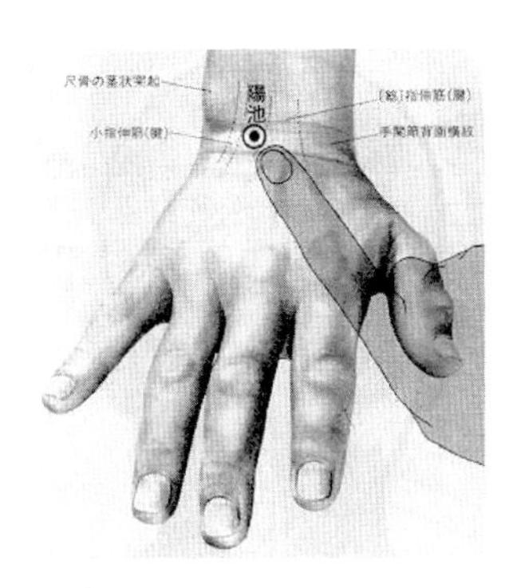

양지(陽池)

○ 일명 별양(別陽)이라고도 하는데 손목 바깥쪽 우묵한 곳에 있다[동인].

○ 손등의 가로로 간 금의 가운데 우묵한 곳에 있다.

○ 수소양경의 원혈(原穴)이다.

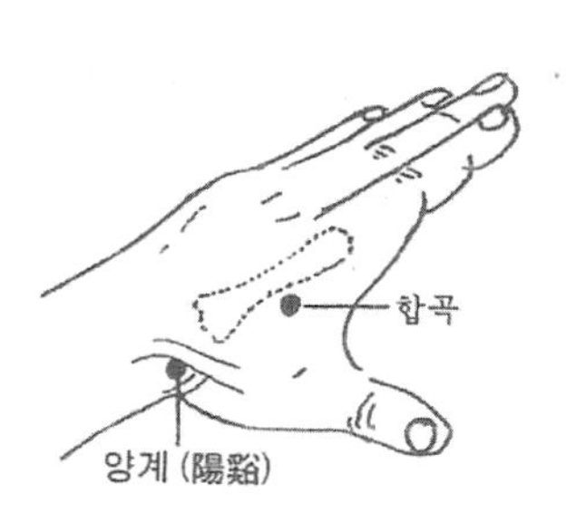

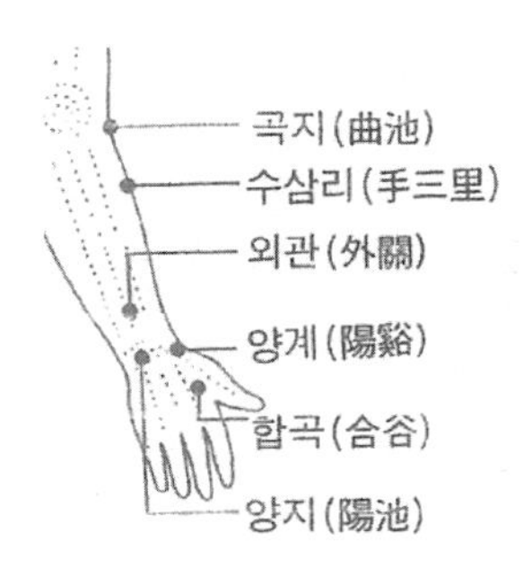

◈ 슬관절통(膝關節痛)~무릎이 아픔

<table>
<tr><td>원인(原因)
또는
증상(症狀)</td><td>침을 맞으러 제일 많이 오는 병증이 슬관절통이다. 젊은이는 과중한 운동이나 노동으로 인한 것이 많고, 노인에게는 퇴행성으로 오는 것이 많다.
슬관절은 인체 중에서 가장 힘겨운 운동을 하는 곳이다. 관절 주위의 조직, 즉 근건(筋腱), 인대(靭帶), 지방체(脂肪體), 연골(軟骨), 신경(神經) 등의 손상과 국소(局所)의 냉기(冷氣) 침입 및 기능 문란으로 오는 동통을 통틀어 말한다. 심한 압통점이 있으며 무릎이 붓고, 자발통이 온다.</td></tr>
<tr><td>치료(治療)</td><td>▲ 주용혈(主用穴): 치료시(治療時)마다 취혈(取穴)한다.
음릉천(陰陵泉), 외슬안(外膝眼), 내슬안(內膝眼).
▲ 보조혈(補助血): 치료시(治療時)에 교대로 취혈(取穴)한다.
양릉천(陽陵泉), 슬양관(膝陽關), 양구(梁丘).
▲ 자침방법(刺針方法)
첫 회에는 주용혈(主用穴)에 발침하여 자침(刺針) 후 1분 정도 유침(留針)한다.
다음 회부터는 주용혈(主用穴)과 보조혈(補助血)을 가감하여 치료(治療)한다. 자침(刺針) 후 3분 정도 유침(留針)한다.

무릎이 붓는다 하여 부작용이 아니다. 가렵고 붓는 것을 한두 번 반복하면서 치료효과가 나는 것이다.</td></tr>
<tr><td>참고(參考)</td><td>프로폴리스 복용을 꼭 해야 한다.
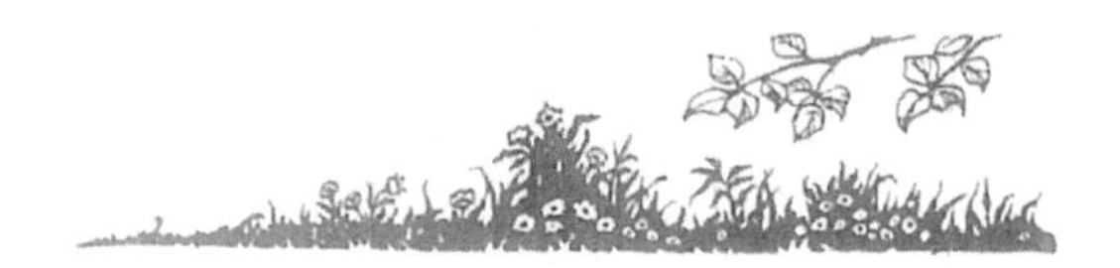</td></tr>
</table>

治 療 穴

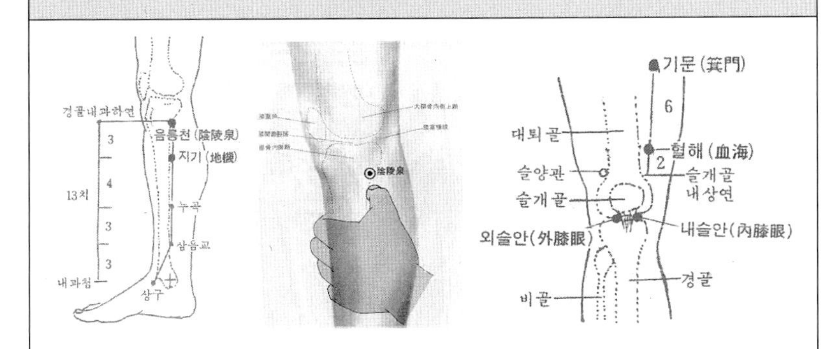

음릉천(陰陵泉, 2개 혈)

○ 무릎의 안쪽 보골 아래 우묵한 곳에 있는데 다리를 펴고 침혈을 잡는다[동인].

○ 무릎의 안쪽 보골 아래 우묵한 곳에 있다[자생].

○ 무릎을 구부리고 침혈을 잡는다[입문].

主治: 1) 膝內痛—循經脾主四末(消火器異常膝痛)—左痛, 右三陰交, 足三里 通關交經法으로 使用 무릎이 타박상으로 아픈 境遇—配足三, 陽陵泉

2) 膝腫에도 많이 使用 腹冷, 脇下滿.

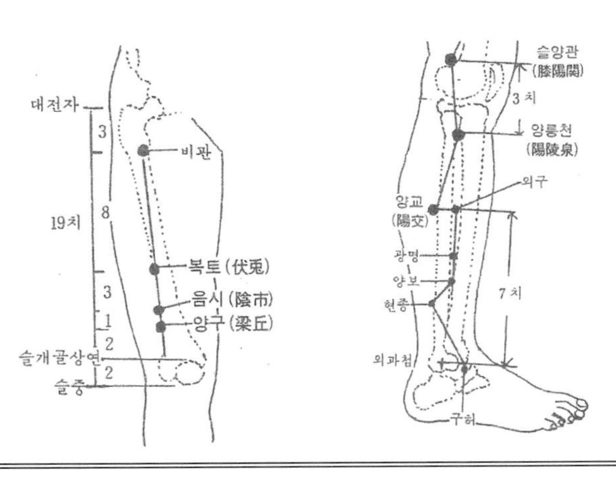

◈ 이렇게 하면 관절(關節)이 나빠진다

우리 몸에서 운동을 가능하게 하는 관절은 적절히 움직여주고 관리하면 그 기능이 잘 유지되지만 무리하게 사용하거나 적합하지 않은 운동을 하면 해가 된다. 류머티즘 관절염은 활액막의 염증이 문제가 되는 것이고, 퇴행성관절염은 관절 연골이 상하는 질환이다. 화농성 관절염은 관절강의 세균감염증이다. 그러나 관절염의 종류에 관계없이 결과적으로는 주위의 관절 구조물로 염증이 확산되면서 관절 기능장애가 있으니 서로 유사하다고 볼 수 있다.

중년 이후의 여성에게 무릎 관절염이 많은 것은 생활 습관과 관계가 있는데 쭈그리고 앉아서 빨래 또는 집안 청소를 하거나 계단을 오르내리거나 경사진 길을 오르내리는 동작 등은 무릎 관절에 무리를 주어 관절염을 유발시킬 수 있다. 흔히 관절에 통증이 있거나 부어올랐을 때 전문의의 정확한 진찰과 검사를 하지 않고 함부로 약제를 사용하거나 민간요법에 의지함으로써 부작용을 초래하고, 또 적절한 치료시기를 놓침으로써 관절염을 악화시킬 수 있다.

최근 관절 내 활액의 역할을 할 수 있는 관절 내 주사제는 관절염이 심하지 않은 환자에서 사용하면 효과를 볼 수 있으나 관절염을 근본적으로 치료할 수 있느냐에 대하여는 더 많은 연구가 필요하다.

정상인이 체조, 달리기, 수영, 등산, 구기 운동을 적절히 하면 정신건강에도 좋고 관절에도 유익하나 무릎관절이 나쁜 환자가 계단 오르내리기나 등산 등 무리한 운동을 하면 오히려 관절염이 악화되기 쉬우며 척추가 나쁜 환자가 무거운 기구를 들어 올리는 운동은 피해야 하겠다.

◈ 퇴행성관절염

퇴행성 관절염의 증상

1. 걸을 때 관절에서 머리카락 비비는 소리가 난다.
2. 앉거나 서거나 한 자세로 오래 있으면 관절이 쑤시고 아프다.
3. 앉았다 일어날 때 무릎이 안 펴진다.
4. 저녁 때 관절이 붓고 열이 나면서 아프다.
5. 전신 증상 없이 체중이 실리는 무릎, 엉덩이, 고관절, 발 및 척추관절 등에 통증이 비대칭적으로 나타 난다.
6. 관절을 사용하면 더 아프고 중증이 되면 조금만 움직이거나 휴식을 취해도 통증이 있다.
7. 아침보다 저녁에 더 아프다.
8. ‘O자형 다리’가 된다.

퇴행성 관절염의 치료

통증을 감소시키고, 염증완화에 효과적인 벌침을 강력히 주장한다. 우리 몸을 지탱하고 있는 발에 균형이 맞지 않는 경우에는 발에 균형을 잡아주는 오소틱(신발깔창)사용과 함께 벌침으로 좋은 효과를 본다. 관절염을 치료하고자 하여 뼈에 좋다는 건강식품 백화점을 만드는 경우를 본다. 차라리 체질에 맞는 한약을 복용하는 게 현명한 방법이 아닐까요?

우리가 먹는 밥상에 건강에 필요한 영양소가 다 있다는 것을 왜 깨닫지 못할까!

◈ 슬관절염 (膝關節炎)~퇴행성(退行性)

원인(原因) 또는 증상(症狀)	나이가 들면서 기능이 약화되어 오는 것이 퇴행성이다. 외관상으로는 아무런 변화가 없으나 활동에 지장이 있고, 통증이 심한 것으로 대부분의 노약자가 겪고 있는 흔한 병이다.
치료(治療)	▲ 주용혈(主用穴): 치료시(治療時)마다 취혈(取穴)한다. 외슬안(外膝眼), 내슬안(內膝眼), 슬양관(膝陽關), 혈해(血海), 음릉천(陰陵泉). ▲ 보조혈(補助血): 치료시(治療時)에 교대로 취혈(取穴)한다. 족삼리(足三里), 양릉천(陽陵泉), 양구(梁丘). ▲ 자침방법(刺針方法) 첫 회에는 주용혈(主用穴)에 발침하여 자침(刺針) 후 3분 정도 유침(留針)한다. 다음 회부터는 주용혈(主用穴)과 보조혈(補助血)을 가감하여 치료(治療)한다. 자침(刺針) 후 10분 정도 유침(留針)한다. 허리 끊어 놓기와 발침법을 적응 정도를 봐서 응용한다. 무릎이 붓는다 하여 부작용이 아니다. 가렵고 붓는 것을 한두 번 반복하면서 치료효과가 나는 것이다.
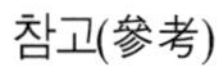 참고(參考)	프로폴리스를 복용하면 치료효과가 좋다. 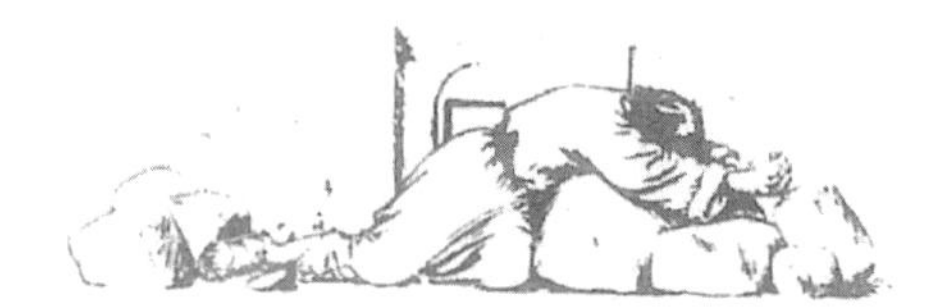

治 療 穴

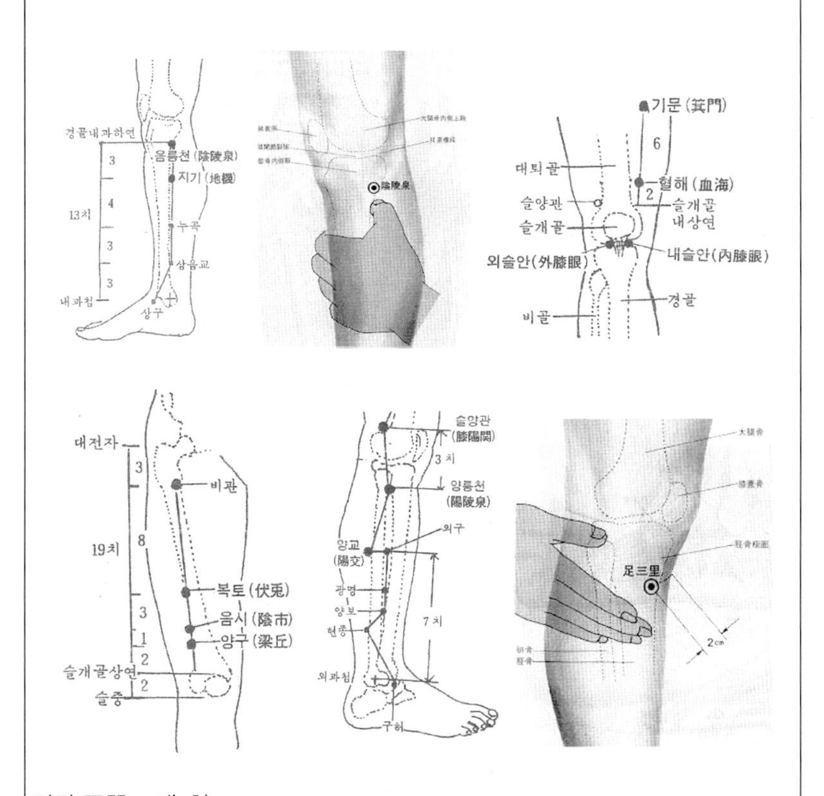

양관(陽關, 2개 혈)

○ 일명 관양(關陽), 관릉(關陵)이라고도 한다.

○ 양릉천혈에서 위로 3치 올라가 독비혈(犢鼻穴)의 바깥쪽 우묵한 곳에 있다.

○ 침은 5푼을 놓고 뜸은 뜨지 말아야 한다[동인]

主治: 膝關節疾患의 外廉痛에 가장 많이 使用. 膝冷痛

◈ 슬관절염 (膝關節炎)~화농성(化膿性)	
원인(原因) 또는 증상(症狀)	고름을 형성하는 균(菌)이 슬관절 내의 관절강(關節腔) 속에 침입하여 화농성염증을 일으키는 것이다. 무릎이 붓고, 관절강 내에는 혼탁한 액체나 농(膿)이 고인다. 초기에 치료받지 않으면 관절의 경직(硬直)이 온다.
치료(治療)	▲ 주용혈(主用穴): 치료시(治療時)마다 취혈(取穴)한다. 외슬안(外膝眼), 내슬안(內膝眼), 학정(鶴頂). ▲ 보조혈(補助血): 치료시(治療時)에 교대로 취혈(取穴)한다. 슬양관(膝陽關), 음곡(陰谷), 양릉천(陽陵泉), 양구(梁丘), 혈해(血海). ▲ 자침방법(刺針方法) 첫 회에는 주용혈(主用穴)에 발침하여 자침(刺針) 후 3분 정도 유침(留針)한다. 다음 회부터는 주용혈(主用穴)과 보조혈(補助血)을 가감하여 치료(治療)한다. 발침하여 치료하고 자침(刺針) 후 10분 정도 유침(留針)한다. 허리 끊어 놓기와 발침법을 적응 정도를 봐서 응용해도 좋다. 무릎이 붓는다 하여 부작용이 아니다. 가렵고 붓는 것을 한두 번 반복하면서 치료효과가 나는 것이다.
참고(參考)	프로폴리스를 복용하면 치료효과가 좋다. 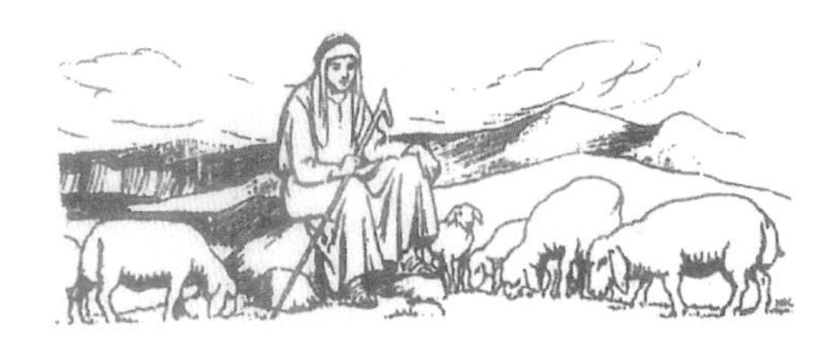

治　療　穴

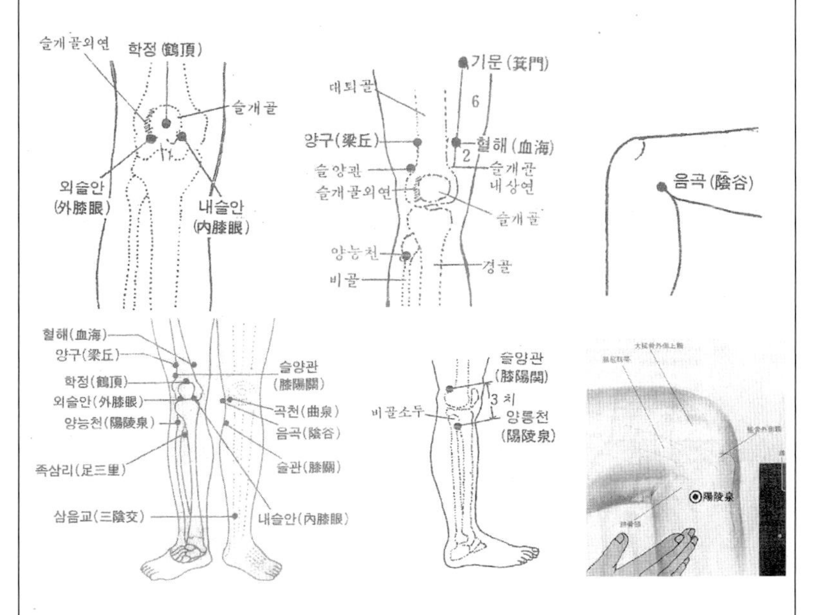

양릉천(陽陵泉, 2개 혈)

○ 무릎 바깥쪽 변두리에서 아래로 1치 내려가 우묵한 곳에 있다.
○ 다리를 펴고 침혈을 잡는다[동인].
○ 무릎 아래 바깥쪽에 있는 뾰족한 뼈의 앞에 있다[자생].
○ 무릎에 있는 품골(品骨)에서 아래로 1치 내려가 바깥쪽으로 있는 두 뼈 사이의 우묵한 가운데 있다.

主治: 1) 關節疾患의 屈伸不利(筋異狀으로 인한)
2) 膝疾患, 脚氣
3) 少陽經 疾患의 筋 이상으로 인한 통증; 脇痛, 偏頭痛
4) 半身不隨.

◈ 과관절염(課關節炎)~화농성(化膿性) 발목이 곪는 것

원인(原因) 또는 증상(症狀)	고름을 형성하는 균이 발목의 관절 속에 침입하여 화농성염증을 일으키는 것이다. 갑자기 열이 나며 아프고 발목이 붓는다. 운동장애가 오고 몹시 아프다. 얼마 있으면 고름이 고인다. 그리고 오래되면 관절의 硬直(경직)이 온다. 우리 몸의 뼈 마디마디가 관절인데 아픈 증상이 많은 만큼 병명도 많다. 썩고 곪는 데는 벌독이 최고다.
치료(治療)	▲ 주용혈(主用穴): 치료시(治療時)마다 취혈(取穴)한다. 신맥(申脈), 상구(商丘), 조해(照海), 아시혈. ▲ 보조혈(補助血): 치료시(治療時)에 교대로 취혈(取穴)한다. 태계(太谿), 구허(丘墟). ▲ 자침방법(刺針方法) 발목의 부어오른 당처가 치료점이다. 손가락으로 눌러보면 유난히 아픈 곳이 있을 것이다. 아시혈로서 이것 또한 치료의 要血(요혈)이다. 첫 회에는 2-3곳을 발침하여 치료한다. 격일제로 하되 적응 정도를 살펴서 허리 끊어서 사용하기를 2-3곳 한다. 자침(刺針) 후 10분 정도 유침(留針)한다. 발목이 약간 부어오르면 치료효과가 좋다. 발등도 부어오른다. 10회 정도의 치료로 좋은 효과를 본다.
참고(參考)	만성의 경우 5-6개월간 치료해야 한다. 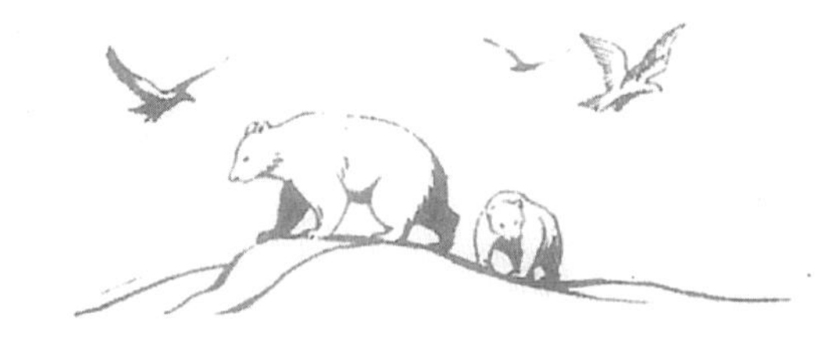

治 療 穴

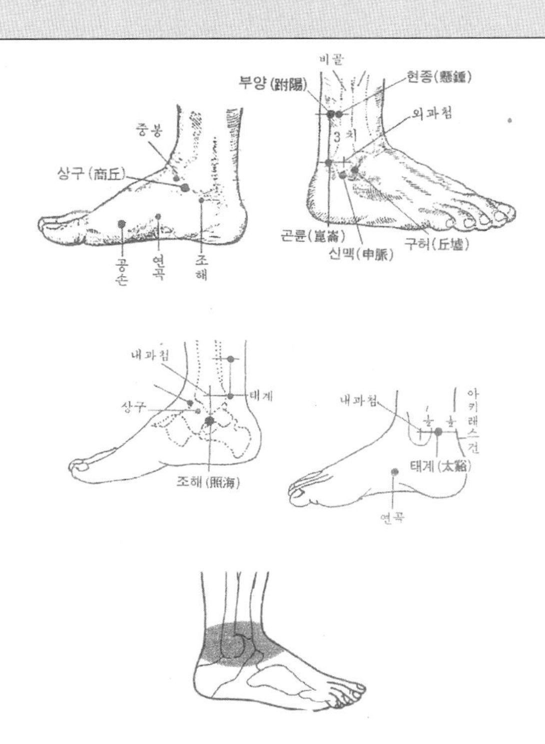

상기에 열거한 혈처는 알고 보면 아시혈이다.

취혈에 의미가 있는 것은 아니고 아시혈을 치료하면 상기 혈처도 해당되는 혈이 있을 것이다.

태계(太谿, 2개 혈)

○ 일명 여세(呂細)라고도 하는데 안쪽 복사뼈 뒤 발꿈치 뼈 위 맥이 뛰는 우묵한 곳에 있다[동인].

主治: 1) 腎自體의 元氣不足으로 因한 疾病—原穴이기 때문이다.
2) 脚痛—디스크에 의한 脚痛 脚氣病에 의한 脚痛 下肢督脈硬化에 의한 脚痛.
3) 踵骨部 腫脹—디스크, 腎虛로 인한 境遇에 나타남.

◈ 류머티즘 관절염

퇴행성관절염	류머티즘 관절염
▶ 관절강직	▶ 기상 시 관절 강직(1시간 이상~6주 이상 지속)
▶ 부종	▶ 두 곳 이상의 관절에서 부종 6주 이상 지속
	▶ 손마디가 붓는다(수주 관절 종창)
	▶ 양손과 양 무릎이 붓는다(대칭성 종창)
▶ 관절통	▶ 피부 밑의 작은 혹(류머티즘성 결절)
▶ 압통	▶ 혈액검사로 류머티즘성 인자 확인
▶ 관절변형	▶ 더욱 진행되면 관절이 변형된 상태에서 굳어진다

1. 류머티즘성 관절염의 개요와 원인

우리 몸에는 크고 작은 뼈를 연결하는 관절이 있어서 모든 활동에 유연한 움직임을 가질 수 있다. 관절은 그만큼 하는 일이 많기 때문에 탈도 많고 고장도 잦아 생명을 위협하지는 않지만 단순히 기능적 장애에 의한 통증에서부터 염증에 의한 병적 이상 등 다양하며 관절질환의 종류만도 100여 가지에 이른다.

류머티즘성 관절염은 노화나 퇴행성 변화에 의하여 발생하는 퇴행성관절염 다음으로 많이 나타나는 만성 관절질환으로 다른 관절질환과 달리 국소적 일정한 관절 부위에만 국한되어 통증이 나타나지 않고 팔다리 여러 곳을 옮겨 다녀 어른들은 이곳저곳이 쑤시기만 해도 대뜸 '류머티즘이 있다'고 말할 정도로 일반인에게 잘 알려져 있다.

류머티즘성 관절염은 가장 활동이 왕성한 나이인 30대 후반에서 50대 사이에 가장 많이 발생하며 여자가 남자보다 3배 이상 많고

30-40대 여성에게 특히 빈번하여 '중년여성 관절염'으로 불리기도 한다.

2. 류머티즘성 관절염의 증상

류머티즘성 관절염의 주요 증상은 관절에 나타나지만 신체의 어느 곳에서나 증세가 나타날 수 있고 또한 다양한 전신 증상을 동반한다. 초기에는 피로가 빨리 오고 손이나 무릎, 발 중의 한 곳만 붓고 아프면서 식욕도 떨어지며 점차 아픈 관절의 수가 늘어나 다발성 관절통을 호소하며 일반적으로 먼저 침범되는 관절은 손이나 발 등의 작은 관절에 대칭적으로 증상이 나타난다. 대개 주먹 쥐는 힘이 약해져 조그만 물건을 드는 데도 불편을 느끼며 주먹이 쥐어지지 않고 물건을 떨어뜨리는 일이 자주 일어난다.

이러한 관절통은 이곳저곳으로 옮겨 다니며 나타나는 것이 특징이며 아침에 일어나면 관절 특히 손마디에 뻣뻣해지는 경직감이 나타나며 전신 무력감과 모든 일에 의욕이 감퇴되는 현상이 있고 영양이 좋지 못하며 빈혈을 일으키고 신경질적이 된다. 침범된 관절은 붓고 미열이 있으며 누르면 아프고 종창 때문에 물렁물렁한 느낌을 받게 된다.

류머티즘성 관절염은 시간이 경과하면 병이 깊어지면서 관절 주위의 근육이 약해지며 위축으로 인한 불균형이 나타나고 무릎이나 팔꿈치에 관절 변형을 초래한다. 따라서 40대 중년여성이 **자주 반복적으로 관절이 붓고 대칭적으로 관절에 동통이 나타나며 이곳저곳으로 옮겨 다니는 특징을 보이고 아침 기상 시에 관절이 뻣뻣해지며 전신 피로감과 함께 피멍이 관절 주위에 나타나고 근위축 등의 증세를** 보이면 일단 류머티즘성 관절염으로 의심할 수 있다.

3. 류머티즘성 관절염의 한의학적 원인

류머티즘성 관절염은 한의학에서는 비(痺), 역절풍(歷節風) 등에서 찾아볼 수 있다. 비(痺)란 폐(閉), 즉 막힌다는 뜻으로 모든 운동, 감각장애를 나타내는데 그중에서도 몸에 한열(寒熱)이 같이 나타나며 관절통이 일정한 부위에 나타나지 않고 상하좌우로 옮겨져 나타나 행비(行痺)라고도 부르는 풍비(風痺)가 이에 속한다. 또한 역절풍(歷節風)은 팔다리 모든 뼈 마디마디에 심한 동통이 있으며 결국은 구부렸다 폈다 할 수 없는 것으로 대체로 동통은 옮겨 다닌다 하였다.

이들의 원인은 정기(正氣)가 부족하거나 기혈(氣血)이 허약하여 우리 몸에 저항력이 떨어진 상태에서 오랫동안 냉하고 습한 곳에서 기거하거나 땀을 많이 흘린 후 찬바람을 쐬면 풍(風), 한(寒), 습(濕)의 나쁜 기운이 외부로부터 침범하여 발병하며 병을 오래도록 방치하면 나쁜 기운이 오장육부에 이르러 각종 병리적 변화가 일어나 다양한 전신증상을 일으킨다. 또한 마음을 애태워 깊이 생각하는 일이 많고, 슬프고 화나고 혹은 즐거운 기분을 억제하지 못하거나 음주, 음식 과다 등의 불규칙한 식생활이 그 원인이 된다.

물렁뼈에는 혈관이 없다.

관절활액의 작용으로 영양분이 공급되고 노폐물이 배출되기 때문에 관절을 움직여야 건강한 관절이 유지된다. 내 몸에 맞는 양의 운동을 꾸준히 해야 한다. 가벼운 산책을 적극 권장하는 것이다.

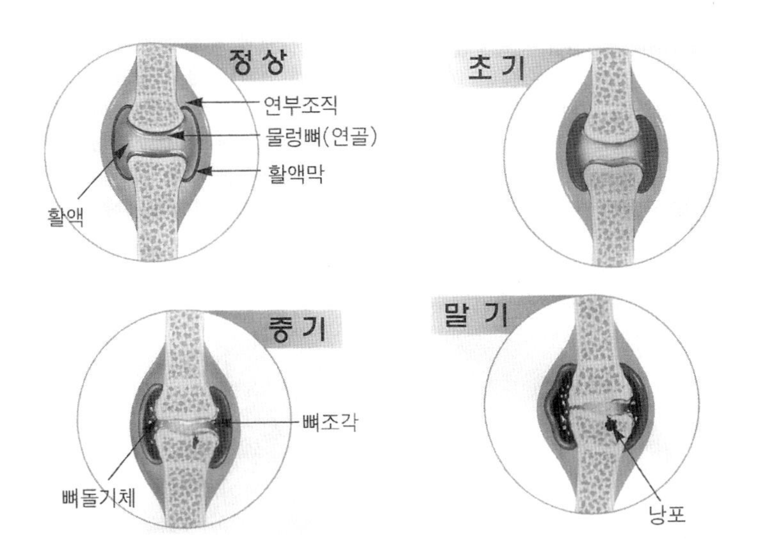

벌침으로 치료가 잘 된다. 염증 질환에는 벌침이 최고이기 때문이다. 천연항생제로서 단연 으뜸이다.

후편에 기술하는 관절염의 여러 처방을 참고하여 치료하면 반드시 치료된다.

만성 류머티즘 관절염 벌침으로 고쳤다

환자는 37세 부인으로 키에 비해 살이 찐 편이다. 상담을 해보니 양쪽 팔목과 발목이 아프기 시작하더니 시간이 지나면서 부어오르고 손에는 힘이 빠져 물건을 쥘 수가 없고 걷기가 힘이 들어 오랫동안 걸을 수도 없게 되었다. 그래서 침을 맞으러 다녔고 계속 한약도 먹었으나 조금도 낫지 않았다. 2년 전에는 친정아버지의 권유로 고양이를 고아 먹으면 고칠 수 있다고 하여 고양이도 3마리나 해서 먹었으나 효과가 없었다고 한다.

한약(漢藥), 침(針), 주사(注射) 등을 수없이 맞아도 점점 악화될 뿐 하루에 진통제를 5회(回)나 먹어야만 겨우 하루를 보내는 정말 지옥 같은 삶을 살고 있었다. 진찰(診察)하여 보니 양쪽 팔목과 발목의 관절이 종창발적(腫脹發赤)하고, 종창(腫脹)이나 압통(壓痛)이 타(他)의 관절에 연차(連次)로 유주(遊走)하는 증세(症勢)였고 관절부(關節部)가 경직되기도 하고 변형하기도 하여 근(筋)이나 인대(人帶=힘줄)의 건(腱)이 위축(萎縮)되어 있었다. 병세가 이 정도라면 양한방(洋, 韓方)에서도 어찌할 수 없는 난치병(難治病)이 되고 만 것이다. 치료받으면서 하는 말이 가족은 물론 시부모 특히 남편까지도 냉대하는 태도에는 이가 갈리고 고통이 절정에 달할 때에는 자살하려고 몇 번이나 기를 썼다고 한다. 필자도 이렇게 중병(重病)은 처음 보았다.

우선 치료하기로 하고 아시혈 위주로 제일 심한 곳을 허리 끊어 놓기로 양쪽 내슬안(內膝眼)에 치료하고 점차 치료점을 높여 매일 또는 격일로 최고 10마리의 벌침을 했다. 조금씩 아프다고 하는 곳이 수도 없이 많기 때문에 그곳도 치료를 하게 되는데 그렇게 하다 보면 20-30군데까지 놓게 되어 일시에 많은 양의 독이 주입되어 소진된 체력이 봉독(蜂毒)을 이기지 못하는 것이다. 그래서 적응 정도를 잘 살펴야 하는 것이다. 3개월의 치료로 환자는 치료의 확신을 얻고 이제 살았구나 하는 안심을 하게 되었고 1년이 지난 후에는 정상인으로 활동할 수 있게 되었다. 치료하는 도중에 프로폴리스, 화분, 꿀을 계속 복용하였다. 체력 보강을 위해서였다. 치료는 아시혈 위주로 했다.

◈ 관절염에 정말 특효랍니다!

제가 섬기는 교회 집사님 이야깁니다.

일 년 전 유연히 손가락이 아프다고 하였습니다. 그때까지 건강에 별 이상이 없었던 관계로 대수롭지 않게 생각하고 시간이 지나면 나아지겠지 하며 흘려듣고 넘어갔습니다.

그랬는데 날이 갈수록 더욱 아파하며 심지어 손가락에 조금만 스쳐도 깜짝 놀랄 만큼 고통이 점점 심해지고 그때서야 장난이 아닌 것 같아 본격적인 치료를 한의원, 침, 병원, 등등 수없이 해봤지만 호전되지 않았습니다.

우연한 기회에 농업기술센터에서 벌침을 이용한 가축질병 치료 및 사람에게도 특히 류마티스에는 특효가 있다는 정보를 입수하고서, 그 날부터 벌침과 관련한 자료 및 정보 수집을 하던차에 다음카페에서 "벌침요법" 만나게 되어 아내의 손가락 부분 아픈 곳에 첫날에 벌침을 뽑아 침을 놓은 후 어떠냐고 물어보니 아프기도 하지만 약간 시원한 느낌이 있다고 하였습니다.

다음날에 벌의 꽁무니를 잘라서 벌침을 맞았는데, 손 전체가 부어서 사일 째 되던 날 다시 벌침을 했습니다.

1달이 지나니까 느낌이 좋고 손가락 관절이 나아진다는 생각이 든다며 통증이 없어서 살만하다고 하였습니다.

류마티스 관절염을 벌침으로 치료 하였습니다.

벌침사랑으로 모두가 건강하시기 바랍니다.

만나교회 장 진 집사

◈ 류머티즘 고관절염(股關節炎)

원인(原因) 또는 증상(症狀)	股關節炎(고관절염) / 넓적다리 股(고)자이다. 즉 넓적다리에 류머티즘 관절염이 있다는 것이다. 남녀노소를 막론하고 류머티즘 관절염에 걸릴 수 있지만 주로 30대와 40대에서 잘 생기며 여자의 경우가 남자보다 많이 발생한다. 류머티즘의 특징은 아침에 일어날 때에 관절이 뻣뻣해지는 '조조강직 현상(Morning stiffness)'을 느끼고 보통 30분 이상 지속되는 특징이 있다. 인체 면역 기능의 이상에서 오며 발열, 피로감, 체중 감소의 경향이 있으며 초기에 치료하지 않으면 관절 파괴, 변형, 활동장애로 많은 고생을 하게 된다.
치료(治療)	▲ 주용혈(主用穴): 치료시(治療時)마다 취혈(取穴)한다. 환도(環跳), 거료(居髎), 비관(髀關). ▲ 자침방법(刺針方法) 넓적다리에 증상이 나타나는 곳 전체를 적당 간격으로 자침(刺針)한다. 첫 회에는 발침하여 2곳을 자침(刺針) 후 1분 정도 유침(留針)한다. 다음 회부터는 허리 끊어 놓기로 증상이 있는 곳 전체를 적당 간격으로 치료한다. 10분쯤 유침해도 좋다. 적응 정도를 봐서 매일 치료해도 되나 격일제를 원칙으로 한다. 넓적다리 전체가 약간 부어오르면 치료효과를 증대할 수 있다.
참고(參考)	프로폴리스 복용을 추천하고 싶다. 필자의 경우 6개월여 기도하며 치료하여 완치한 예는 많다. 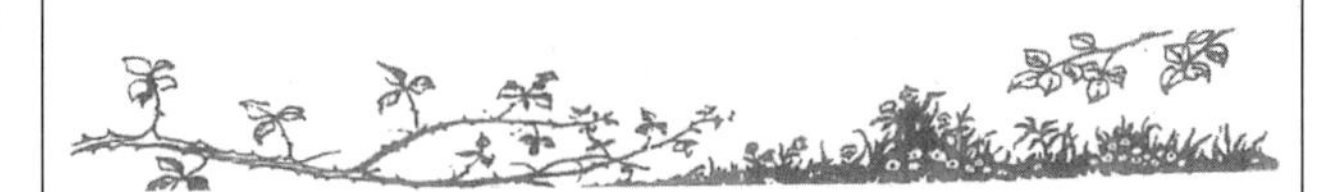

治　療　穴

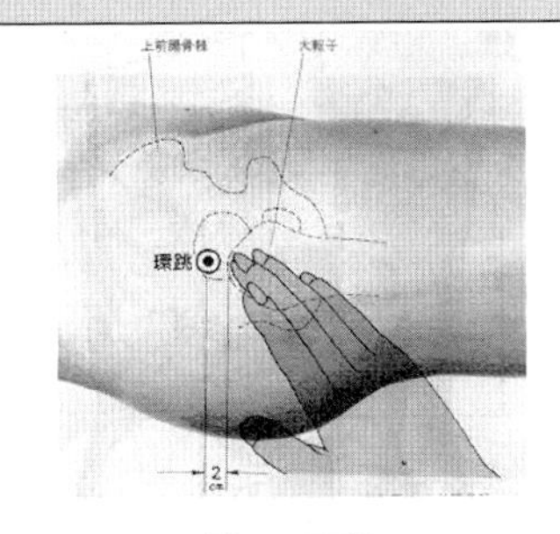

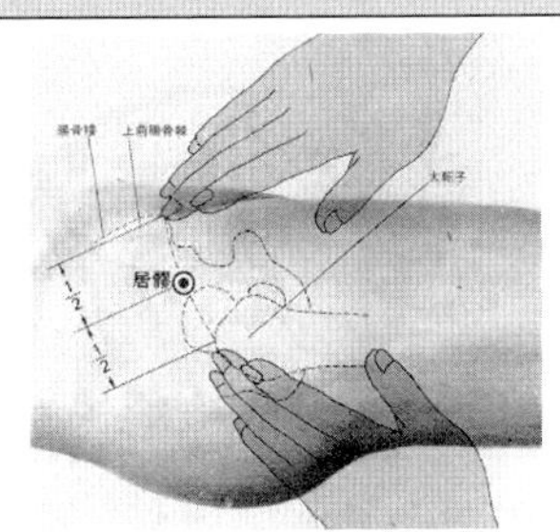

환도(環跳)　　　　거료(居髎)

환도(環跳, 2개 혈)
○ 넓적다리뼈의 위쪽 가운데 있다.
○ 모로 누워서 다리를 구부리고 침혈을 잡는다[동인].
○ 넓적다리 전자골, 연자골(硯子骨)이라고도 한다.
뒤 우묵한 곳에 있다[입문].

主治: 1) 坐骨神經痛—坐骨點에서 하지로 내려갈수록 약해짐
2) 腰樞關係疾患으로 인한 坐骨神經痛—통증이 아래로 내려갈수록 심해지거나 거의 동일함
3) 腰腿痛, 腰股疼痛
4) 風濕關節痛
5) 脚氣
6) 中風半身不隨.

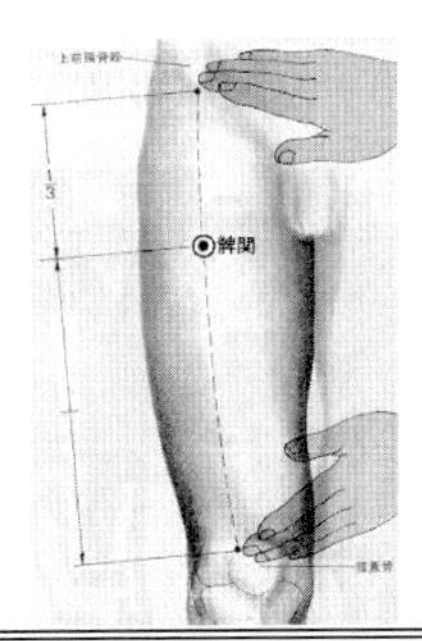

비관(髀關).

◈ 류머티즘 슬관절염(膝關節炎)

원인(原因) 또는 증상(症狀)	류머티즘 관절염은 전신성 질환이다. 거의 만성으로 시작되는데 수지의 관절과 슬관절에 주로 나타나며 습기 찬 기후에서 다견(多見)된다.
치료(治療)	▲ 주용혈(主用穴): 치료시(治療時)마다 취혈(取穴)한다. 외슬안(外膝眼), 내슬안(內膝眼), 학정(鶴頂). ▲ 보조혈(補助血): 치료시(治療時)에 교대로 취혈(取穴)한다. 슬양관(膝陽關), 음곡(陰谷), 양릉천(陽陵泉), 양구(梁丘), 혈해(血海). ▲ 자침방법(刺針方法) 첫 회에는 주용혈(主用穴)에 발침하여 자침(刺針) 후 1분 정도 유침(留針)한다. 다음 회부터는 주용혈(主用穴)과 보조혈(補助血)을 가감하여 치료(治療)한다. 발침하여 치료하고 자침(刺針) 후 10분 정도 유침(留針)한다. 허리 끊어 놓기와 발침법을 적응 정도를 봐서 응용해도 좋다. 무릎이 붓는다 하여 부작용이 아니다. 가렵고 붓는 것을 한두 번 반복하면서 치료효과가 나는 것이다.
참고(參考)	프로폴리스를 복용하면 치료효과가 좋다. 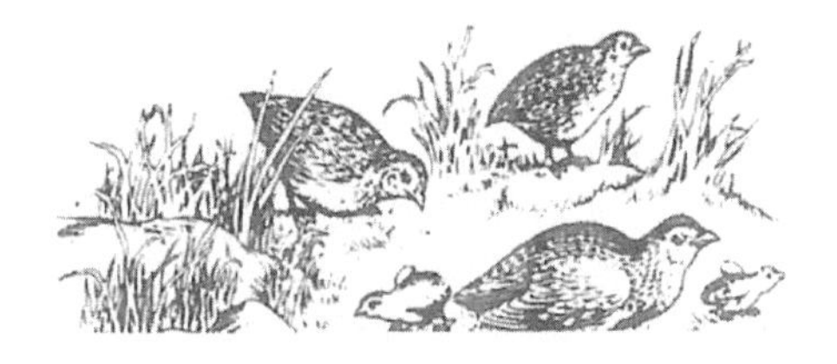

治 療 穴

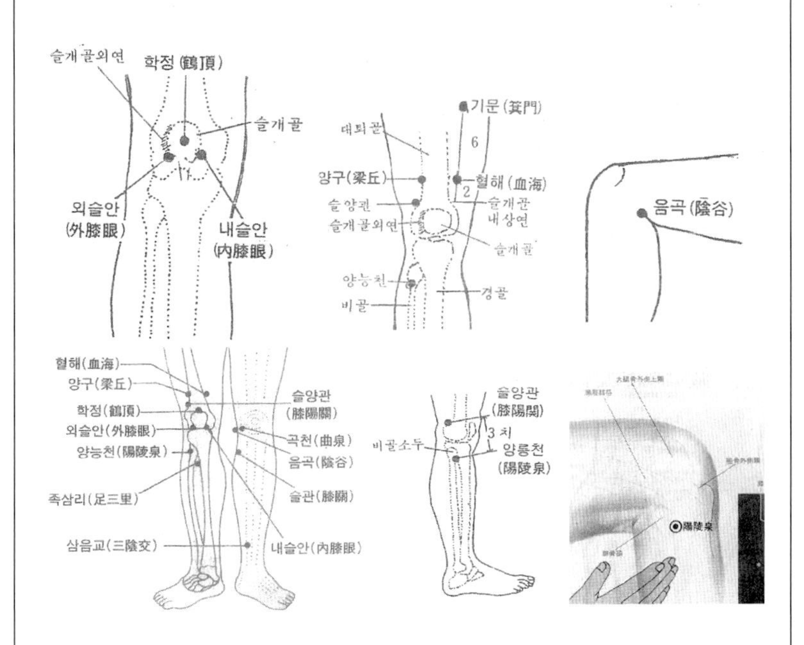

양릉천(陽陵泉, 2개 혈)

○ 무릎 바깥쪽 변두리에서 아래로 1치 내려가 우묵한 곳에 있다.
○ 다리를 펴고 침혈을 잡는다[동인].
○ 무릎 아래 바깥쪽에 있는 뾰족한 뼈의 앞에 있다[자생].
○ 무릎에 있는 품골(品骨)에서 아래로 1치 내려가 바깥쪽으로 있는 두 뼈 사이의 우묵한 가운데 있다.

主治: 1) 關節疾患의 屈伸不利(筋異狀으로 인한)
2) 膝疾患, 脚氣
3) 少陽經 疾患의 筋이상으로 인한 통증; 脇痛, 偏頭痛
4) 半身不隨.

◈ 류머티즘 악관절염(顎關節炎)

원인(原因) 또는 증상(症狀)	귀밑의 턱 관절에 생기는 병이다. 초기에는 입을 벌리거나 다물 때, 또는 턱을 좌우로 움직일 때 귀 앞에서 소리가 난다. 매번 나기도 하고, 안 나다가 나기도 한다. 치과질환으로 현대의학으로도 치료가 잘된다. 류머티즘은 어떤 한 군데 국한되어 생기지 않고 전신 어느 관절에나 생길 수 있다. 대개 만성이다. 주로 습기 찬 기후에서 나타난다.
치료(治療)	얼굴 부위에는 반드시 拔針(발침)하여 쓰는 것을 원칙으로 한다. 얼굴에 발침을 해서 놓더라도 너무 많이 놓으면 얼굴이 부어 외출할 수 없게 된다. 약간 붓는 것은 치료효과가 좋다. 귀밑에 있는 기미도 열어진다. 격일제로 상태를 보아가며 치료점을 높여가되 5곳까지 가능하다. 자침(刺針) 후 1분-3분 정도 유침(留針)한다.
참고(參考)	염증성 질환에는 벌독의 위력이 정말 대단하다. 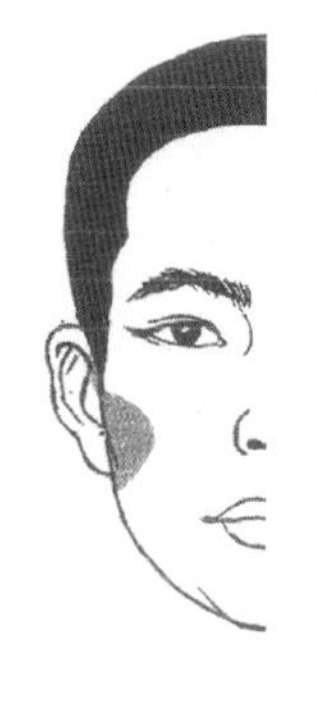 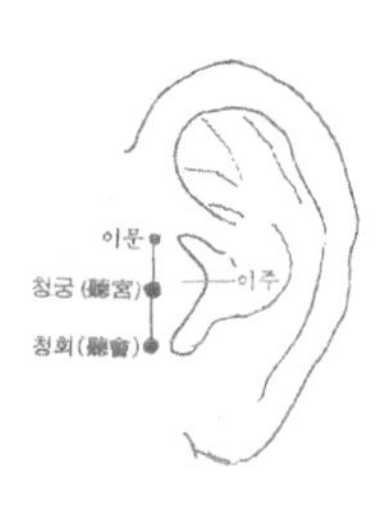 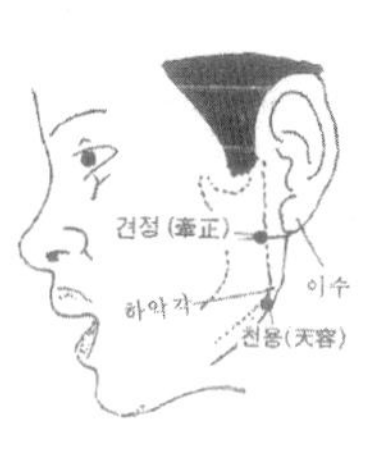

◈ 류머티즘 지관절염(指關節炎)

원인(原因) 또는 증상(症狀)	류머티즘 관절염은 어느 연령에서나 발병할 수 있지만 30~40대 여성에게서 가장 흔히 발병하는 질환이다. 면역체계에 이상이 생겨 발생하는 자가 면역질환이라는 주장과 감염 등 外部因子(외부인자)에 의해 반응이 유발되고 면역반응에 의해 그 반응이 증폭되어서 발생하는 질병이라는 주장이 있다. 손가락관절에 생기는 이 질환도 벌침치료로 유효성을 보인다.
치료(治療)	증상이 나타나는 곳 전체에 발침법으로 치료한다. 손가락 마디마디에 양쪽 뾰족한 곳에 針(침)한다. 손가락이 부을 수 있으나 겁낼 것 없다. 자침(刺針) 후 1분-3분 정도 유침(留針)한다. 손 전체가 후끈거리고 주먹 쥐기가 불편할 정도로 부어오르면 치료효과가 더욱 좋다. 격일제를 원칙으로 하고 잘 적응하면 허리 끊어 놓기를 해도 된다.
참고(參考)	환자의 병증을 보아 꿀이나 화분을 권장하고 싶다. 벌침 치료를 받는 것도 체력이 강해야 한다. 꿀과 화분 복용은 환자의 스태미나를 증강시킨다. 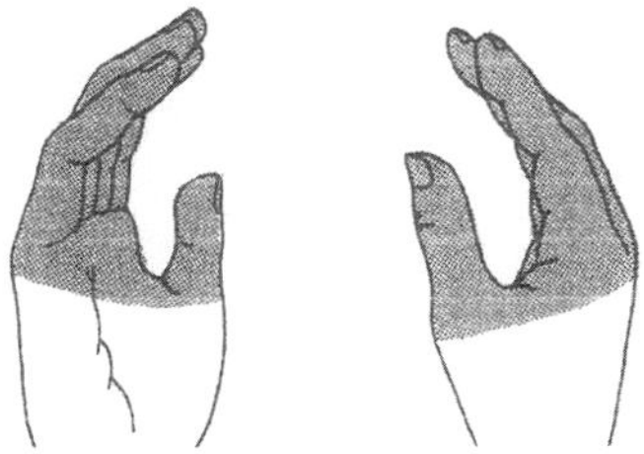

◈ 류머티즘 견관절염(肩關節炎)

원인(原因) 또는 증상(症狀)	어깨 肩(견)자이다. 어깨관절에 생기는 것이다. 류머티즘성 관절염의 주요 증상은 관절에 나타나지만 신체의 어느 곳에서나 증세가 나타날 수 있고 또한 다양한 전신 증상을 동반한다. 대개 주먹 쥐는 힘이 약해져 조그만 물건을 드는 데도 불편을 느끼며 주먹이 쥐어지지 않고 물건을 떨어뜨리는 일이 자주 일어난다. 아침에 일어나면 관절 특히 손마디에 뻣뻣해지는 경직감이 나타나며 전신 무력감과 모든 일에 의욕이 감퇴되는 현상이 있고 영양이 좋지 못하며 빈혈을 일으키고 신경질적이 된다.
치료(治療)	▲ 주용혈(主用穴): 치료시(治療時)마다 취혈(取穴)한다. 아시혈. ▲ 보조혈(補助血): 치료시(治療時)에 교대로 취혈(取穴)한다. 노유(臑兪), 노회(臑會), 천부(天府), 견우(肩髃). ▲ 자침방법(刺針方法) 벌침은 허리를 끊어서 사용한다. 어깨를 손가락으로 눌러봐서 陷沒(함몰)된 부위와 押痛(압통)이 있는 곳에 첫 회에는 발침으로 2군데를 시작해서 격일제로 10곳까지 허리 끊어 놓기로 치료한다. 자침(刺針) 후 1분-3분 정도 유침(留針)한다. 양쪽 어깨가 아프다면 각각 자침한다. 한 달이면 치료되나 3개월이면 만족할 만한 치료가 된다.
참고(參考)	관절염에 좋다는 파스에 의존하여 치료를 늦추면 안 된다. 파스는 치료제가 아니라 통증 완화 효과만 있을 뿐이다.

治 療 穴

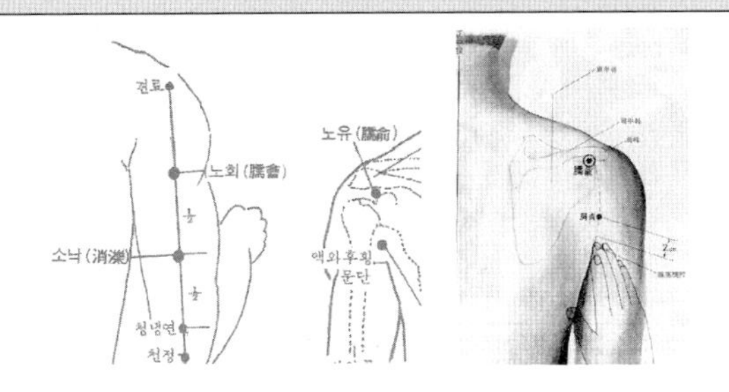

노유(臑喩, 2개 혈)

○ 견료혈(肩髎穴) 뒤 대골 아래 어깨뼈 위의 우묵한 가운데 있는데 팔을 들고 침혈을 잡는다.

主治: 肩臂痛 肩關節周圍炎에 阿是穴로 使用, 血壓降下.

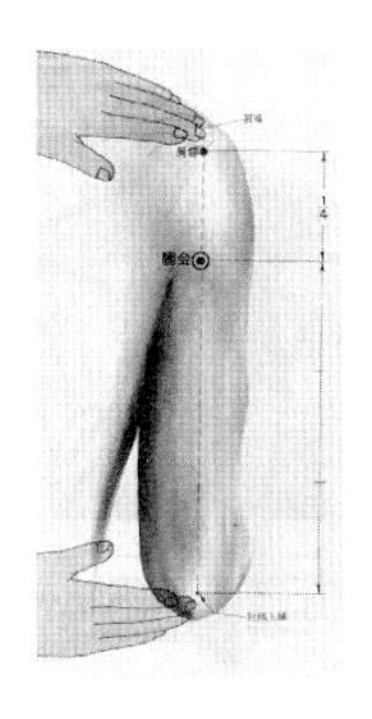

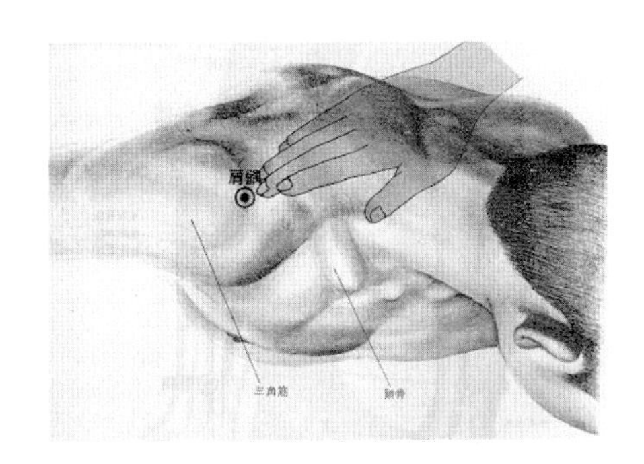

견우(肩隅, 2개 혈)

○ 일명 중견정(中肩井) 또는 편골(扁骨)이라고도 한다.

○ 어깨 끝 두 뼈 사이 우묵한 곳에 있다.

主治: 1) 肩關節疾患(주로 肩關節痛)의 阿是穴로서 肩 肩貞穴과 같이 사용한다.

2) 中風, 半身不隨, 肩胛痛일 때 五十肩(非經絡)으로 치료하고 그래도 無效하면 經穴과 絡穴을 爲主로 한다.

◈ 류머티즘 근육통(筋肉痛)

원인(原因) 또는 증상(症狀)	근육 자체에는 병적 변화가 없고 결합조직염의 경우는 그 근육 주위에 있는 근육막이나 힘줄 등의 결합조직에 류머티즘성 변화가 나타나므로 전형적인 비관절성 류머티즘이기도 하다. 과격한 운동이나 몸에 배지 않은 일을 무리하게 했을 경우에 볼 수 있다. 근육이 몹시 아프고 부어오르며 운동장애를 일으키는 병이다. 목, 가슴, 허리 등의 근육에 잘 생긴다. 만성인 것은 통처(痛處)가 이곳저곳으로 이동하며 기후가 좋지 못하면 더욱 아픈 것이 특징이다.
치료(治療)	▲ 주용혈(主用穴): 치료시(治療時)마다 취혈(取穴)한다. 아시혈 (아픈 당처). ▲ 보조혈(補助血): 치료시(治療時)에 교대로 취혈(取穴)한다. 협척혈 (손끝으로 눌러서 아픈 곳에 치료한다). ▲ 자침방법(刺針方法) 꿀벌의 독침(毒針)을 뽑아서 자침(刺針)하는 발침법(拔針法)을 원칙으로 한다. 첫 회는 발침하여 아픈 곳을 3군데 정도 자침 후 1분여 유침하고, 격일제 치료한다. 보조혈은 엎드린 자세에서 등뼈를 차근차근 눌러보면 아! 하고 아픈 곳이 있을 것이다. 이곳에 발침하여 자침(刺針) 후 1분-10분 정도 유침(留針)한다. 10회 정도면 완치된다. 노약자는 3일에 1회 치료한다. 심장 부위에는 가능하면 자침하지 않는 것이 좋다
참고(參考)	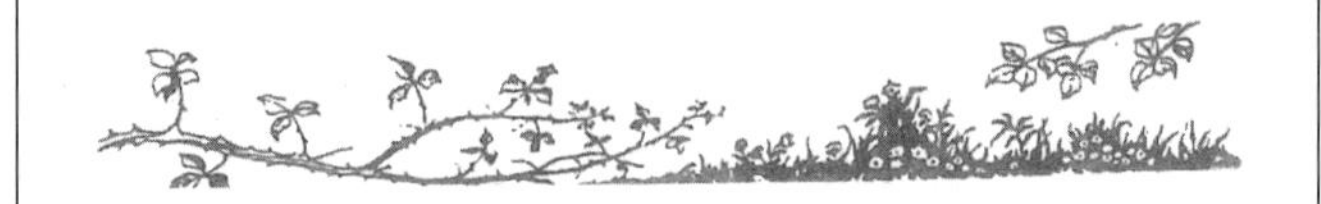

治 療 穴

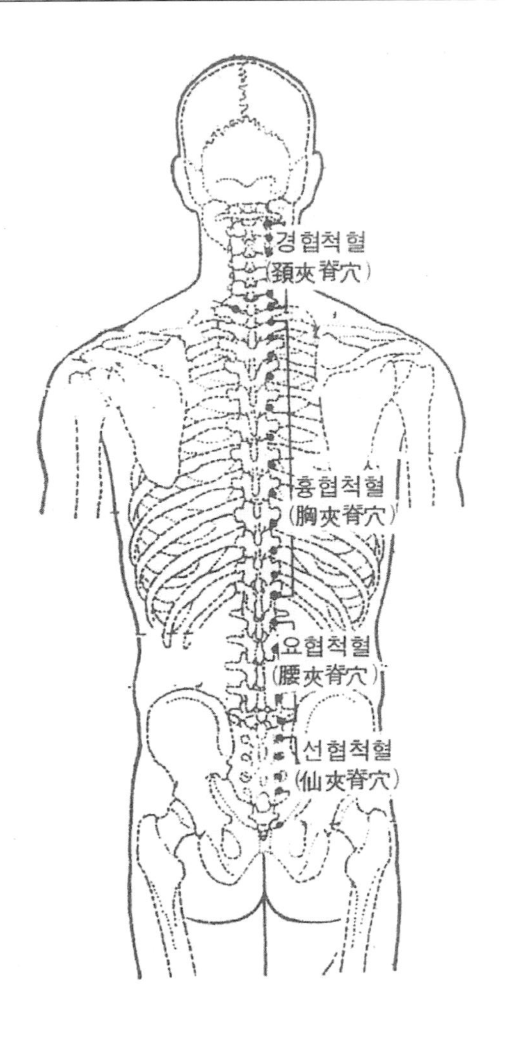

등뼈의 마디마디를 손끝으로 눌러서 아픈 곳에 치료한다.

◈ 류머티즘성 과관절염(課關節炎)

원인(原因) 또는 증상(症狀)	발목 관절에 류머티즘이 생긴 경우이다. 현대의학적으로 장기간 1, 2년에 걸쳐서 치료해야 하는 이 병을 벌침으로 단기간 내에 좋은 효과를 볼 수 있다. 근래에는 정형외과에서 봉독요법으로 이 병을 다스리기도 한다.
치료(治療)	▲ 주용혈(主用穴): 치료시(治療時)마다 취혈(取穴)한다. 신맥(申脈), 상구(商丘), 조해(照海), 아시혈. ▲ 보조혈(補助血): 치료시(治療時)에 교대로 취혈(取穴)한다. 태계(太谿), 구허(丘墟), 해계(解谿). ▲ 자침방법(刺針方法) 벌침으로 이 질환을 다스릴 수 있는 것은 醫聖(의성) 히포크라테스는 하나님이 주신 마지막 선물이라고 그의 저서에 극찬을 하였다 한다. 허리 끊어 놓기를 하되 격일제로 한다. 5-6회면 치료되나 만성인 경우 3개월까지 각오해야 한다. 증상이 나타나는 곳 전체를 골고루 刺針(자침)한다. 최고 4곳까지 놓아도 된다. 자침(刺針) 후 1분-10분 정도 유침(留針)한다.
참고(參考)	발등과 발목이 약간 부어오르더라도 2-3일이면 가라앉고, 치료효과는 매우 좋다. 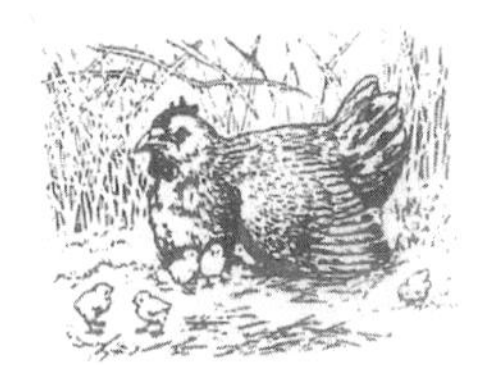

治 療 穴

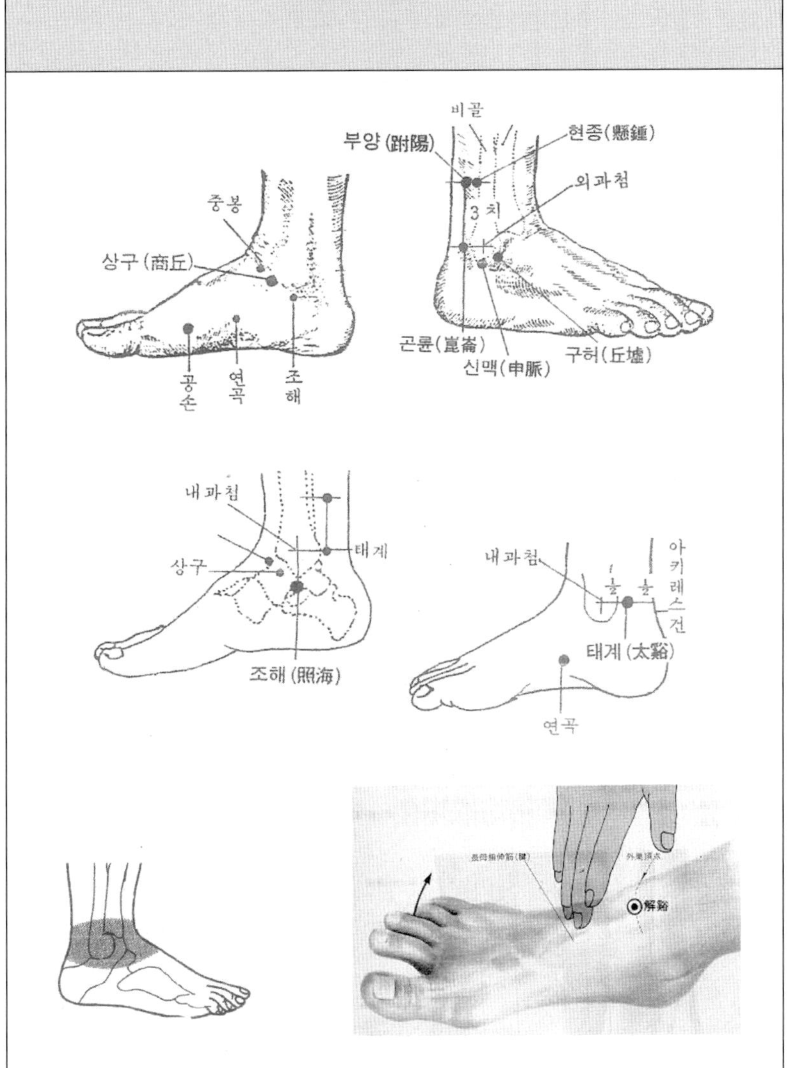

상기에 열거한 혈처는 알고 보면 아시혈이다.

취혈에 의미가 있는 것은 아니고 아시혈을 치료하면 상기 혈처도 해당되는 혈이 있을 것이다.

◈ 맥립종(麥粒腫)~다래끼

원인(原因) 또는 증상(症狀)	안검 내의 피지 분비선에 염증이 생기는 병을 말한다. 염증을 일으키는 해부학적 위치에 따라 땀샘과 피지선에 생기는 겉 다래끼(외맥립종)와 마이봄선(meibomian glands)에 생기는 속 다래끼(내맥립종)로 분류한다. 원인이 되는 세균은 주로 포도상 구균으로 감염에 의해 생긴다. 손으로 짜면 오히려 염증이 옆으로 퍼져서 오래가기도 하고 흉터를 남길 수도 있으므로 주의를 요한다.
치료(治療)	벌겋게 부어오르거나 곪는 당처에 발침하여 치료한다. 1-2회면 나으므로 너무 좋고 재발이 없어 좋다. 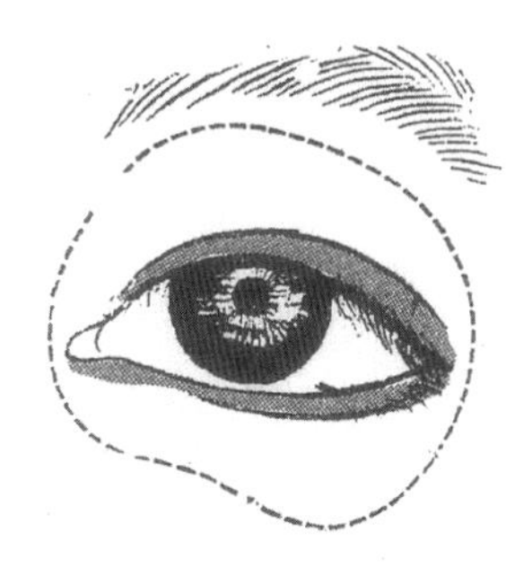
참고(參考)	병원치료로 잘 듣는다. 의료보험으로 치료하면 5천 원 미만으로 치료가 되나 가끔 재발한다. 병원치료가 어려운 곳이라면 이 길만이 살길이다. 놔두면 곪아서 터지는데 곧 아물게 된다. 시간이 흐르면 자연히 낫는 병이다. 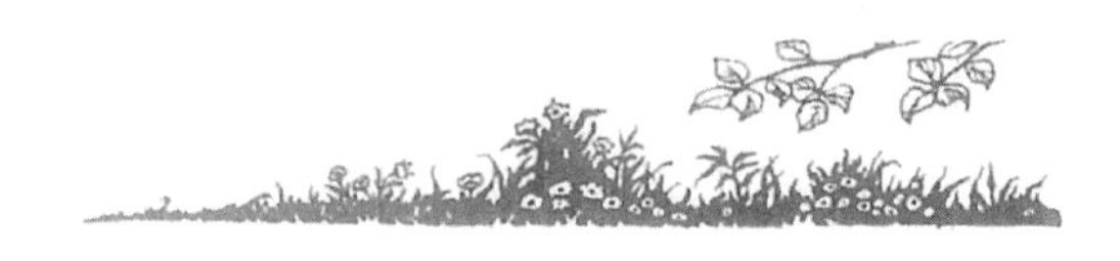

◈ 면정(面疔)~얼굴에 나는 뾰루지	
원인(原因) 또는 증상(症狀)	화농균이 모낭이나 땀구멍(汗孔)에 들어가서 피지선(皮脂腺)과 한선(汗腺)에 염증이 생겨서 부은 것이다. 여드름과 같이 모낭염보다 더욱 깊으며 진피(眞皮) 내에 염증이 확장된 것이므로 누르면 통증이 있다. 표면이 빨갛게 부어올라 아프며 심한 것은 발열할 수도 있으며 함부로 손대면 균이 혈관 내에 침입하여 패혈증(敗血症)을 일으킨다. 그냥 놔두면 곪아서 터진다.
치료(治療)	병원에서의 처방은 페니실린 연고의 도포를 많이 하는데 벌침은 페니실린의 1200배에 달하는 약리효과가 있으니 벌침치료는 정말 좋은 것이다. 붉게 부어오른 당처에 반드시 발침하여 3－4곳 자침(刺針)한다. 자침(刺針) 후 1분 정도 유침(留針)할 수도 있다.
참고(參考)	급성의 경우는 매일 치료할 수 있는데 얼굴 전체가 부을 수 있기 때문에 환자의 상태를 잘 살펴가며 치료해야 한다. 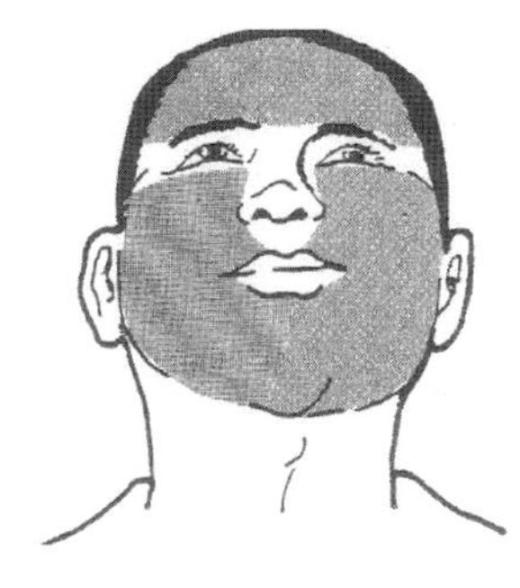

◈ 소화불량(消化不良)

원인(原因) 또는 증상(症狀)	소화불량이란 음식 섭취 후 일어나는 소화 장애 증세를 총칭하는 말로서 한 가지 증상만을 일컫는 것이 아니고 속 쓰림, 트림, 구역질, 상 복부 불쾌감, 위장의 팽만감, 고창 등의 소화기 증세와 아울러 복통까지 동반되어 일어나는 제반 증상을 포함한다.
치료(治療)	▲ 주용혈(主用穴): 치료시(治療時)마다 취혈(取穴)한다. 중완(中脘), 천추(天樞). ▲ 보조혈(補助血): 치료시(治療時)에 교대로 취혈(取穴)한다. 혼사(魂舍), 기해(氣海), 관원(關元). ▲ 자침방법(刺針方法) 첫 회에는 주용혈(主用穴)을 발침하여 자침(刺針) 후 1분 정도 유침(留針)한다. 다음 회부터는 주용혈(主用穴)과 보조혈(補助血)을 가감하여 치료(治療)한다. 자침(刺針) 후 3분 정도 유침(留針)한다. 허리 끊어 놓기를 해도 좋다.
참고(參考)	프로폴리스를 복용하면 더욱 효과가 좋다. 천추(天樞, 2개 혈)!! ○ 일명 장계(長谿) 또는 곡문(谷門)이라고도 하는데 대장경의 모혈(募穴)이다. 主治: 腸疾患, 泄瀉, 便秘, 慢性胃腸炎 腹冷—中脘, 天樞, 關元. 參考: 大腸의 募穴.

治 療 穴

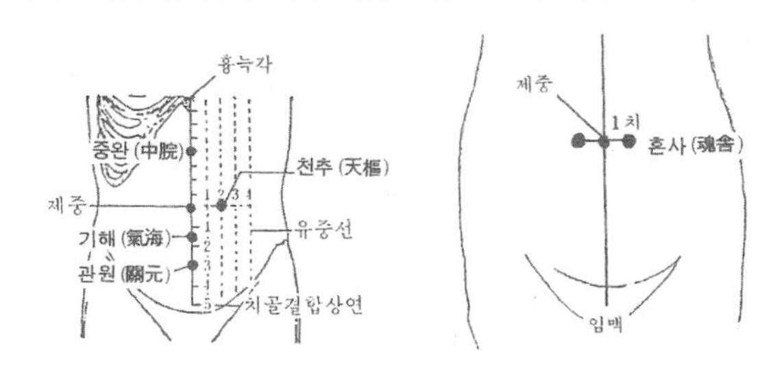

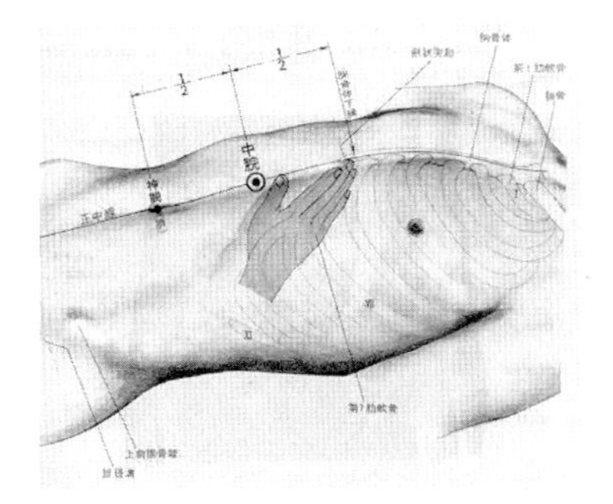

중완(中脘, 1개 혈)

○ 일명 태창(太倉)이라고도 하는데 족양명위경의 모혈이다.

○ 중완혈은 명치끝에서 배꼽까지 사이의 가운데 아래위가 각각 4치씩이다 [자생].

主治: 中焦諸病, 一切腑病!!

1) 一切의 胃疾患—胃痛, 鼓脹.(胃의 痛症의 原因은 木克土 卽 肝氣犯胃로 因한 滯 때문이다.
2) 一切의 中央土로 因한 疾病.
3) 中消를 수반하는 糖尿病에도 利用한다.

刺鍼時에 절대로 피를 흘리지 않게 할 것. 消化不良에 좋다고 繼續 刺鍼하면 胸痞症을 招來한다. 왜냐하면 痰飮이 있는 境遇에는 飮이 먼저 治療되므로 發生된다. 急性疾患에는 좋으나, 慢性에는 너무 많이 刺鍼하지 말 것.

◈ 신장염(腎臟炎)

원인(原因) 또는 증상(症狀)	신장 속의 사구체에서 발생하는 병으로 사구체 신염(絲毬體腎炎)이라고도 한다. 부종(浮腫)과 단백뇨(蛋白尿) 이외에 혈뇨(血尿)가 수반되며 중증이 되면 신장의 동통, 발열, 호흡곤란과 함께 혈압이 높아진다. 뇨양(尿量)도 적어지고 안면이 붓기 시작하며 전신에 퍼진다. 신장투석을 하기 전에 치료하여야 한다.
치료(治療)	▲ 주용혈(主用穴): 치료시(治療時)마다 취혈(取穴)한다. 지실(志室), 신유(腎兪), 명문(命門). ▲ 보조혈(補助血): 치료시(治療時)에 교대로 취혈(取穴)한다. 관원(關元), 삼초유(三焦兪). ▲ 자침방법(刺針方法) 첫 회에는 주용혈(主用穴)을 발침하여 자침(刺針) 후 1-2분 정도 유침(留針)한다. 다음 회부터는 주용혈(主用穴)과 보조혈(補助血)을 가감하여 치료(治療)한다. 자침(刺針) 후 3분 정도 유침(留針)한다. 허리 끓어 놓기를 해도 좋다.
참고(參考)	프로폴리스를 복용하면 치료효과가 좋다. 병원치료를 꼭 해야 하며 대체요법을 하고 싶다면 벌침을 권면한다. 삼초유(三焦兪, 2개 혈) ○ 제13등뼈 아래에서 양옆으로 각각 1치 5푼 나가 있다. 主治: 諸般 慢性疾患, 消化, 吸收, 排泄에 모두 적용.

治 療 穴

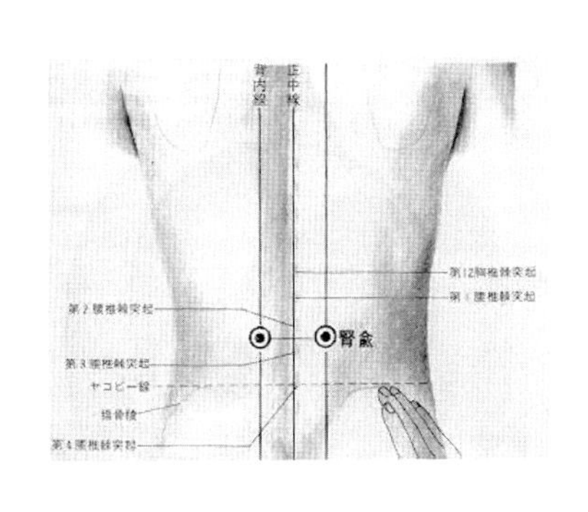
背内線
正中線
第12胸椎棘突起
第1腰椎棘突起
第2腰椎棘突起
腎兪
第3腰椎棘突起
ヤコビー線
腸骨稜
第4腰椎棘突起

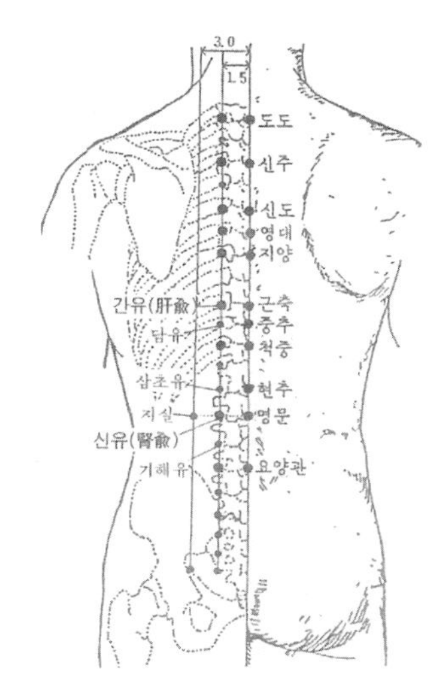
3.0
1.5
도도
신주
신도
영대
지양
간유(肝兪)
근축
담유
중추
척중
삼초유
현추
지실
명문
신유(腎兪)
기해유
요양관

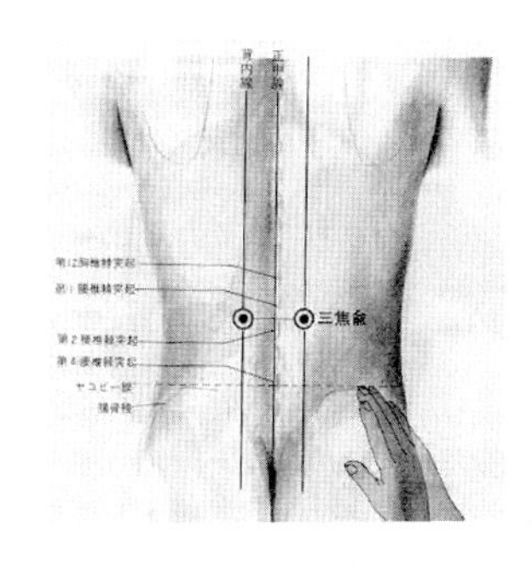
三焦兪

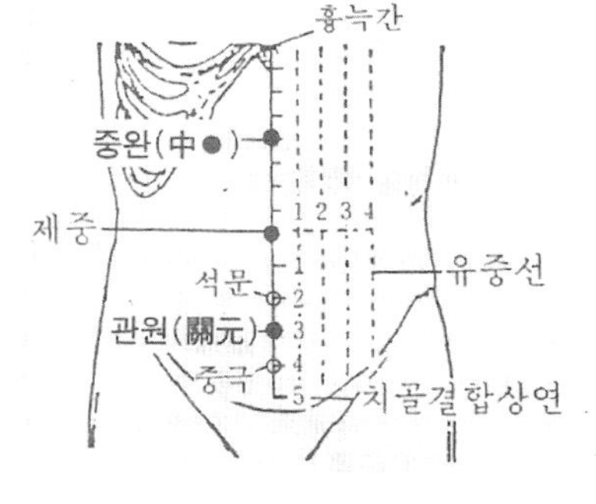
흉늑간
중완(中●)
1 2 3 4
제중
유중선
석문
관원(關元)
중극
치골결합상연

제중 = 배꼽

◈ 아킬레스건초염(腱鞘炎)~발뒤꿈치가 시큰거리고 아픔

원인(原因) 또는 증상(症狀)	건초염이란 근(筋) 말단이 골(骨)에 부착하는 부분인 건(腱)과 그것을 둘러싸고 있는 건초(腱鞘)에서 일어나는 염증이다. 건부가 부어오르고 움직이면 동통(疼痛)이 온다. 아킬레스건에 발병한 것이다.
치료(治療)	▲ 주용혈(主用穴): 치료시(治療時)마다 취혈(取穴)한다. 태계(太谿), 복류(復溜), 곤륜(崑崙). ▲ 보조혈(補助血): 치료시(治療時)에 교대로 취혈(取穴)한다. 부양(跗陽), 승산(承山). ▲ 자침방법(刺針方法) 첫 회에는 주용혈(主用穴)을 발침하여 자침(刺針) 후 1-2분 정도 유침(留針)한다. 다음 회부터는 주용혈(主用穴)과 보조혈(補助血)을 가감하여 치료(治療)한다. 자침(刺針) 후 10분 정도 유침(留針)한다. 허리 끊어 놓기를 해도 좋다.
참고(參考)	프로폴리스 복용을 권면한다. ※ 석회화 건초염 50세 전후에 비정상적으로 석회(칼슘)가 힘줄에 침착하여 통증 및 운동장애를 일으키는 병이다. 어깨의 통증이 가장 많고, X-선 촬영으로 석회의 침착을 발견할 수 있다. 병원처방은 소염진통제이나 이런 경우 통증 부위에 벌침으로 호전될 수 있으며, 재발이 없다. 80노인에게는 거의 없다.

治 療 穴

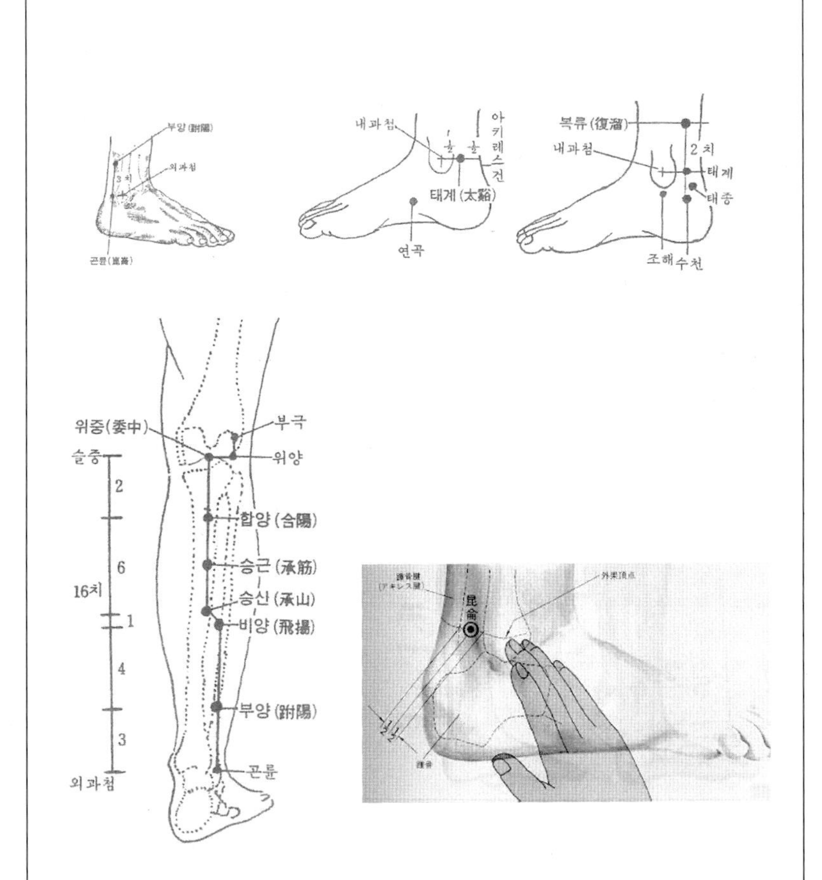

상기 처방은 혈성에 어떤 의미가 있는 것이 아니고 아시혈 처방이다. 즉 아픈 곳에 치료하면 된다.

◈ 안검경련(眼瞼痙攣)~눈꺼풀이 떨림

원인(原因) 또는 증상(症狀)	한방적으로는 심신의 원인(피로, 과로, 신경을 많이 씀, 생각을 많이 함 등)으로 인해 간이나 심장에 혈류장애가 일어나고 그로 인해서 머리나 뇌, 안면 등의 혈관과 신경에 노폐물(풍성물질)이 증가하면서 혈관의 혈류저항으로 인한 팽창 및 변형과 신경의 손상을 일으켜 나타나게 된다.
치료(治療)	▲ 주용혈(主用穴): 치료시(治療時)마다 취혈(取穴)한다. 사백(四白), 찬죽(攢竹), 사죽공(絲竹空). ▲ 보조혈(補助血): 치료시(治療時)에 교대로 취혈(取穴)한다. 객주인(客主人). ▲ 자침방법(刺針方法) 모두 발침법을 쓴다. 첫 회에는 주용혈(主用穴)을 발침하여 자침(刺針) 후 유침(留針)하지 말고 바로 뺀다. 다음 회부터는 주용혈(主用穴)과 보조혈(補助血)을 가감하여 치료(治療)한다. 유침(留針)하지 말고 톡톡 치는 기분으로 자침(刺針)한다. 눈 주위가 약간 부으면 치료효과가 더욱 좋다.
참고(參考)	3회의 치료로 유효성을 보이고 격일제로 1개월이면 완치된다. 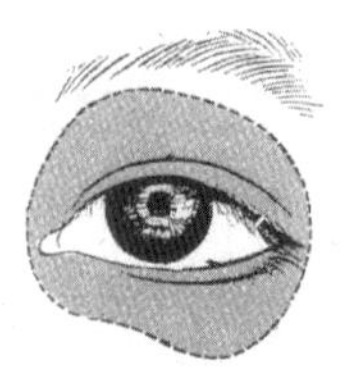

治 療 穴

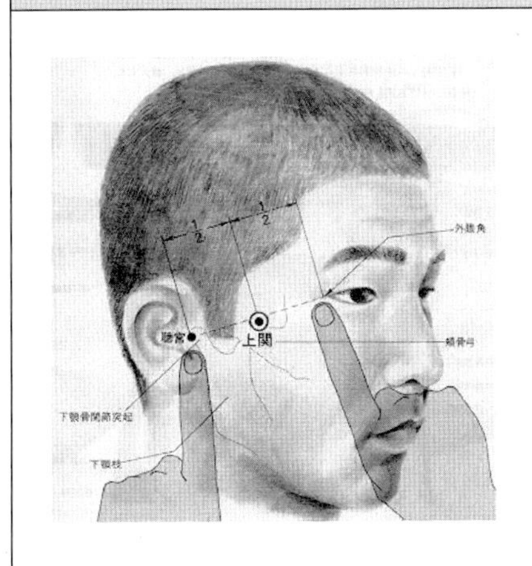

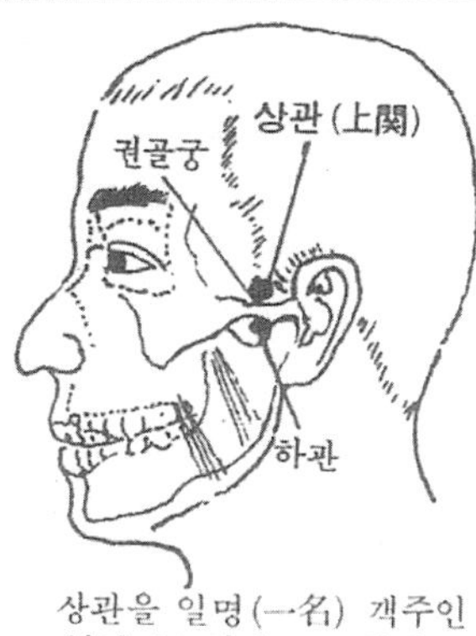

상관을 일명(一名) 객주인(客主人) 이라고도 한다.

객주인(客主人, 2개 혈)

- 일명 상관(上關)이라고도 한다.
- 귀 앞 위쪽에 두드러진 뼈가 있는 부위인데 입을 벌리면 구멍이 생기며 맥이 뛰는 우묵한 곳에 있다.

主治: 一切 眼病, 顏面神經麻痺, 三叉神經痛, 耳聾, 耳鳴, 偏頭痛.

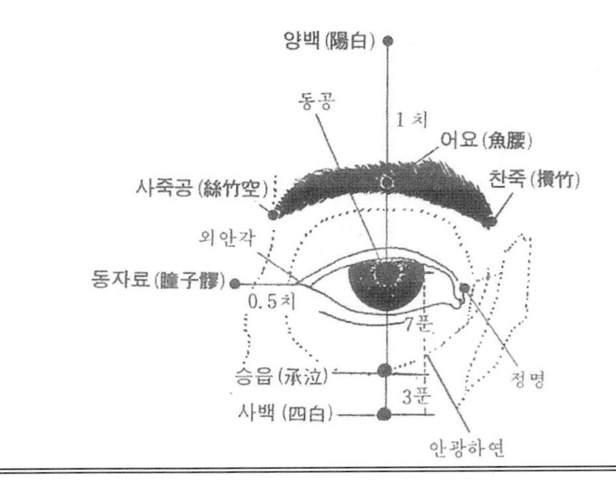

◈ 안면근경련(顔面筋痙攣)~얼굴의 살이 떨림

원인(原因) 또는 증상(症狀)	대개 얼굴 한쪽에 살이 바르르 떨리는 병이다. 통증은 없으며 입을 씰룩거리기도 한다. 정신 긴장, 피로, 스트레스 등에 의하여 악화 소견을 보이기도 한다. 잠이 들면 경련은 정지된다.
치료(治療)	▲ 주용혈(主用穴): 치료시(治療時)마다 취혈(取穴)한다. 견정(牽正), 영향(迎香), 사백(四白). ▲ 보조혈(補助血): 치료시(治療時)에 교대로 취혈(取穴)한다. 예풍(翳風), 협차(頰車). ▲ 자침방법(刺針方法) 모두 발침법을 쓴다. 첫 회에는 주용혈(主用穴)을 발침하여 자침(刺針) 후 유침(留針)하지 말고 바로 뺀다. 다음 회부터는 주용혈(主用穴)과 보조혈(補助血)을 가감하여 치료(治療)한다. 유침(留針)하지 말고 톡톡 치는 기분으로 자침(刺針)한다. 내정(內庭), 수삼리(手三里)는 허리 끊어 놓기로 해도 된다. 얼굴이 약간 부기가 있을 수 있는데 걱정할 것 없다. 며칠 쉬었다가 부기가 빠지면 다시 치료한다.
참고(參考)	생각보다 잘 치료되니 얕보지 말고 겸허한 자세로 치료해 보라. 반드시 치료된다. 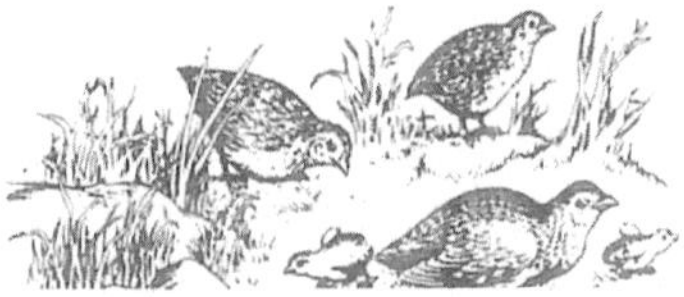

治 療 穴

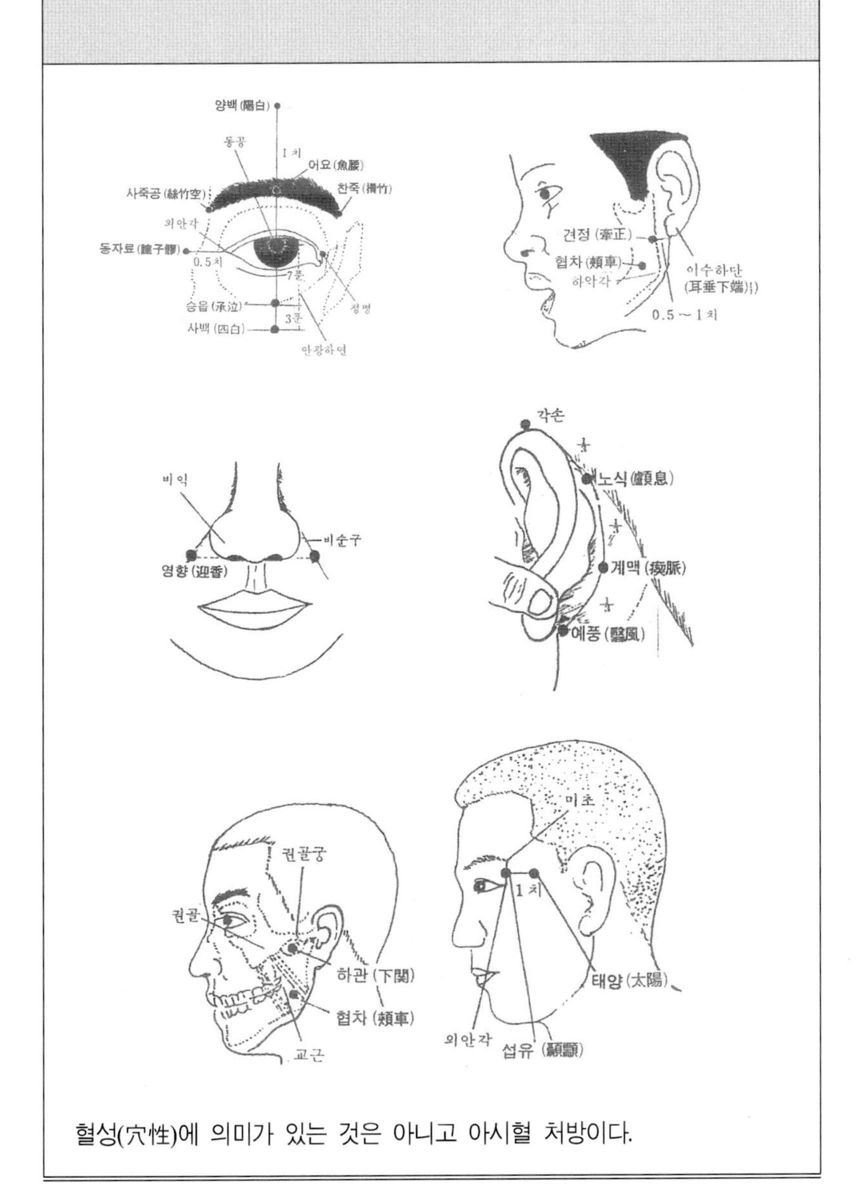

혈성(穴性)에 의미가 있는 것은 아니고 아시혈 처방이다.

◈ 액취증(腋臭症)~겨드랑이 냄새

<table>
<tr><td>원인(原因)
또는
증상(症狀)</td><td>액취증은 흔히 암내(겨드랑이에서 불쾌한 냄새가 나는 것)를 말하며 땀이 많이 나는 여름철이나 격렬한 운동 후에 증상이 심해진다.
액취증이 생기는 이유는 겨드랑이 땀샘의 일종인 아포크린 땀샘에서 분비된 땀 때문인데 이 땀은 우유 색깔에 가까우며 점도가 높은 것이 특징이다. 분비 당시에는 무균성이고 냄새도 없지만 분비된 후에 세균에 의해 분해되어 지방산과 암모니아가 되어 이것 때문에 특징적인 강한 냄새를 풍기게 된다.</td></tr>
<tr><td>치료(治療)</td><td>▲ 주용혈(主用穴): 치료시(治療時)마다 취혈(取穴)한다.
극천(極天), 견정(肩貞).
▲ 자침방법(刺針方法)
첫 회에는 주용혈(主用穴)에 발침법으로 자침(刺針) 후 1분 정도 유침(留針)한다.
다음 회부터는 겨드랑이 털을 면도한 후에 발침하여 1㎝ 간격으로 발침하여 총자법으로 자침 후 3분 정도 유침(留針)한다. 극천(極天), 견정(肩貞)은 허리 끊어 놓기로 자침 후 10분 정도 유침(留針)해도 좋다. 격일제로 10회면 유효성을 보이고, 30회 치료하면 완치된다.</td></tr>
<tr><td>참고(參考)</td><td>액취증은 남녀 구별 없이 유전적으로 발생하므로 부모 중의 한 사람이 발병한 경우 자식 간에 정도의 차이는 있으나 같은 증상을 보인다.
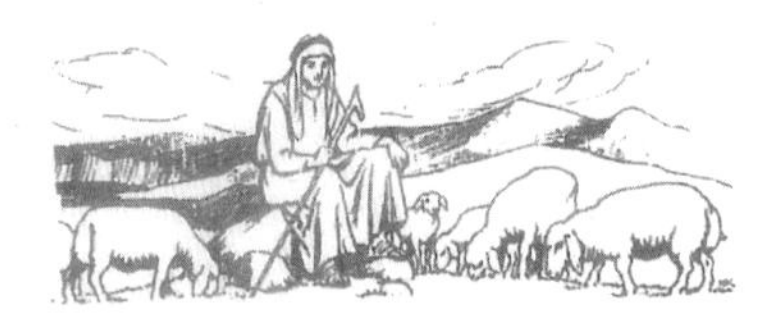</td></tr>
</table>

治　療　穴

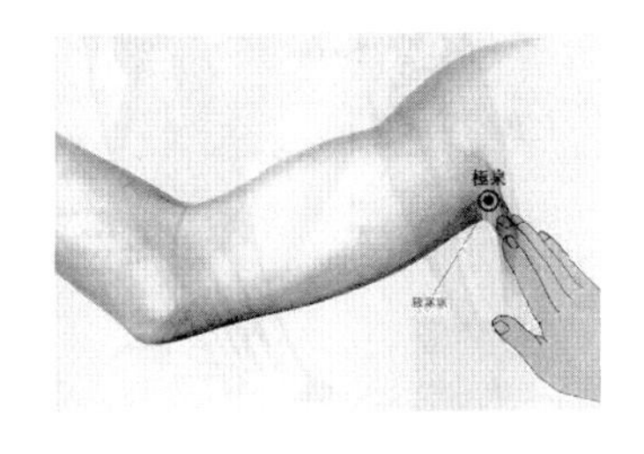

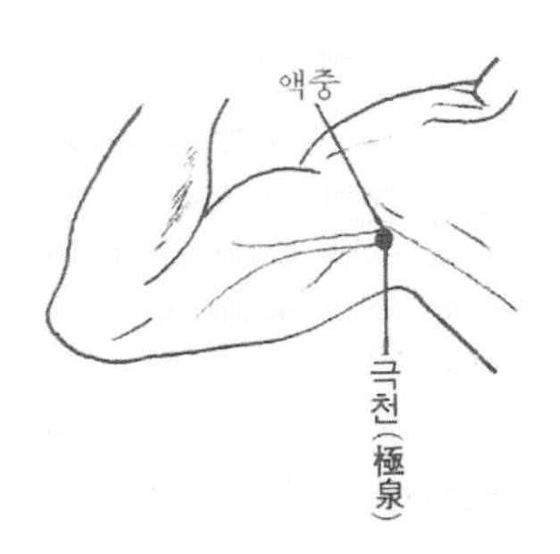

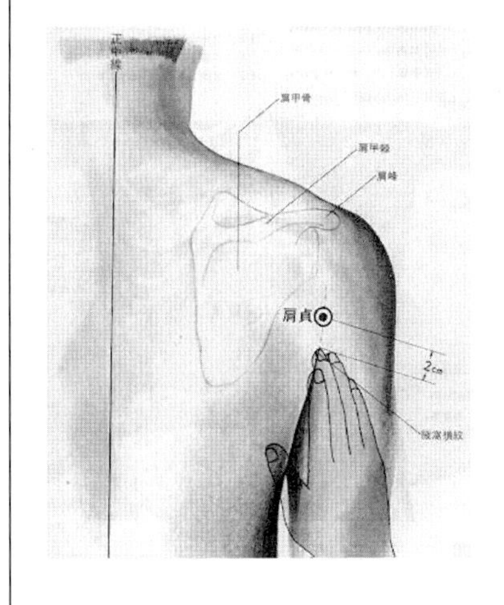

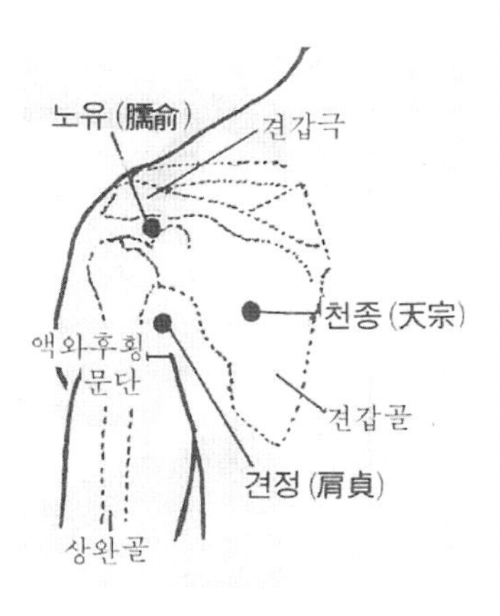

◈ 손·발목 등의 삔 곳에는 벌침이다.

한번 삐끗한 발목은 조금만 뛰거나 무리하면 재발할 가능성이 크다. 이쯤 되면 계단만 보아도 불안해지고 뛸 일이 생기면 발목에 영 자신이 없어진다. 이를 발목 염좌(捻挫)라고 하는데 발목의 인대, 즉 힘줄이 늘어나거나 다친 경우다. 평소 발을 디딜 때는 시큰한 통증이 오게 되는데 눌러보거나 쳐다보면 특별히 어떤 지점이 아픈지 스스로 찾기가 곤란하다. 이런 경우 눌러서 아픈 부위에만 자침(刺針)하면 된다. 발목 부위는 예민한 곳이므로 첫날에는 벌침을 단 한 군데만 시침하고 다음날부터 아픈 부위 모두 시침하면 된다.

다음은 손목 염좌(捻挫)이다. 넘어지면서 손으로 땅을 짚게 될 때 가장 많이 다친다. 손목 염좌(捻挫)일 때에는 손등 쪽의 손목 전체 길이를 사등분한다. 네 군데를 나누어 차례로 누르면 유난히 아픈 부위가 있다. 이럴 때 이 부위에 벌침을 놓으면 잘 낫는다. 만약 넘어지면서 손으로 땅을 짚은 경우 손등 쪽의 관절 한가운데에서 시큰한 통증이 온다. 친구끼리 장난을 치다가 손목을 다칠 경우에는 대체로 엄지 방향 쪽 손목 관절이 시큰해진다. 골프 시 스윙동작을 하다가 뒤땅을 때렸을 때 새끼손가락 방향의 손목 관절에 무리가 온다.

치료시 주의할 점은 손목 안쪽에 동맥이 지나가므로 벌침에 한 번도 쏘여본 적이 없는 사람이라면 손목 안쪽에는 벌침을 놓지 않는 것이 좋다.

아무튼 손목과 발목은 우리가 살아가는 데 꼭 필요한 기관이다.

만약 손목과 발목이 삐끗하여 고통스럽고 불편하게 산다면 벌침으로 해방되는 것도 좋은 방법이다.

벌침은 허리 끊어 놓기로 하면 된다. 벌침을 맞은 부위가 약간 부으면 치료효과가 더욱 좋고, 2-3회의 치료로 완치된다.

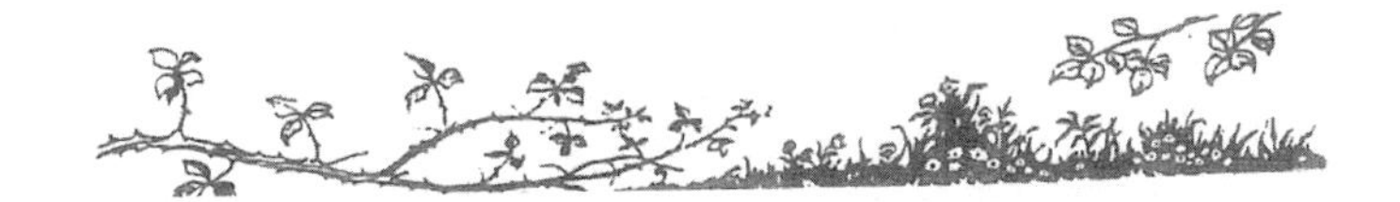

◈ 완관절통(腕關節痛)~손목이 아픈 것

원인(原因) 또는 증상(症狀)	손목이 아픈 것이다. 주로 일을 많이 하는 사람 또는 가정주부가 손목이 아픈 경우가 많다. 손목의 굴신운동(屈伸運動)이 어려워 활동에 지장을 받고 빨래를 짤 수도 없고, 그릇이나 컵을 잘 떨어뜨린다.
치료(治療)	발침법으로 치료한다. 손목을 손가락으로 눌러서 아픈 곳이 치료점이다. 첫 회에는 1곳의 刺針(자침)으로 효과를 본다. 3 -4회 격일제로 완치된다. 증상을 보아 3곳까지 할 수 있다. 아주 잘 듣는다.
참고(參考)	자침(刺針) 후 10분 정도 유침(留針)한다. 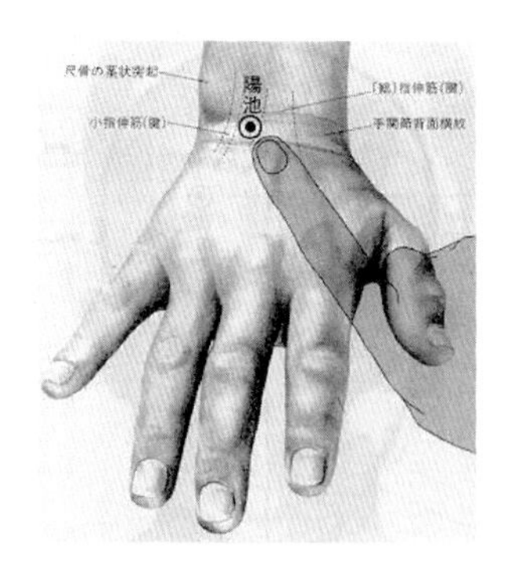 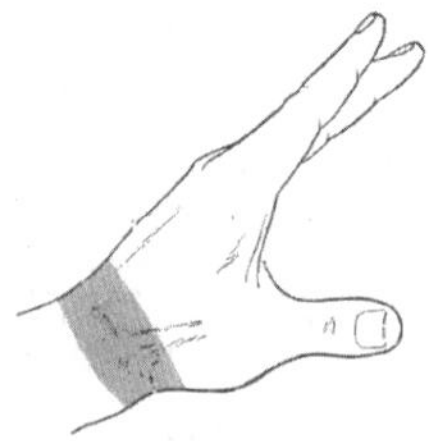

◈ 손목이 스큰거리고 아프세요?

강원도 평창 두메산골에 에덴기도원이 있다. 그곳을 섬기는 여자 목사님이 팔목이 아파서 행주를 짤 수도 없고, 커피 잔을 들다가 떨어뜨려 깬 적이 한 두 번이 아니시라 하신다.

어머님이 교통사고로 거동이 불편하여, 휠체어에 몸을 의지하는 신세가 되었는데 차에 오르내릴 때, 화장실에서, 샤워 시, 침대에서......어머님을 안고 간호한지 2년여 동안 팔을 무리하게 사용하여 팔 전체가 시큰거리고 아프며, 비오기 직전에는 일기예보처럼 아프지만 특히 팔목이 아파서 주방 일을 할 수가 없으시다는 것이다.

부항기로 부항요법과 사혈침으로 치료도 해보고, 심하면 원주에 있는 기독병원에서 치료도 해 봤지만 여전히 아프다는 것이다.

벌침치료를 권면하여,

첫날에 발침하여 아프지 않게 살짝 찌르면서 바로 뺐다.

그런데도 그 다음날에 통증이 덜 하고 기분이 좋다면서 더 세게 치료해 주기를 원했다.

지면관계상 생략하고 1개월의 격일제 치료로 완치했다. 그 후 기도원을 찾는 분들에게 벌침 봉사로 꽤 힘들었던 기억이 난다.

그렇다, 우리는 건강해야 할 권리가 있다. 벌침으로 잔 낫는 질환은 운동신경계와 염증성질환에 매우 우수한 치료효과를 본다. 벌침! 두려워 하지말고 잘 배워서 가족건강에 보탬이 되기를 기도한다.

<table>
<tr><th colspan="2">◈ 염좌(捻挫)~삐는 것</th></tr>
<tr><td>원인(原因)
또는
증상(症狀)</td><td>발목의 捻挫(염좌)는 흔히 운동을 하거나 길을 걷는 도중에 발을 헛디디거나 발목이 심하게 꺾이는 경우(특히 안쪽으로)에 발생하는 족근부의 인대 손상을 의미하며 가장 빈번히 일어나고 있다.
관절낭(關節囊)과 인대(靭帶) 및 관절주위 연조직이 손상을 받은 상태이다.
통증이 심하고, 벌겋게 종창(腫脹)이 되거나, 관절 주위에 출혈이 되어 퍼렇게 멍이 들 때도 있으며
외관상 아무렇지도 않으나 활동에 지장을 받는 것 등 다양하다.</td></tr>
<tr><td>치료(治療)</td><td>▲ 주용혈(主用穴): 치료시(治療時)마다 취혈(取穴)한다.
국소(局所)를 유주(流注)하는 해당 경맥(硬脈)의 경혈을 당처에서 취혈.
▲ 자침방법(刺針方法)
첫 회에는 주용혈(主用穴)을 발침법으로 국소(局所) 자침(刺針) 후 1분 정도 유침(留針)한다.
다음 회부터는 압통점 및 국소 취혈점을 자침(刺針) 후 3분 정도 유침(留針)한다. 발침하여 치료한다.
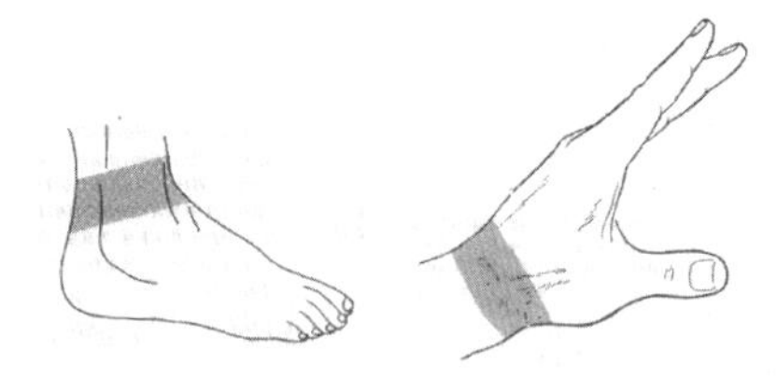</td></tr>
<tr><td>참고(參考)</td><td>2-3회의 치료로 효과를 본다.
5회 치료하면 90%가 완치되고 재발의 위험이 적어진다.
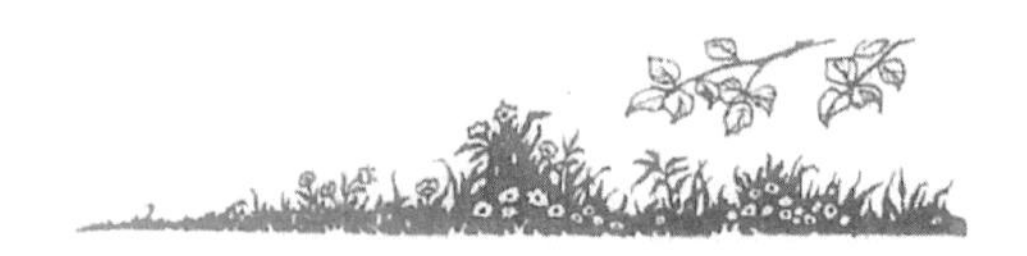</td></tr>
</table>

治 療 穴

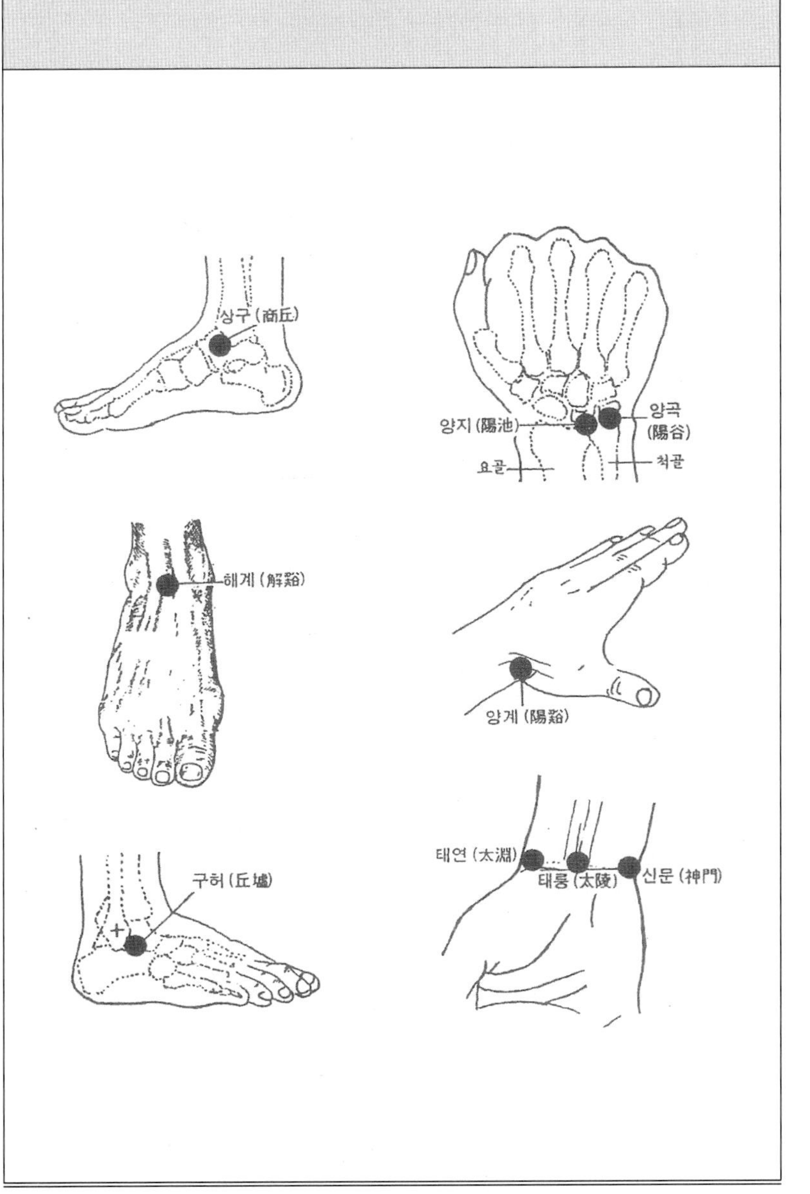

◈ 요도염(尿道炎)~오줌소태

원인(原因) 또는 증상(症狀)	요도의 감염 또는 염증으로 대개 방광 감염이나 방광염과 동반하여 나타난다. -여성에게 많다. -배뇨 시 통증이 있고 화끈거리며 요도에서 황록색의 탁한 점액성 분비물이 나온다. -방광 내에 요가 별로 없어도 배뇨감이 자주 있다. -성교 시 통증이 있다. -남성의 경우 일시적인 발기불능이 온다. -50세 이상의 남성은 요실금이 나타나기 쉽다.
치료(治療)	▲ 주용혈(主用穴): 치료시(治療時)마다 취혈(取穴)한다. 중극(中極), 용문(龍門). ▲ 보조혈(補助血): 치료시(治療時)에 교대로 취혈(取穴)한다. 차료(次髎), 곡천(曲泉), 대혁(大赫). ▲ 자침방법(刺針方法) 첫 회에는 주용혈(主用穴)을 발침법으로 자침(刺針) 후 1분 정도 유침(留針)한다. 다음 회부터는 주용혈(主用穴)과 보조혈(補助血)을 가감하여 치료(治療)한다. 자침(刺針) 후 3분 정도 유침(留針)한다. 발침하여 치료한다.
참고(參考)	천연항생제로서의 봉독은 그 효과가 매우 좋다. 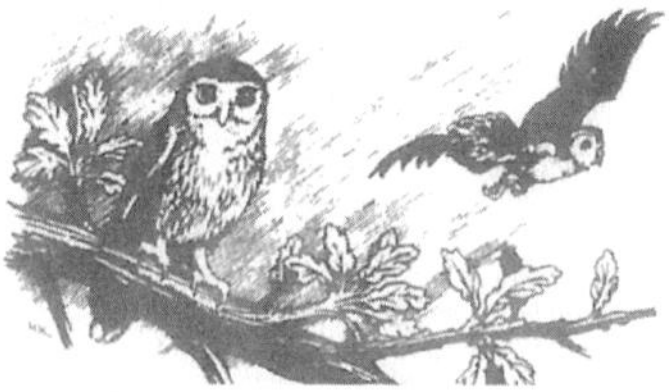

治 療 穴

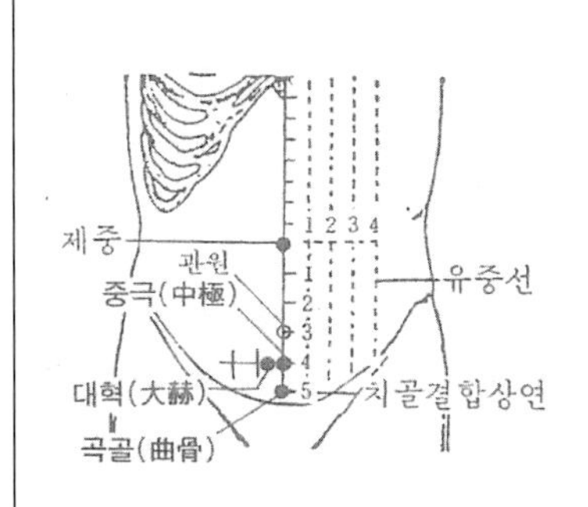

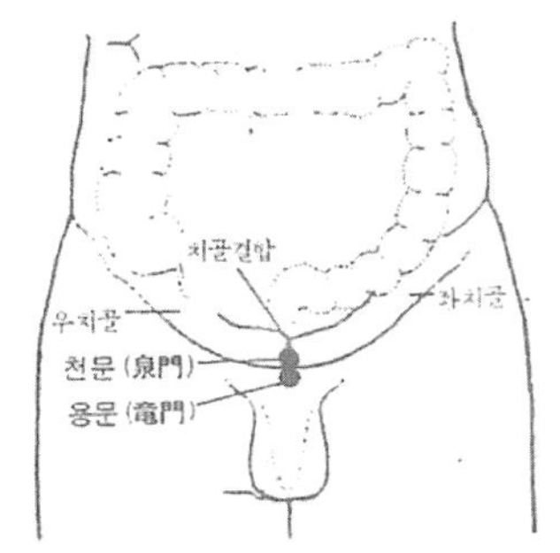

외음부(外陰部)에서 취혈한다. 치골결합(恥骨結合)의 중앙 하연이 용문(竜門)이다.

중극(中極, 1개 혈)

○ 일명 기원(氣員), 옥천(玉泉)이라고도 하는데 족태양방광경의 모혈이다.

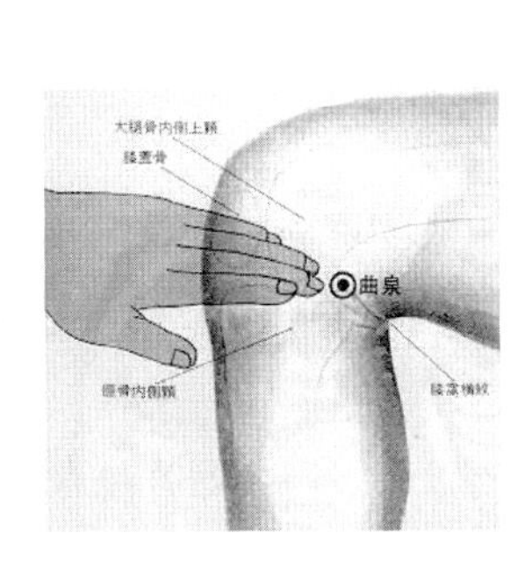

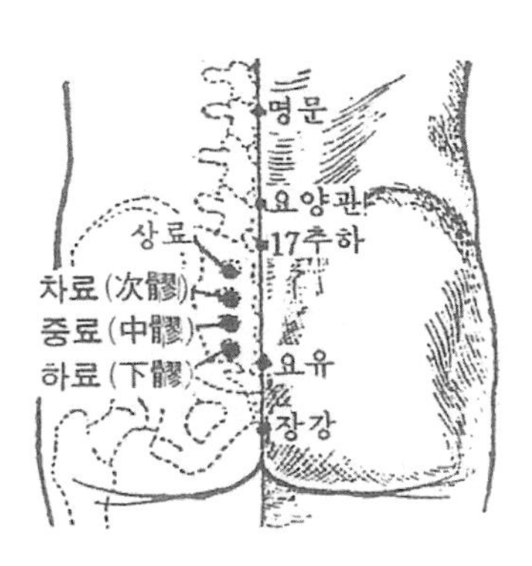

곡천(曲泉, 2개 혈)

○ 무릎 안쪽 보골 아래의 큰 힘줄과 작은 힘줄 사이 우묵한 곳에 있다. 무릎을 구부리고 침혈을 잡는다[동인].

主治: 膀胱炎, 尿道炎, 子宮下垂, 陰痒.

◈ 요실금(尿失禁)~오줌을 쌈

원인(原因) 또는 증상(症狀)	요실금이란 소변을 보려고 하지 않았는데도 자신의 의지와 무관하게 오줌이 새는 배뇨이상으로서 사회적 활동 또는 위생상의 문제를 일으키는 것을 말한다. 요실금의 발생 빈도는 우리나라의 경우 중년기 여성인구의 30% 정도에서 요실금을 호소하며 노인층에서는 약 40%가 요실금이 있다고 한다.
치료(治療)	▲ 주용혈(主用穴): 치료시(治療時)마다 취혈(取穴)한다. 중극(中極), 곡골(曲骨), 곡천(曲泉). ▲ 보조혈(補助血): 치료시(治療時)에 교대로 취혈(取穴)한다. 삼음교(三陰交), 차료(次髎). ▲ 자침방법(刺針方法) 첫 회에는 주용혈(主用穴)을 발침법으로 자침(刺針) 후 1분 정도 유침(留針)한다. 다음 회부터는 주용혈(主用穴)과 보조혈(補助血)을 가감하여 치료(治療)한다. 자침(刺針) 후 3분 정도 유침(留針)한다. 격일제로 3회의 치료로 유효성을 보이고 1개월이면 치료된다. 발침하여 치료한다.
참고(參考)	요실금은 종양이나 기타 소모성 질환같이 생명을 위협하지는 않지만 요실금으로 인한 불편함과 수치심, 이로 인한 사회활동의 제약으로 점차 고립되어 가고 정신적인 장애를 유발할 수 있다. 일상생활 중에서 항문 괄약근 조이기 운동을 습관화하면 치료에 보탬이 된다. 신경성방광기능장애로 오기 때문에 벌침이 잘 듣는다. 차료(次, 2개 혈) ○ 엉덩이뼈 2번째 구멍에 해당한 우묵한 곳에 있다. 主治: 泌尿生殖器疾患, 坐骨神經痛, 遺尿, 膀胱炎.

治 療 穴

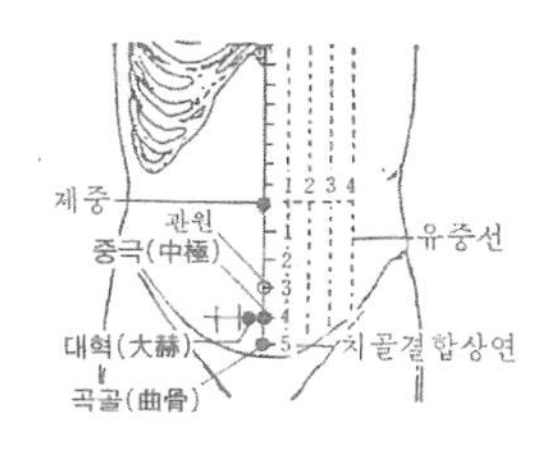

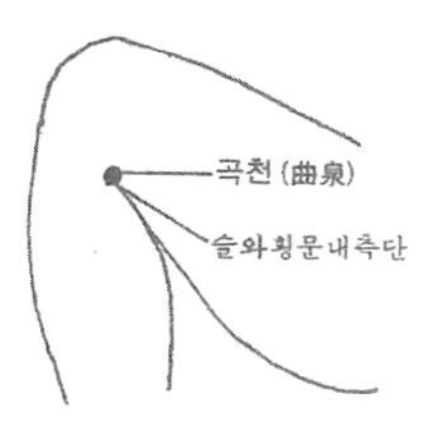

곡천(曲泉, 2개 혈)
○ 무릎 안쪽 보골 아래의 큰 힘줄과 작은 힘줄 사이 우묵한 곳에 있다.

主治: 膀胱炎, 尿道炎, 子宮下垂, 陰痒.

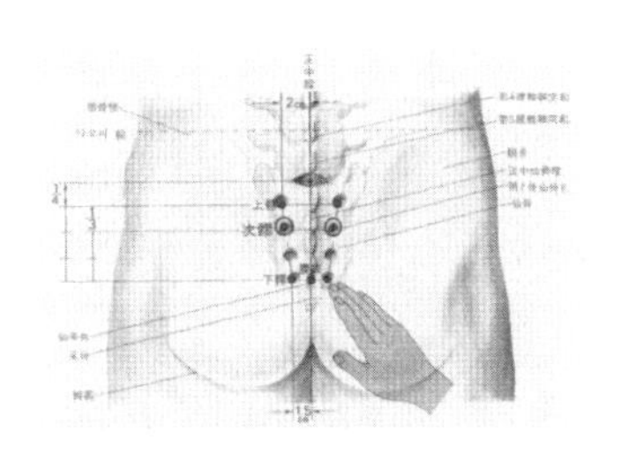

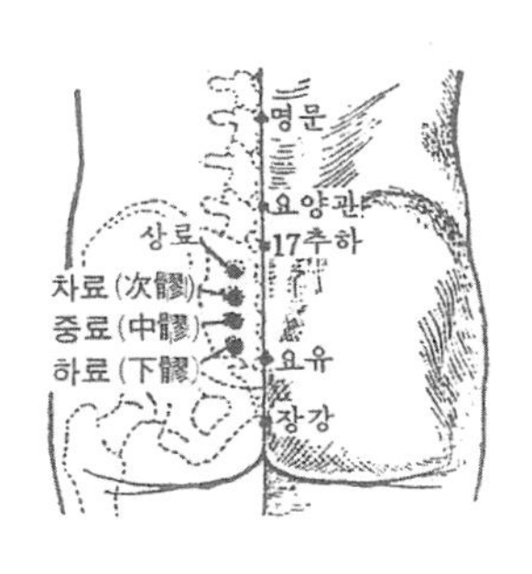

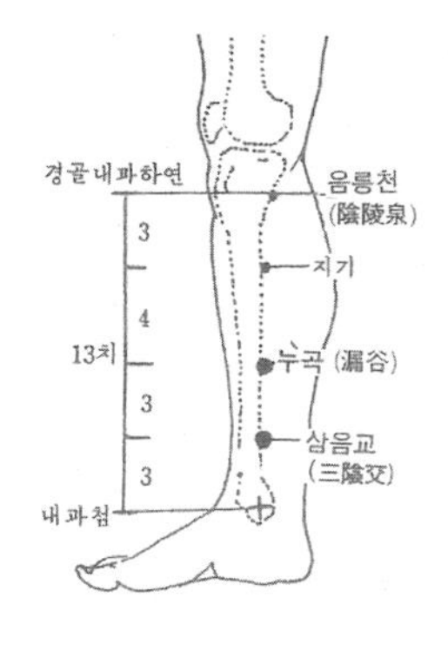

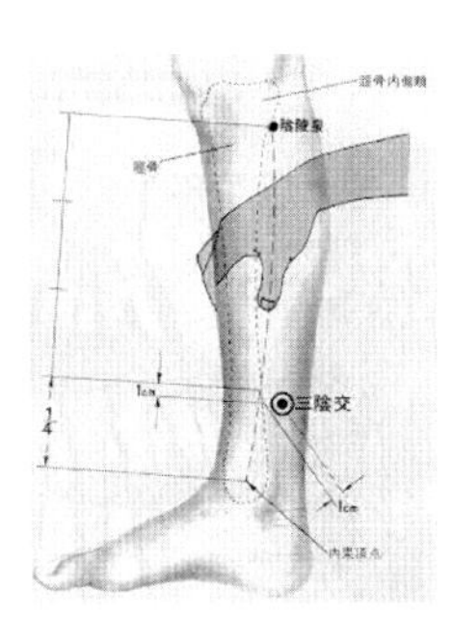

◈ 요의빈삭(尿意頻數)~오줌이 자주 나옴

원인(原因) 또는 증상(症狀)	신(腎) 방광(膀胱) 및 요도(尿道)의 병으로 일어나는 경우가 많으나 신경증으로 오는 경우도 있다. 자궁의 종양(腫瘍)과 임신 중에도 나타난다.
치료(治療)	▲ 주용혈(主用穴): 치료시(治療時)마다 취혈(取穴)한다. 곡골(曲骨), 중극(中極), 수분(水分), 수도(水道). ▲ 보조혈(補助血): 치료시(治療時)에 교대로 취혈(取穴)한다. 곡천(曲泉), 차료(次髎). ▲ 자침방법(刺針方法) 첫 회에는 주용혈(主用穴)을 발침법으로 자침(刺針) 후 1분 정도 유침(留針)한다. 다음 회부터는 주용혈(主用穴)과 보조혈(補助血)을 가감하여 치료(治療)한다. 자침(刺針) 후 3분 정도 유침(留針)한다. 백회(百會)는 발침하여 사용한다.
참고(參考)	신경증으로 오는 경우는 마음을 편하게 하고 안정을 찾으면 자연히 치료된다. 곡골(曲骨, 1개 혈) ○ 회골(回骨)이라고도 하는데 횡골(치골결합) 위쪽 음모가 돋은 기슭 우묵한 곳인데 손을 대면 맥이 뛴다[동인]. ○ 중극혈에서 아래로 1치 내려가며 배꼽에서는 5치 아래에 있다.

治 療 穴

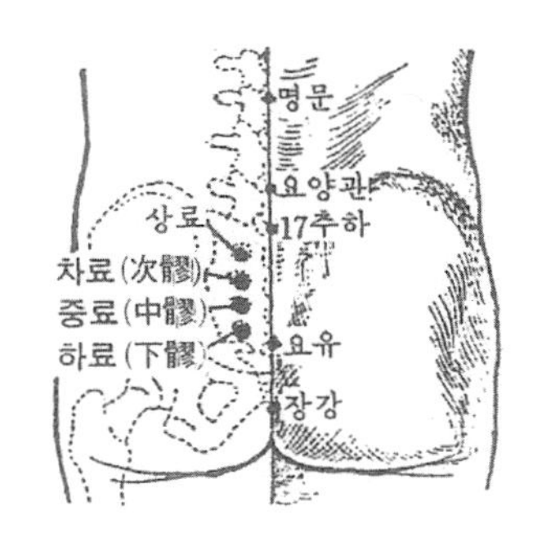

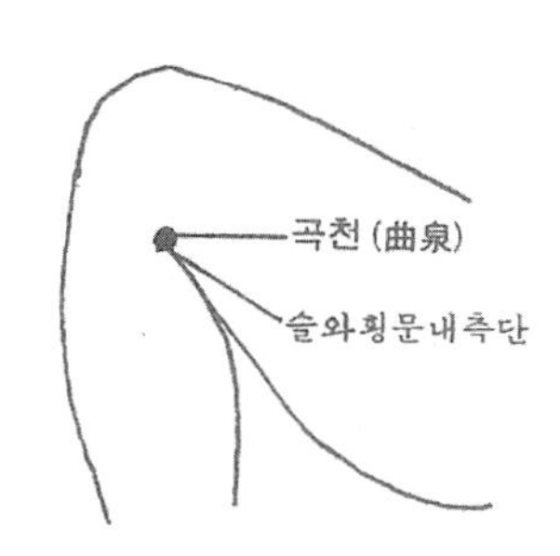

곡천(曲泉, 2개 혈)

○ 무릎 안쪽 보골 아래의 큰 힘줄과 작은 힘줄 사이 우묵한 곳에 있다.

主治: 膀胱炎, 尿道炎, 子宮下垂, 陰痒.

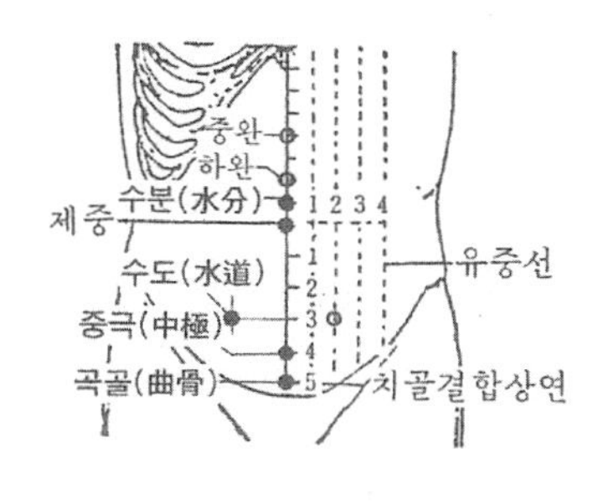

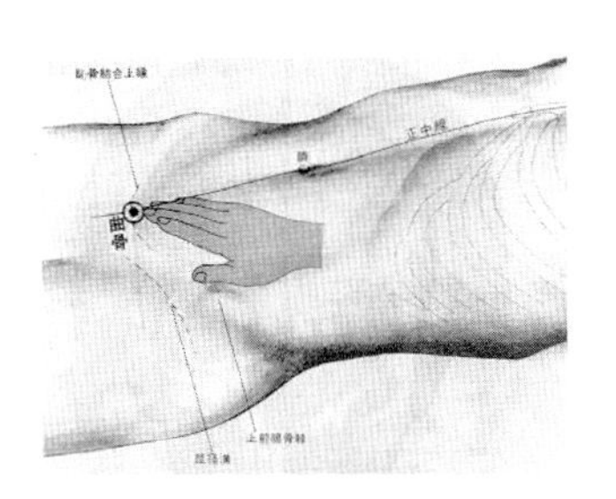

수도(水道, 2개 혈)

○ 대거혈에서 아래로 3치, 천추혈에서 5치 아래에 있다.

主治: 膀胱炎, 腎炎—水에 관련된 疾患. 便秘, 痔疾—手陽明大腸經의 陽明經疾患.

參考: 水(腎, 膀胱)로 通하는 길이라는 뜻으로 水와 關係가 깊은 泌尿器; 生殖器, 腹水나 大便에 關한 疾患에 效果가 있다는 것이다.

◈ 요폐(尿閉)~오줌을 못 누는 것

원인(原因) 또는 증상(症狀)	방광 내(膀胱內)에 오줌이 자유롭게 배출되지 못하는 병이다. 신경성방광기능장애(神經性膀胱機能障碍)로 판단된다.
치료(治療)	▲ 주용혈(主用穴): 치료시(治療時)마다 취혈(取穴)한다. 중극(中極), 곡골(曲骨). ▲ 보조혈(補助血): 치료시(治療時)에 교대로 취혈(取穴)한다. 신유(腎兪), 방광유(膀胱兪), 차료(次髎), 삼음교(三陰交). ▲ 자침방법(刺針方法) 첫 회에는 주용혈(主用穴)을 발침법으로 자침(刺針) 후 1분 정도 유침(留針)한다. 다음 회부터는 주용혈(主用穴)과 보조혈(補助血)을 가감하여 치료(治療)한다. 자침(刺針) 후 3분 정도 유침(留針)한다. 발침법으로 치료한다. 백회(百會)는 발침하여 제독하여 사용한다. 삼음교(三陰交, 2개 혈) ○ 족태음경맥, 족궐음경맥, 족소음경맥이 모이는 곳이다. 主治: 婦人科疾患에 제일 많이 使用: 月經不順下 腹痛, 月經不調.
참고(參考)	벌침치료가 잘 되는 것은 신경성방광기능장애(神經性膀胱機能障碍)로 오는 병이기 때문이다.

治 療 穴

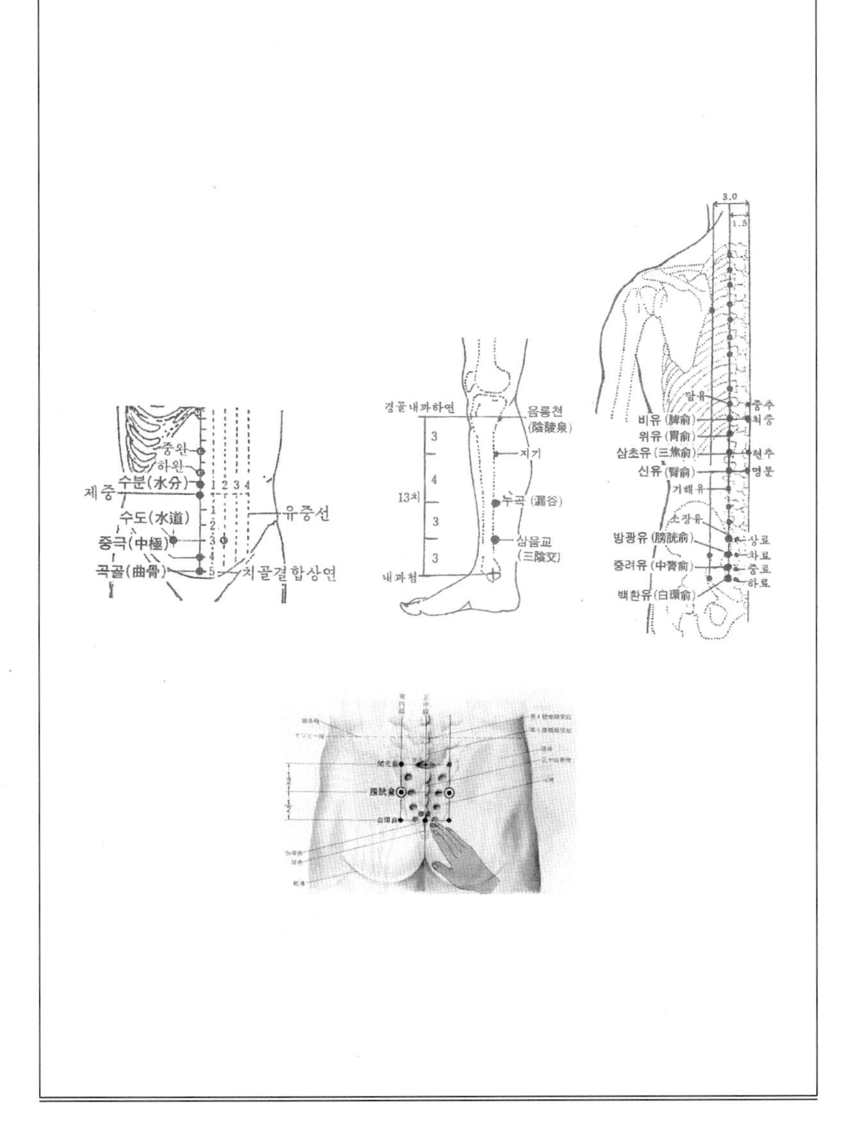
중완
하완
수분(水分)
제중
1 2 3 4
유중선
수도(水道)
중극(中極)
곡골(曲骨)
치골결합상연
경골내과하연
음릉천
(陰陵泉)
지기
13치
누곡 (漏谷)
삼음교
(三陰交)
내과첨
3.0
1.5
담유
중추
비유 (脾兪)
척중
위유 (胃兪)
삼초유 (三焦兪)
현추
신유 (腎兪)
명문
기해유
소장유
방광유 (膀胱兪)
상료
차료
중려유 (中膂兪)
중료
하료
백환유 (白環兪)
膀胱兪

◈ 요통(腰痛)

요통의 부위 및 정의

요통이 일어나는 부위는 요추로서 요추는 5개의 뼈로 구성, 그 사이에 추간판인 디스크가 뼈 사이에서 충격을 막는 완충작용을 하고 이들 뼈 주위에 강한 인대들과 근육조직이 둘러싸 보호하고 있다. 요추가 제 기능을 다하려면 뼈, 디스크, 인대, 근육이 제자리를 잡아야 하는데 이 요추에 무리한 압력이나 긴장상태를 가할 때 조직손상이나 피로를 일으켜 요통이 발생한다.

원인은 천차만별해 쉽게 치료가 가능한 경우도 있지만 대부분은 고질병으로 남는 경우가 많다. 허리가 아프다면 [디스크]를 떠올리는 사람이 대부분이다. 그러나 디스크는 요통을 일으키는 수많은 원인 가운데 하나일 뿐이다.

요통의 원인

척추와 직접적인 관계를 갖고 있는데 몇 가지로 나눈다.

1) 우선 척추뼈 이상이다.

   환자가 나이가 많다면 골다공증인 경우가 많다.

2) 요통의 가장 큰 원인인 추간판탈출증은, 즉 '디스크'가 뒤쪽으로 돌출하여 다리로 내려가는 신경근(좌골신경)을 누르기 때문에 일어나는 증상이다. 간단히 '디스크'라고도 부르며 '좌골신경통'으로 명명하는 경우도 있다.

   근육이나 인대가 손상하여 오는 요통은 벌침 이상 빠른 게 없다. 정말 신기하게 치료가 잘 된다. 척추와 관련된 조직의 이상으로 생기는 요통은 좌골신경통을 잘 유발하지만 다른 장기의 질환으로 요통을 일으킨 경우에는 좌골신경통을 유발하지 않는다.

3) 척추 관절 이상이다.

흔히 말하는 디스크와 퇴행성관절염이 여기에 해당한다. 디스크, 즉 추간판이 빠져나가기 전에 대개 까맣게 변성되는 것을 디스크 변성이라 한다. 이때도 요통이 생긴다.

4) 디스크와 비슷한 질환에 척추관 협착증이 있다.

말 그대로 척추 마디마디 사이가 좁아져 주변 신경을 압박하면서 통증을 일으킨다. 허리에서 다리로 내려가는 신경을 눌러 다리가 찌릿찌릿 저리고 보행에 지장을 받는다는 점에서 디스크와 구분하지 않는 경우도 있다.

5) 골다공증, 퇴행성관절염과 염좌상에 따른 요통이 가장 많다.

6) 압박골절

주로 폐경기 이후 여성에게 있어 호르몬대사의 이상으로 골에서 골질이 빠져나가므로 골밀도가 저하되고 골이 약화됨에 따라 가벼운 타박에도 골절이 오는데 동통으로 운동제한이 있고 동통이 강하게 지속되며 환처에 압통이 있다. 초기증상은 흉요추에 급성 요통이 있고 척추의 운동은 제한되고 통증은 앉거나 설 때, 기침, 재채기를 할 때 더욱 심해진다.

7) 강직성척추염

강직성척추염은 류머티즘 관절염과 비슷한 만성적인 전신질환 일종으로 주로 신체의 축을 이루는 뼈 및 관절들을 주로 침범하여 관절이 점차 통뼈로 변화되어 굳어지는 특징적인 질환이다.

질병이 진행될수록 정상적인 자세를 취하기 어려워 정상적인 척추곡선이 소실되고 심할 경우에는 목에서부터 골반의 척추까지 모두 굳어져 앞을 바라보기가 어려워질 수 있다. 이때에도 만성적인 허리의 통증이 온다.

9) 요추부 긴장

등, 엉덩이, 허벅지까지 심한 통증이 온다. 밭일이나 물건 나르기 등 일을 심하게 하거나 운동을 심하게 하고 나서 생기는 경우다.

그러나 이러한 일이나 운동을 하는 동안이나 그 직후에는 별로 통증이 없다가 12-36시간 후에는 주변 조직이 부으면서 통증이 생기고 근육이 뻣뻣해지는 느낌이 생긴다. 일어서거나 상체를 앞으로 굽히면 통증이 심해지고 누워있으면 좋아진다.

10) 신허요통(腎虛腰痛)

한방(韓方)에서도 여러 사람이 고심하여 요통의 분류를 행하고 있는데 그중 하나가 신허(腎虛)요통이다. 즉 심신과로, 방사과도 등으로 신(腎)을 아프게 하여 일어나는 요통으로 과로성 요통, 만성 요통은 많이 신허요통(腎虛腰痛)으로 옮겨진다.

11) 추가사항

- ▵ 외상에 의한 허리 염좌(捻挫)
- ▵ 요추의 퇴행성질환
- ▵ 척추신경통로가 좁아진 요추 척수강협착

이밖에 요추의 선천성변형, 선천성발육이상, 요추마디에 발생하는 골수염, 갑상선질환, 비타민D결핍증, 폐경기 이후 골다공증 때문에 요통이 오기도 한다.

드물기는 하지만 심한 우울증과 불안신경증환자와 교통사고환자의 보상심리에 의한 요통도 있을 수 있다. 여성의 경우 10~20%가 월경 시 요통을 겪는데 대개 일상생활에는 지장이 없다. 약한 디스크를 가진 임산부도 요통을 경험한다.

요통의 확실한 치료

우리 주변에 요통환자가 많은 만큼 치료도 쉽지 않다.

우선 요통이 있을 경우 정밀진단을 통하여 병원치료를 반드시 하여야 한다. 벌침이 만병통치는 아니다.

어쩌랴! 신경이 손상된 것을 현대의학에서는 재생할 수 없다.

그러나 오랜 경험에 의하면 신경 또는 인대가 손상된 경우에는 벌침 치료가 단연 으뜸이라 할 수 있다.

그러나 교만하지 말자!

벌침으로 허리가 낫고, 벌침으로 관절염이 낫고, 무엇이든 벌침으로 낫고 하는 식으로 벌침을 만병통치로 알고 남용해서는 안 된다. 병증과 원인을 잘 구별해서 현대의학을 최대한 활용해야 한다.

필자는 항상 강조한다.

내 몸에 異常이 왔다면 병원의 종합 진단을 권장한다. 제2차로 그 중에 의심이 갈 만한 부위를 다시 한번 정밀진단을 한다. 그리고 내가 가진 요통이 어떤 원인에서 왔고 또 현재 어떤 병증이 있는데 이럴 경우에는 어떤 치료가 가장 확실한지 공부하고 전문의와 상담해서 건강을 찾아야 한다. 전문의와의 상담이 만족할 수준이 아니라면 다른 전문의를 찾아서 해답을 구해야 한다. 김용학 씨의 요통과 지금 현재 당신이 앓고 있는 요통은 같을 수가 없다.

치료방법

1. 병증에 따라 치료방법을 달리한다.

   예를 들면 과로나 체력 손실로 오는 신허(腎虛)요통이라면 보약도 좀 먹고 치료하고, 심하게 손상되어 수술이 필요하다면 현대의학의 힘을 빌려 수술요법으로 건강을 회복하고 정형외과의 물리치료를 필요로 하는 경우에는 물리치료도 병행해야 한다.

2. 벌침의 자침 부위는 병증에 관계없이 똑같다.

물리치료를 하면서 벌침을 맞는 경우나 프로폴리스를 복용하면서 벌침을 맞는 경우를 막론하고 벌침을 맞는 침자리(經穴)는 같다는 것이다.

1일차는 3군데 정도 발침법을 사용하고 체질을 봐 가면서 점차 늘리되 최고 30마리까지 살아 있는 벌로 직침하는 경우도 있다.

치료는 격일제를 원칙으로 하고 100회의 치료로 어떤 질환이든 유효성을 보인다.

손가락으로 눌러서 아픈 곳이 治療穴(치료혈)이다. 또한 움직이면 아픈 곳도 치료점이 된다.

앞의 요통 편에서 원인 및 증상을 자세히 밝혔으니 다시 한번 보기 바란다.

허리 끊어 놓기로 첫날에는 2-4곳을 刺針(자침)하고 격일제로 치료한다.

만성의 경우 수개월 치료해야 한다. 최고 30마리까지 산 벌을 쏘인 경험도 있다. 자침(刺針) 후 10분 정도 유침(留針)한다.

따라서 병증과 적응력을 봐서 치료 범위를 확대하여 간다.

어떤 경우는 꺼꾸리와 발에 맞춤 깔창을 해서 사용하는 것도 치료효과를 증대할 수 있다.

민간요법으로 지네를 먹고 나았다고 하는데…….

글쎄! 생각 좀 해 봐야지요!

바른 자세와 생활습관이 요통으로부터의 해방이다.

◈ 요통 치료경험

다음은 카페 회원의 글입니다.

다들 체험사례를 봐서 아시겠지만 전 이번에 벌침치료로 확실한 치료경험을 하게 되었습니다.

치료 기간이 3주가 채 되지 않았지만 요통이 거진 90%완치된 것 같습니다. 일상생활에 지장이 전혀 없으니까요^^.

우선 통증이 오게 된 유형을 말씀드리자면 기관지가 타고 나면서 안 좋은 저는 어이없게 기침하다가 허리를 뜨끔한 날로부터 3일이 경과하니 예전에 디스크가 왔을 때의 신호 [통증을 경감하기 위해서 몸이 알아서 허리를 한 쪽으로 트는]를 거울을 보면서 알게 되었습니다. 가만히 전신거울을 보면 허리가 정 중앙이 아닌 오른쪽이나 왼쪽으로 가게 되는데 전 항상 하지가 오른쪽으로 가더라고요.

통증이 있던 그날 불길한 예감에 인터넷 써핑을 하다가 벌침을 알게 되었고 바로 벌, 책자, 핀셋을 신청하게 되었습니다.

첫날에는 발침 하여 허리에 벌침을 치료하고 둘째 날부터 주용혈과 보조혈에 본격적인 치료를 하였습니다. 적응이 잘 되는 것 같아 매일 퇴근 후 치료했습니다. 일주일이 지나니 끊어질 듯한 통증이 없어졌고, 둘째 주부터는 무릎시린 곳도 같이 치료였는데, 건강하게 되어서 매사에 자신감이 생겨서 즐거운 나날을 보고 있습니다. 끈기를 가지고 노력한다면 이처럼 좋은 치료방법이 또 있을까요?

송암 선생님께 감사드립니다.

◈ 요통(腰痛)~만성요통(慢性腰痛)

원인(原因) 또는 증상(症狀)	허리의 통증은 우리나라 인구의 90% 이상이 일생 중에 적어도 한 번은 경험하는 흔한 증상이다. 요통은 신장(콩팥), 자궁과 같은 배 안의 장기나 큰 혈관같이 척추와 관련이 없는 부위에 이상이 있을 때에도 생길 수 있다.
치료(治療)	▲ 주용혈(主用穴): 치료시(治療時)마다 취혈(取穴)한다. 명문(命門), 십칠추하(十七椎下), 요양관(腰陽關), 요유(腰兪), 요안(腰眼). ▲ 보조혈(補助血): 치료시(治療時)에 교대로 취혈(取穴)한다. 위중(委中). ▲ 자침방법(刺針方法) 첫 회에는 주용혈(主用穴)을 발침법으로 자침(刺針) 후 1분 정도 유침(留針)한다. 다음 회부터는 주용혈(主用穴)과 보조혈(補助血)을 가감하여 발침하여 치료(治療)한다. 자침(刺針) 후 3분 정도 유침(留針)한다.
참고(參考)	봉독의 작용과 뜸의 효과와 침의 효과로 치료되는 벌침법이다. 반듯하게 엎드린 자세에서 압통점이 있는 곳을 위주로 치료한다. 벌침은 오행침이나 일반침처럼 보사(補瀉)가 없다. 아시혈 침법이라고 해도 과언이 아니다. 환부 당처에 벌을 쏘여 봉독의 작용으로 신경을 부활시키고 염증을 제거시키고 혈을 깨끗이 해주면 근조직이나 신경이 정상으로 회복되어서 치료되는 원리이다.

治 療 穴

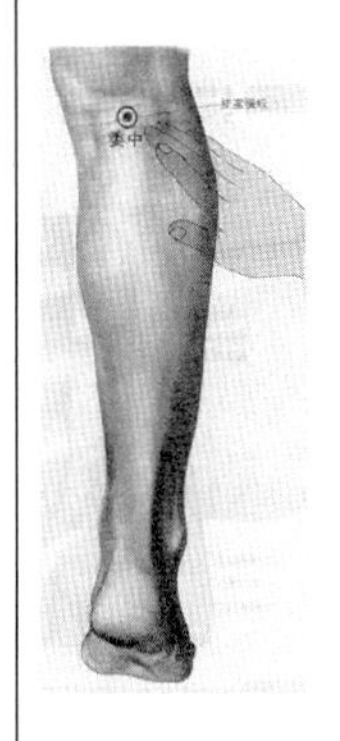

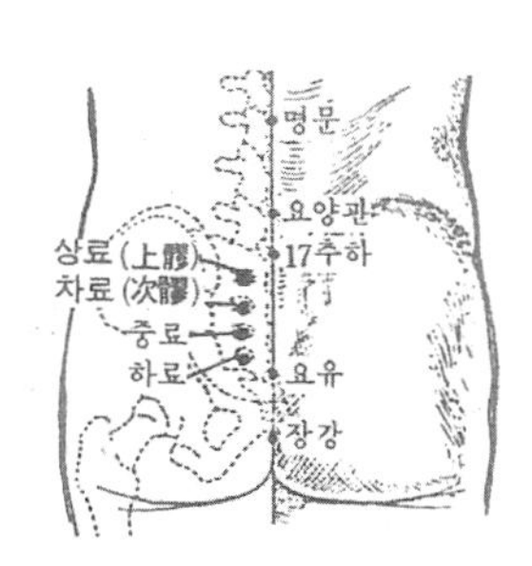

다리를 쭉 뻗치고 앞으로 엎드려 눕는다. 그리고 두 손으로 이마를 받친 자세로 요부(腰部)에서 취혈한다. 이때에 제4~5요추(第四~五腰椎)의 양방에 생기는 함요처가 요안腰眼)이다.

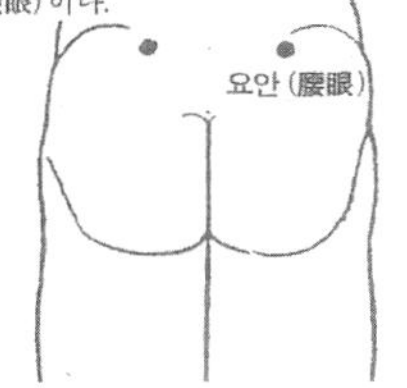

양관(陽關, 1개 혈)

○ 제16등뼈 아래에 있는데 엎드리게 하고 침혈을 잡는다.

主治: 下肢神經痛, 腰痛, 大腸疾患.

요유(腰유, 1개 혈)

○ 일명 배해(背解), 수공(髓孔), 요주(腰柱), 요호(腰戶), 수공(髓空)이라고도 한다.
○ 제21등뼈 아래의 우묵한 곳에 있다[동인].
○ 땅에 엎드려 몸을 펴고 두 손을 포개어 이마를 받친 다음 팔다리에 힘을 주지 말고 침혈을 잡는다[강목].

主治: 腰部諸筋疼痛, 腰脊强痛, 痔疾.

위중(委中, 2개 혈)

○ 오금의 가로로 간 금 가운데 맥이 뛰는 우묵한 곳에 있다[동인].

主治: 坐骨神經痛과 같은 下肢痛 患者.

◈ 요통(腰痛)~좌골신경통(坐骨神經痛)	
원인(原因) 또는 증상(症狀)	좌골신경은 우리 몸의 가장 크고 굵은 신경 중의 하나다. 흔히 우리가 좌골신경통이라고 하는 것은 허리에서부터 엉덩이와 다리의 후, 측면부를 따라 퍼져 내려가는 혹은 올라가는 통증을 한꺼번에 말하는 것이다.
치료(治療)	▲ 주용혈(主用穴): 치료시(治療時)마다 취혈(取穴)한다. 아시혈(阿是穴), 차료(次髎), 좌골(坐骨). ▲ 보조혈(補助血): 치료시(治療時)에 교대로 취혈(取穴)한다. 환도(環跳), 위중(委中), 상료(上髎), 질변(秩邊). ▲ 자침방법(刺針方法) 첫 회에는 신유 명문 근처의 아시혈(阿是穴)을 발침법으로 자침(刺針) 후 1분 정도 유침(留針)한다. 다음 회부터는 주용혈(主用穴)과 보조혈(補助血)을 가감하여 발침하여 치료(治療)한다. 자침(刺針) 후 3분 정도 유침(留針)한다. 적응 정도를 봐서 허리 끊어 놓기로 해도 좋다. 허리의 압통점에서 다리 뒤쪽으로 통증이 있으며 허리 굽히기가 힘들다. 이는 좌골신경이 압박을 받아 통증이 오는 것으로 허리에서 다리 뒤쪽으로 압통점이 심한 곳을 발침법으로 치료한다.
참고(參考)	격일제로 3회의 치료로 유효성을 보인다. 1개월 정도면 완치된다. 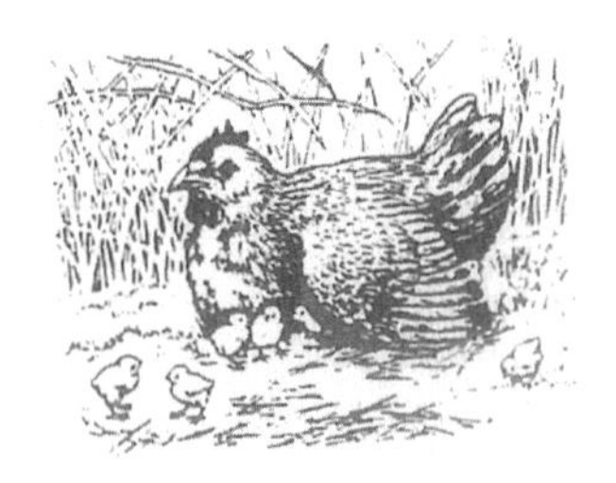

治 療 穴

둔부(臀部)에서 취혈한다. 고골대전자(股骨大轉子)와 미골첨단(尾骨尖端)을 이은선의 중점에서 하방(下方) 1치가 좌골(坐骨)이다.

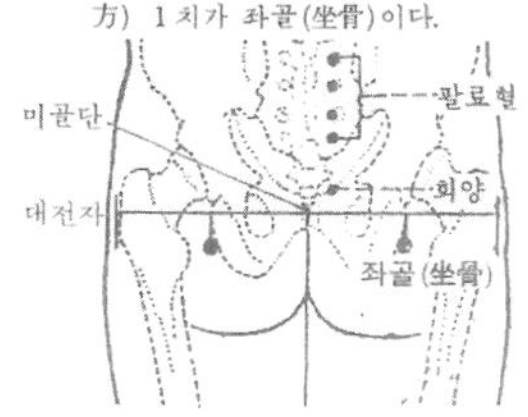

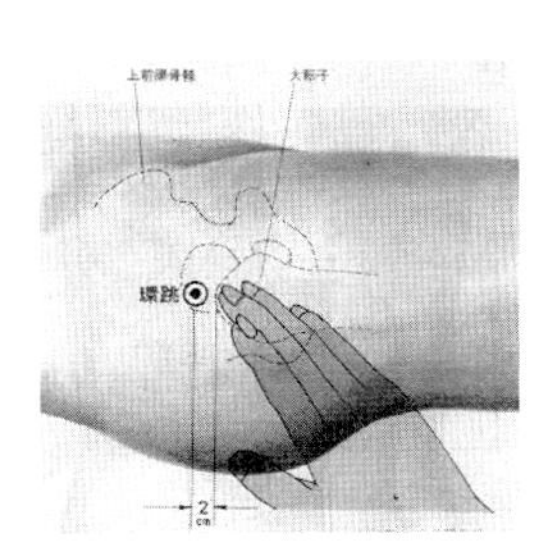

환도(環跳, 2개 혈)

○ 넓적다리뼈의 위쪽 가운데 있다.

○ 모로 누워서 다리를 구부리고 침혈을 잡는다[동인].

主治: 1) 坐骨神經痛—坐骨點에서 하지로 내려갈수록 약해짐.

2) 腰樞關係疾患으로 인한 坐骨神經痛—통증이 아래로 내려갈수록 심해지거나 거의 동일함.

3) 腰腿痛, 腰股疼痛.

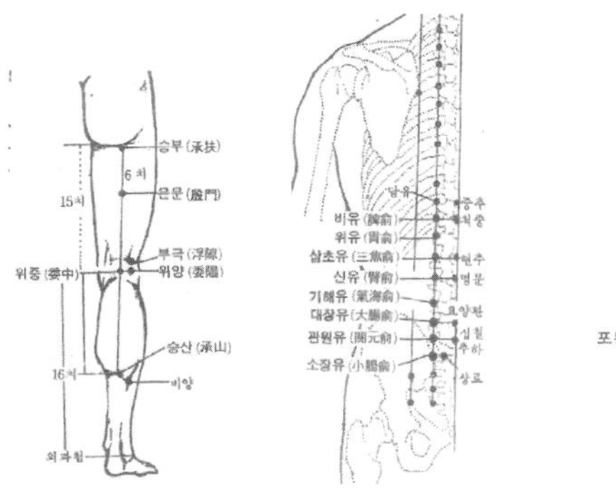

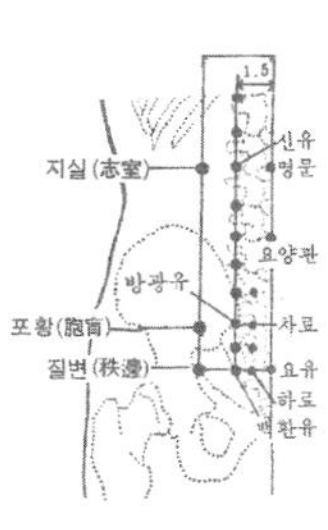

질변(秩邊, 2개 혈)

○ 제20등뼈 아래에서 양옆으로 각각 3치 나가서 우묵한 곳에 있다.

主治: 痔疾, 坐骨神經痛.

◈ 원형탈모증(圓形脫毛症)과 대머리

원형탈모증은 원인을 추론해보면 대체로 자가 면역기전으로 생각되며 여기에 유전적 소인과 정신적인 스트레스가 영향을 미친다고 알려져 있으며 그 형태는 머리카락이 원형을 이루며 빠지는 형태를 나타낸다. 원형탈모증은 사춘기 이후에 발생하는 환자는 자연 회복되는 경향이 있다. 일과성 탈모질환이기 때문이다.

첫 회에는 정수리에 발침하여 1곳을 놓는다.

다음 회부터는 탈모 부위에 0.5㎝ 간격으로 촘촘히 발침하여 자침(刺針)한다. 유침하지 말고 톡톡 치는 기분으로 여러 곳을 찌른다. 1일 10마리의 벌을 사용하면 된다. 잘 적응하면 매일 해도 되나 격일제로 함을 원칙으로 한다. 10회 정도 치료하면 솜털 모양의 치료를 볼 수 있다.

벌침은 모근(毛根)에 있는 모세혈관(毛細血管)의 혈행(血行)을 좋게 해주고 단백질로 자라는 머리카락의 모근(毛根)에 봉독(蜂毒)이 직접 작용을 하여 양질의 단백질을 공급하게 된다. 봉독(蜂毒)의 주원료(主原料)는 단백질이기 때문이다.

벌침은 두피 밑에 있는 기름샘을 분해해서 과잉으로 흐르는 기름을 막아준다.

대머리도 치료방법은 같다. 비법을 공개한다. 이 한 가지로 엄청난 축복일 것이다.

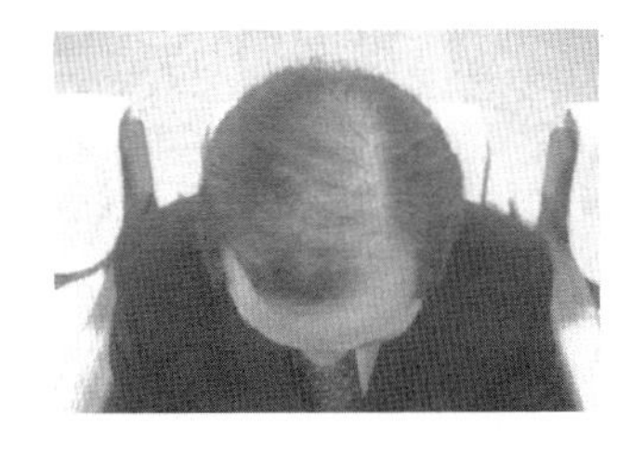
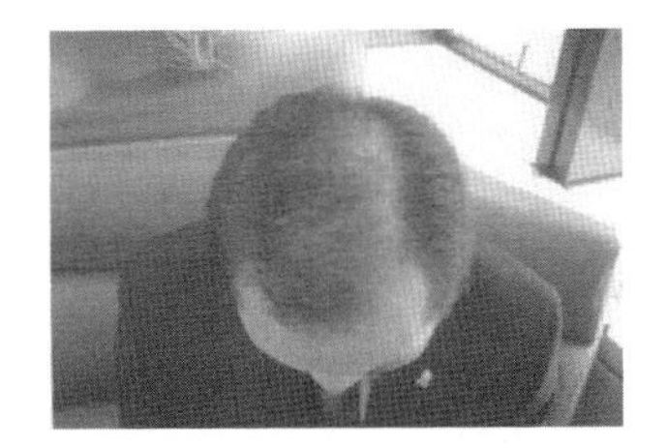

1. 블랙3이라 하여 검정깨, 검정콩, 흑미를 선식을 취급하는 곳에 가서 쪄서 살짝 볶은 후 미숫가루로 1개월분씩 만들어 온다. 많은 양을 사오면 부패되어 약효가 없다. 냉장고에 넣어 두고 공복 시에 미숫가루 먹듯 1일 3회 이상 복용한다. 1회에는 1스푼 양이다. 꿀물에 먹으면 더욱 좋다.
2. 벌침을 발침하여 촘촘히 자침한다. 부으면 2-3일 쉬었다가 다시 한다. 1일 10마리 이상을 사용하지 말고, 1마리의 침으로 3-4군데를 찌를 수 있다. 유침하지 말고 톡톡 치는 기분으로 수십 군데 찌른다. 1개월이면 효과가 나기 시작한다. 반드시……

회원 중에 길게는 1년까지 스스로 벌침을 놓는 분도 계신다.
영육(靈肉) 간에 건강했을 때 머리도 잘 난다.
스트레스와 과음이 없어야 하며 끈기도 중요하지 않겠는가?

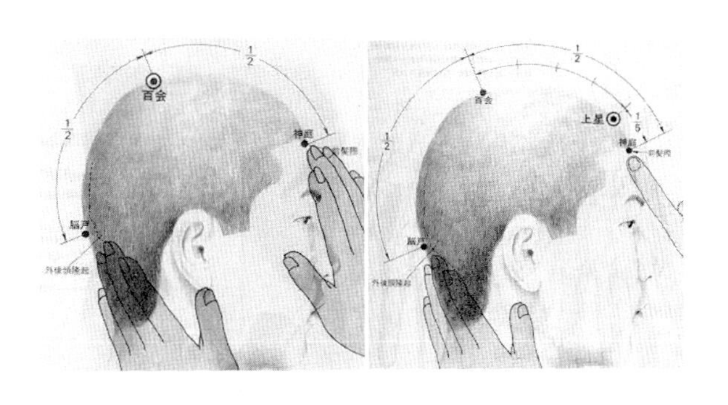

백회(百會), 상성(上星)은 빼지 말고 치료하고, 백회(百會)에서 신정(神庭)까지 좌우상하로 촘촘히 치료하면 된다.

모든 대머리가 치료되는 것은 아니다. 머리카락이 다 빠져서 반짝반짝 윤이 나는 정도라면 모근(毛根)과 땀구멍조차 막혀서 치료되지 않는다.

모근이 살아 있는 경계선 부분에 촘촘히 치료하면 더 이상의 탈모는 없을 것이다.

머리에 열이 많고 땀이 많이 나는 경우에는 한약을 복용하면서 치료해야 한다. 기타 몸의 균형을 바로잡아 원인 되는 질병을 치료하는 것도 잊어서는 안 된다.

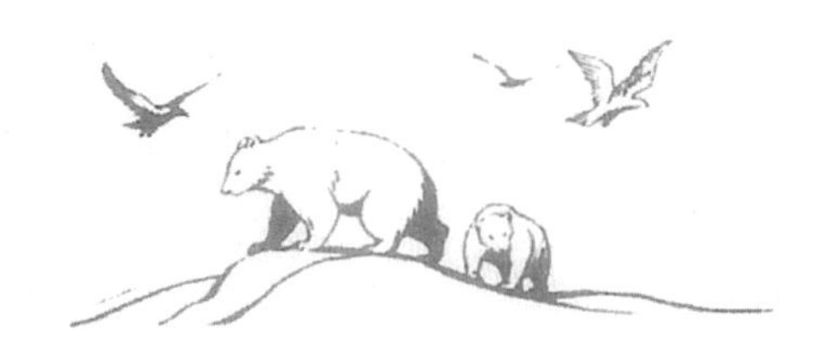

◈ 당신 머리가 이상해요

교회 성도 한 분이 대머리 때문에 스트레스를 많이 받는 분이 있었다. 나이 사십에 앞머리가 탈모되어 속알머리 없는 사람으로 놀림을 받는다는 것이다. 평소에 술, 담배는 안 하지만 아버님이 대머리이셨다고 한다.

예배 후에 벌침으로 치료되느냐고 질문을 한다.

낫고자 하면 주님이 도우신다고 하지 않습니까? 속는 셈 치고 한 번 해 봅시다 해서 치료는 시작되었다.

첫날에는 엎드려서 등의 아픈 부위를 발침하여 3군데 치료했다. 원인되는 질환부터 치료하기 위해서이다. 그 다음날에는 허리에 5군데, 머리에는 발침하여 톡톡치는 기분으로 3마리로 머리경계선을 치료했다. 머리가 나 있는 경계선은 모근이 생생하리라고 생각해서였다. 격일제로 치료했는데 10회를 치료했지만 가렵고 약간 부어있는 기분만 있을 뿐 희망이 없어 보였다.

그래서 치료를 포기하고 말았던 것이다. 그런데 기적이 일어난 것이다. 마누라가 당신 머리가 이상해요 하는 것이다.

거울을 자세히 들여 다 보니 벌침 맞은 곳에 모심은 것처럼 군데군데 부드러운 털이 보였다. 1년여 치료로 정상 머리가 되었으니 이 분은 대머리만 모시고 와서 필자를 귀찮게 하고 있다.

1년여 치료기간동안 벌침만 했던 것은 아니다. 만성변비에 위열이 많아 소화불량이었던 분이라 식이요법과 벌침을 병행했음을 밝힌다.

◈ 월경불순(月經不順)	
원인(原因) 또는 증상(症狀)	월경불순이란 월경의 주기, 색, 양, 성상(性狀)이 정상적이 아닌 것을 말한다. 즉 월경이 주기보다 빨리 오고, 색홍양다(色紅量多)하며, 번열면적(煩熱面赤)하고, 또는 월경이 주기보다 늦게 오며, 경색(經色)이 암담(暗淡)하며, 안색이 창백해지는 등 여러 가지 증상이 따른다.
치료(治療)	▲ 주용혈(主用穴): 치료시(治療時)마다 취혈(取穴)한다. 관원(關元), 삼음교(三陰交), 혈해(血海). ▲ 보조혈(補助血): 치료시(治療時)에 교대로 취혈(取穴)한다. 명문(命門). ▲ 자침방법(刺針方法) 첫 회에는 주용혈(主用穴)을 발침법으로 자침(刺針) 후 1분 정도 유침(留針)한다. 다음 회부터는 주용혈(主用穴)과 보조혈(補助血)을 가감하여 발침하여 치료(治療)한다. 자침(刺針) 후 3분 정도 유침(留針)한다. 격일제로 1개월 치료로 족하다.
참고(參考)	산부인과 질환은 대개 염증성질환이 많은 관계로 봉독이 그 실력을 발휘한다. 병원의 원인 치료가 중요하므로 병원을 찾아 진단과 치료를 요한다. 병원치료로 재발하는 경우가 많다면 벌침으로 다스려서 재발 없이 건강한 삶을 누릴 수 있다. 혈해(血海, 2개 혈) ○ 무릎 안쪽 위로 흰살 경계를 따라 3치 올라가 있다[동인].

治 療 穴

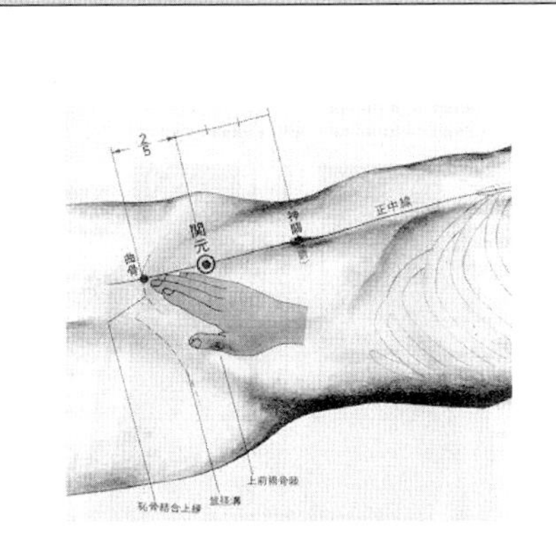

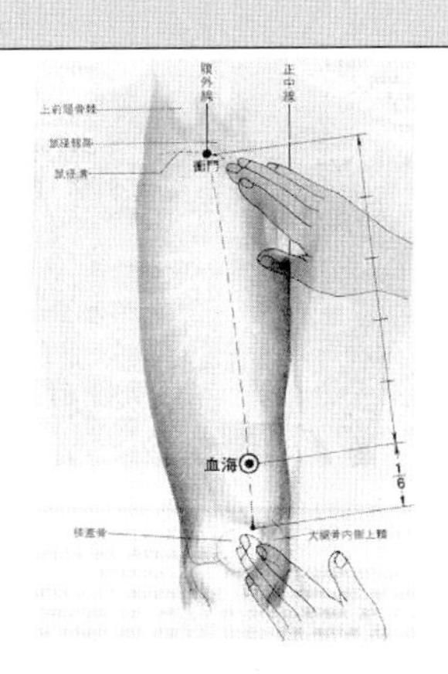

관원(關元, 1개 혈)

○ 일명 단전(丹田), 태중극(太中極)이라고도 하는데 수태양소장경의 모혈이다.

穴性: 培腎固本, 補氣回陽, 分別淸濁.

主治: 1) 비뇨생식기疾患: 頻尿 陽萎, 遺精.
2) 부인자궁질환: 子宮筋腫, 不姙症, 月經痛.
3) 하복부질환: 下腹痛 및 痙攣 下腹冷積腹痛, 疝證.
4) 强壯要穴, 長壽穴.

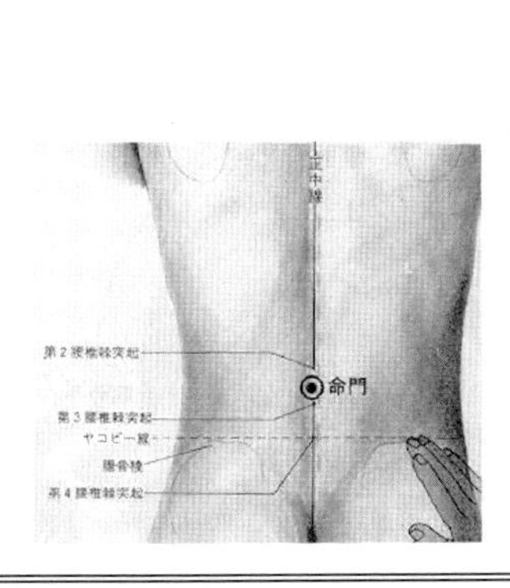

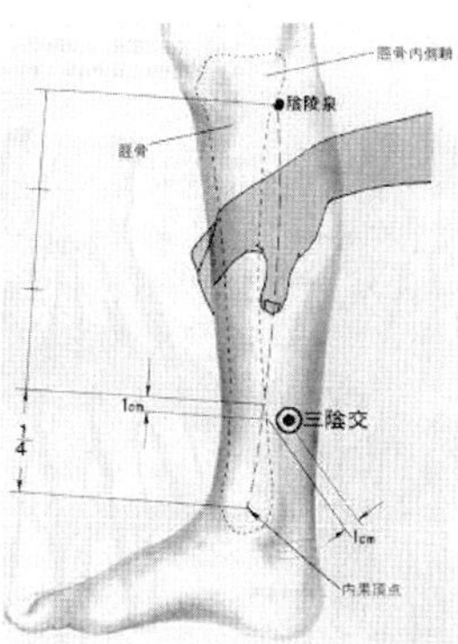

◈ 월경폐지(月經閉止)~월경이 끊김

원인(原因) 또는 증상(症狀)	여성이 사춘기가 지났는데도 월경이 없거나 월경이 이유 없이 정지되거나 월경이 전혀 나오지 않는 것을 말한다. 임신을 해서 월경이 정지된 것과 아기 젖을 먹일 때 정지되는 것은 병이 아니다. 발병원인은 복잡하며 대개 내분비(內分泌), 신경(神經), 스트레스 등의 원인으로 온다.
치료(治療)	▲ 주용혈(主用穴): 치료시(治療時)마다 취혈(取穴)한다. 음교(陰交), 관원(關元), 삼음교(三陰交), 혈해(血海). ▲ 보조혈(補助血): 치료시(治療時)에 교대로 취혈(取穴)한다. 기충(氣衝), 신유(腎兪), 차료(次髎), 곡천(曲泉). ▲ 자침방법(刺針方法) 첫 회에는 주용혈(主用穴)을 발침하여 자침(刺針) 후 1분 정도 유침(留針)한다. 다음 회부터는 주용혈(主用穴)과 보조혈(補助血)을 가감하여 치료(治療)한다. 발침하여 자침(刺針) 후 3분 정도 유침(留針)한다. 격일제로 3개월이면 치료가 된다.
참고(參考)	치료 중 허약해진 체력보강을 위해 꿀과 화분 복용을 권면하고 싶다. 음교(陰交, 1개 혈) ○ 배꼽에서 1치 아래에 있다. 主治: 婦人病에 爲主, 臍周圍痛, 水腫, 大小便不通, 腸鳴, 腹滿, 崩漏帶下, 月經不調.

治 療 穴

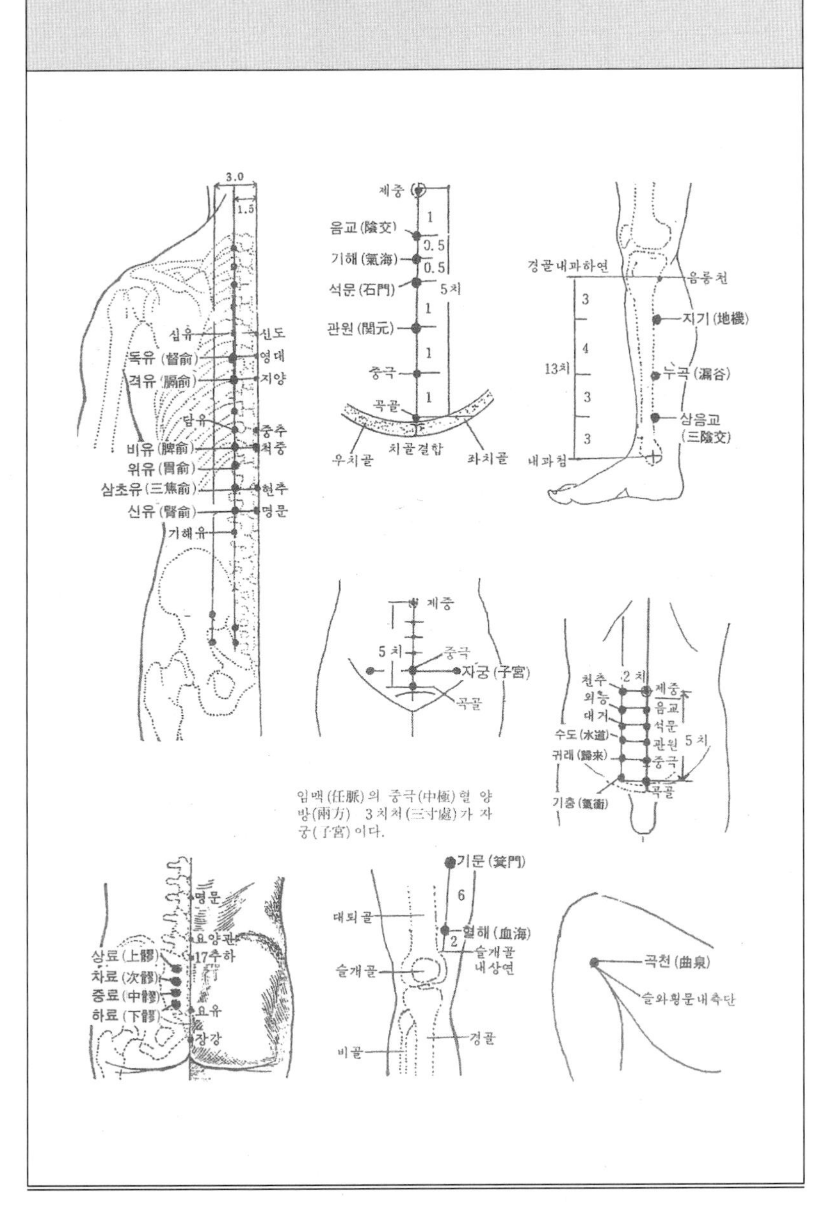
3.0
1.5
심유
신도
독유 (督兪)
영대
격유 (膈兪)
지양
담유
중추
비유 (脾兪)
척중
위유 (胃兪)
삼초유 (三焦兪)
현추
신유 (腎兪)
명문
기해유
제중
음교 (陰交)
기해 (氣海)
석문 (石門)
관원 (關元)
중극
곡골
1
0.5
0.5
5치
1
1
1
우치골
치골결합
좌치골
경골내과하연
음릉천
지기 (地機)
누곡 (漏谷)
삼음교
(三陰交)
13치
3
4
3
3
내과첨
제중
5 치
중극
자궁 (子宮)
곡골
임맥(任脈)의 중극(中極)혈 양
방(兩方) 3치처(三寸處)가 자
궁(子宮)이다.
천추
2 치
제중
외릉
음교
대거
석문
수도 (水道)
관원
5 치
귀래 (歸來)
중극
기충 (氣衝)
곡골
명문
요양관
상료 (上髎)
17추하
차료 (次髎)
중료 (中髎)
하료 (下髎)
요유
장강
기문 (箕門)
6
대퇴골
혈해 (血海)
2
슬개골
내상연
슬개골
경골
비골
곡천 (曲泉)
슬와횡문내측단

◈ 위궤양(胃潰瘍)~위 속이 헐음

원인(原因) 또는 증상(症狀)	위궤양은 위의 내막(內膜)인 점막(粘膜)이 헐어서 부스럼이 생긴 것이다. 주증상은 위통, 토혈, 위산과다로서 상복부에 국한성 압통점이 있고 배부에도 압통점이 있다. 식사 후 또는 1 -2시간 후에 나타난다.
치료(治療)	▲ 주용혈(主用穴): 치료시(治療時)마다 취혈(取穴)한다. 중완(中脘), 양문(梁門), 거궐(巨闕). ▲ 보조혈(補助血): 치료시(治療時)에 교대로 취혈(取穴)한다. 상완(上腕), 하완(下脘), 위유(胃兪). ▲ 자침방법(刺針方法) 첫 회에는 주용혈(主用穴)을 발침법으로 자침(刺針) 후 1분 정도 유침(留針)한다. 다음 회부터는 주용혈(主用穴)과 보조혈(補助血)을 가감하여 발침하여 치료(治療)한다. 자침(刺針) 후 3분 정도 유침(留針)한다. 격일제로 3개월이면 치료가 된다.
참고(參考)	치료효과를 극대화하기 위하여 프로폴리스를 복용해야 한다. 중완(中脘, 1개 혈) ○ 일명 태창(太倉)이라고도 하는데 족양명위경의 모혈이다. ○ 중완혈은 명치끝에서 배꼽까지 사이의 가운데 아래위가 각각 4치씩이다[자생]. 主治: 中焦諸病, 一切腑病 一切의 胃疾患—胃痛, 鼓脹.(胃의 痛症의 原因은 木克土 卽 肝氣犯胃로 因한 滯 때문이다.)

治 療 穴

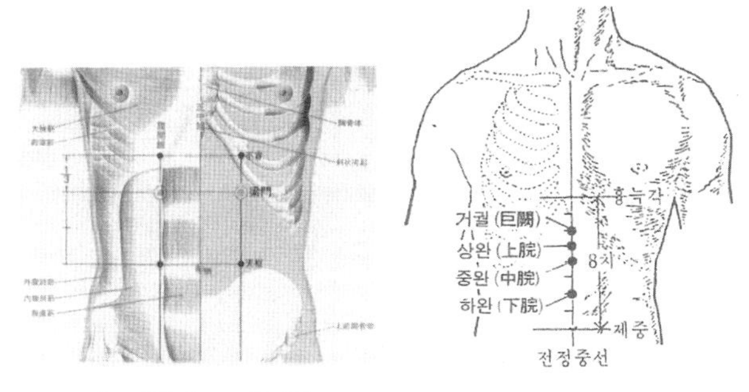

양문(梁門, 2개 혈)　　제중=배꼽

○ 승만혈에서 1치 아래에 있다.

主治: 胃疾患, 胃炎.

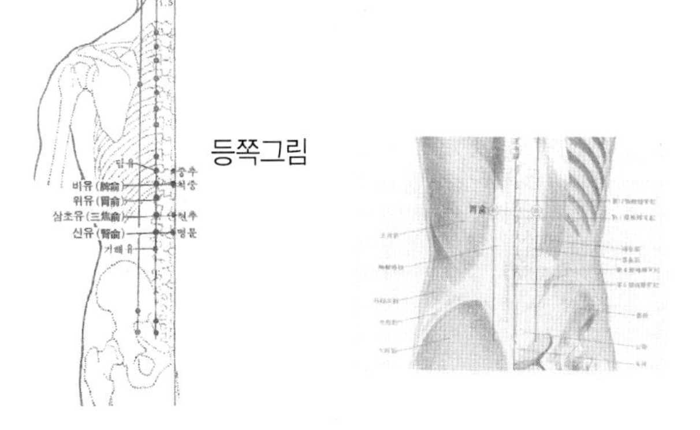

위유(胃兪, 2개 혈)
○ 제12등뼈 아래에서 양옆으로 각각 1치 5푼 나가 있다.

主治: 胃腸疾患의 反應點.
주로 위장 자체의 병변인 경우에 많은 반응점이 나타남.

◈ 위산과다(胃酸過多)~위산이 많아 속이 쓰림

원인(原因) 또는 증상(症狀)	위점막에서 분비되는 위액에는 펩신과 위산이 있다. 위산이 지나치게 많이 분비되면 음식을 먹고 난 후에 신트림이 나고 가슴이 쓰리고 명치 밑이 아픈 증상이 생긴다. 음식을 다시 먹으면 가라앉는 수가 많고, 식욕이 왕성하다. 이것이 오래되면 위궤양이 된다.
치료(治療)	▲ 주용혈(主用穴): 치료시(治療時)마다 취혈(取穴)한다. 상완(上腕), 중완(中脘). ▲ 보조혈(補助血): 치료시(治療時)에 교대로 취혈(取穴)한다. 지기(地機), 족삼리(足三里). ▲ 자침방법(刺針方法) 첫 회에는 주용혈(主用穴)을 발침법으로 자침(刺針) 후 1분 정도 유침(留針)한다. 다음 회부터는 주용혈(主用穴)과 보조혈(補助血)을 가감하여 발침하여 치료(治療)한다. 적응력을 잘 살펴서 자침(刺針) 후 3분 정도 유침(留針)한다. 격일제로 1개월이면 치료가 된다.
참고(參考)	치료효과를 극대화하기 위하여 프로폴리스를 복용해야 한다. 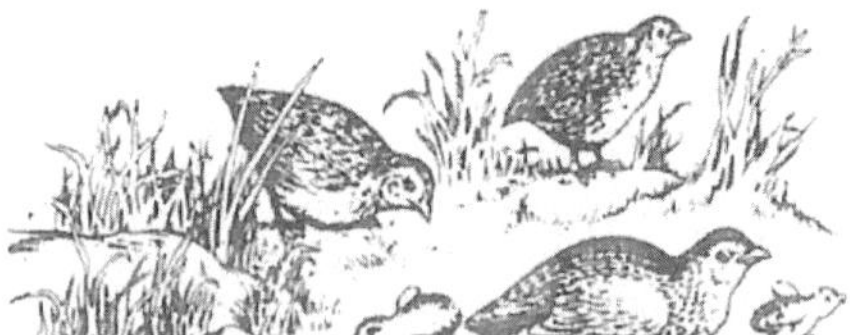

治 療 穴

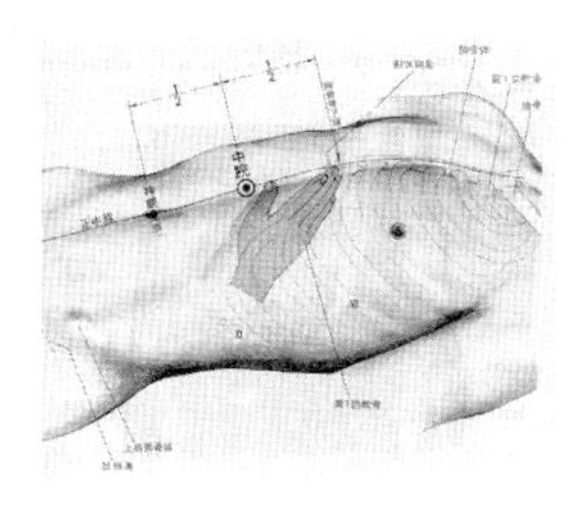

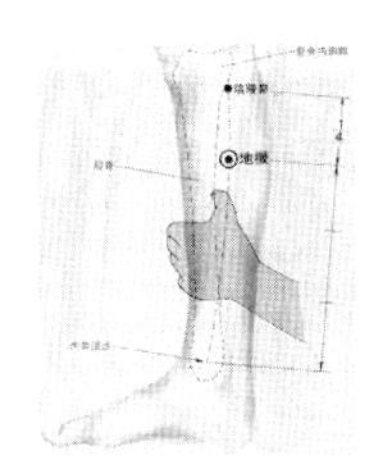

중완(中脘, 1개 혈)

○ 일명 태창(太倉)이라고도 하는데 족양명위경의 모혈이다.

主治: 一切의 胃疾患—胃痛, 鼓脹.

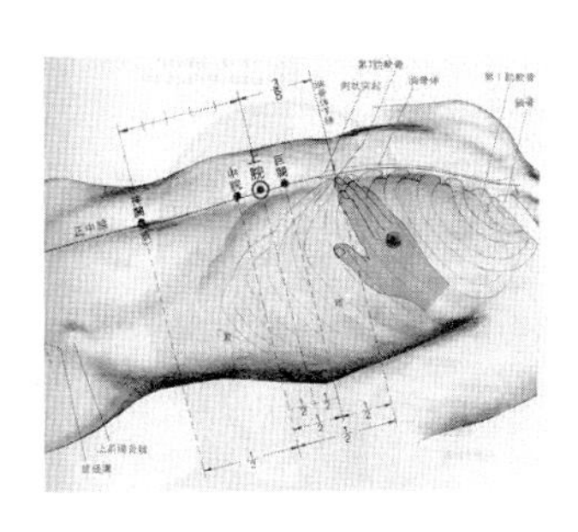

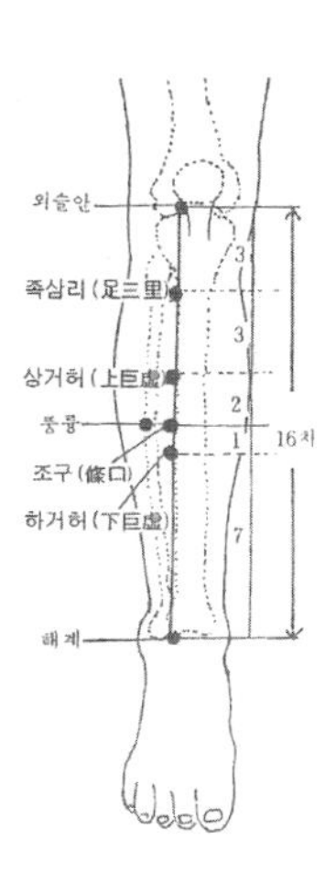

상완(上脘, 1개 혈)

○ 일명 상관(上管), 위완(胃脘)이라고도 한다.

○ 명치끝에서 3치 내려가 있다.

主治: 一切의 胃疾患: 嘔吐(噴門異常), 泄瀉(消化不良에 依한).

◈ 위염(胃炎)

원인(原因) 또는 증상(症狀)	위염은 위의 안쪽 벽을 덮어 위산이나 음식물로부터 보호하는 위점막에 염증이 생기는 병이다. 위염은 그 증상과 병의 경과에 따라 급성 위염과 만성 위염으로 나눈다.
치료(治療)	▲ 주용혈(主用穴): 치료시(治療時)마다 취혈(取穴)한다. 상완(上腕), 중완(中脘), 하완(下脘). ▲ 보조혈(補助血): 치료시(治療時)에 교대로 취혈(取穴)한다. 위유(胃兪), 비유(脾兪), 족삼리(足三里), 양구(梁丘), 태충(太衝). ▲ 자침방법(刺針方法) 첫 회에는 주용혈(主用穴)을 발침법으로 자침(刺針) 후 1분 정도 유침(留針)한다. 다음 회부터는 주용혈(主用穴)과 보조혈(補助血)을 가감하여 발침하여 치료(治療)한다. 적응력을 잘 살펴서 자침(刺針) 후 3분 정도 유침(留針)한다. 격일제로 1개월이면 치료가 된다.
참고(參考)	치료효과를 극대화하기 위하여 프로폴리스를 복용해야 한다.

治 療 穴

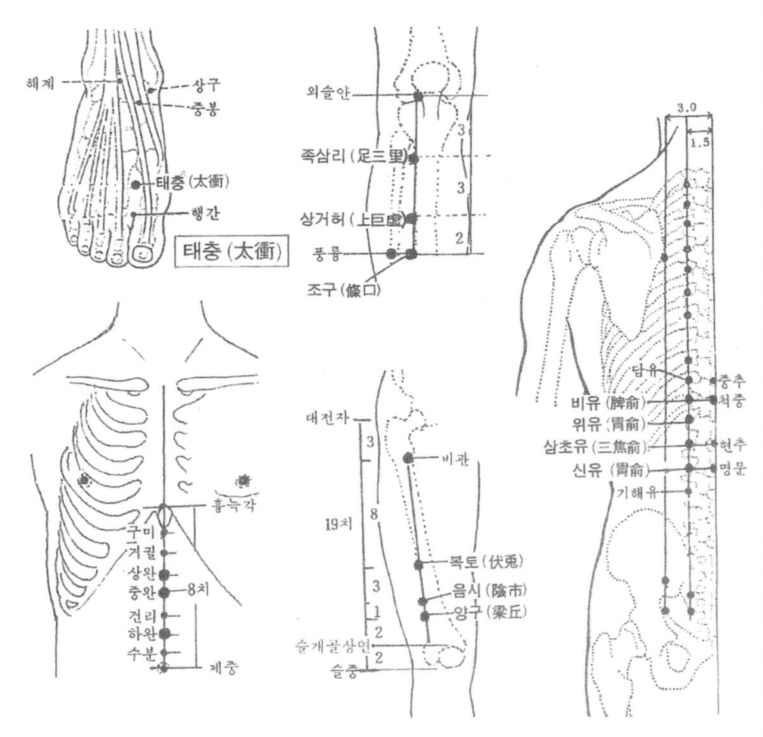

제중=배꼽 무릎 위 등 그림

양구(梁丘, 2개 혈)

○ 무릎에서 위로 2치 올라가 두 힘줄 사이에 있다.

○ 족양명경의 극혈이다.

主治: 胃痙攣을 包含한 모든 胃痛에 가장 많이 使用.

胃痙攣; 食傷으로 因한 경우—梁丘穴이 必需的(配合谷, 太衝) 先四關後梁丘.

◈ 위하수(胃下垂)~위가 처져 내림	
원인(原因) 또는 증상(症狀)	위하수는 위가 힘을 잃고 늘어나 심하면 관원혈의 부위까지 처져 내리는 것이다. 위하수가 발병하면 트림이 나고 가슴이 쓰리며 변비가 뒤따르고 어지럽고 허리가 아픈 천골통 증상이 나타난다.
치료(治療)	▲ 주용혈(主用穴): 치료시(治療時)마다 취혈(取穴)한다. 위상(胃上), 관원(關元), 기해(氣海), 중완(中脘). ▲ 보조혈(補助血): 치료시(治療時)에 교대로 취혈(取穴)한다. 족삼리(足三里), 상완(上脘), 건리(健里). ▲ 자침방법(刺針方法) 첫 회에는 주용혈(主用穴)을 발침법으로 자침(刺針) 후 1분 정도 유침(留針)한다. 다음 회부터는 주용혈(主用穴)과 보조혈(補助血)을 가감하여 발침하여 치료(治療)한다. 적응 정도를 잘 살펴서 자침(刺針) 후 3분 정도 유침(留針)한다. 격일제로 3개월이면 치료가 된다.
참고(參考)	위하수는 글자 그대로 위가 아래로 처져 있는 상태를 말하는데 서있는 자세로 배를 내려다보면 명치는 들어가고 아랫배 쪽은 불룩하게 나온다. 합병증이 있어 위에 장애를 일으키면 식욕부진이 되면서 위에 압박을 받는 듯한 통증을 느끼게 된다. 통증은 가벼운 불쾌감 정도에서 매우 심한 경우도 있는데 공복일 때보다도 식후에 통증이 오는 경우가 더 많다.

治 療 穴

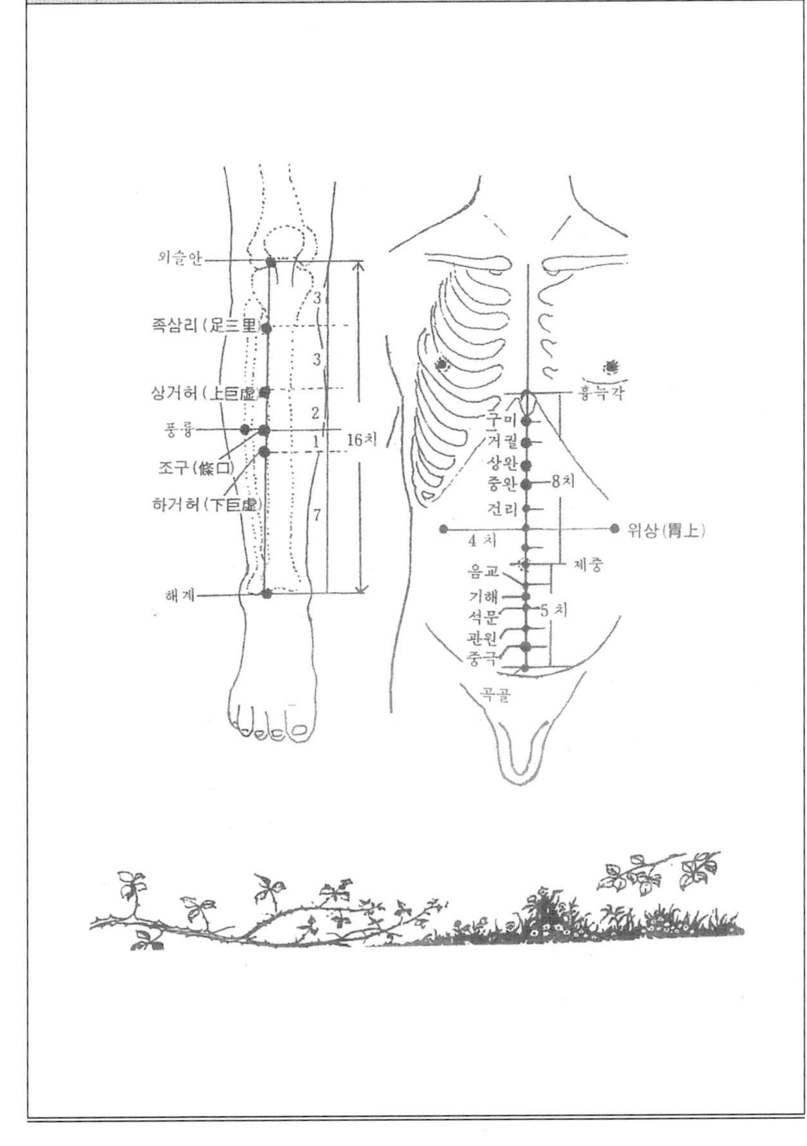
외슬안
족삼리(足三里)
상거허(上巨虛)
풍륭
조구(條口)
하거허(下巨虛)
해계
3
3
2
1
7
16치
흉늑각
구미
거궐
상완
중완
8치
건리
위상(胃上)
4치
제중
음교
기해
5치
석문
관원
중극
곡골

◈ 유정(遺精)~몽정(夢精)

원인(原因) 또는 증상(症狀)	성년의 남성이 색정적(色情的)인 꿈을 꾸고 가끔 유정하는 몽정은 생리적인 경우가 많다. 그러나 거의 매일 밤 잠자리에서 쾌감도 발기도 없이 정액을 누출하는 것을 유정이라 한다. 과로, 수음(手淫), 신경쇠약, 요도와 전립선의 염증으로도 생긴다.
치료(治療)	▲ 주용혈(主用穴): 치료시(治療時)마다 취혈(取穴)한다. 관원(關元). ▲ 보조혈(補助血): 치료시(治療時)에 교대로 취혈(取穴)한다. 신유(腎兪), 명문(命門). ▲ 자침방법(刺針方法) 첫 회에는 주용혈(主用穴)을 발침법으로 자침(刺針) 후 1분 정도 유침(留針)한다. 다음 회부터는 주용혈(主用穴)과 보조혈(補助血)을 가감하여 발침하여 치료(治療)한다. 자침(刺針) 후 3분 정도 유침(留針)한다. 격일제로 3개월이면 치료가 된다.
참고(參考)	꿀과 화분 복용을 하면 스태미나 증강에 효과가 있어 치료에 보탬이 된다. 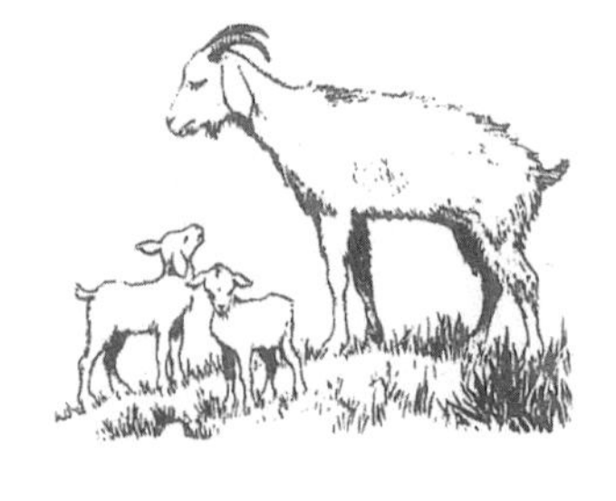

治 療 穴

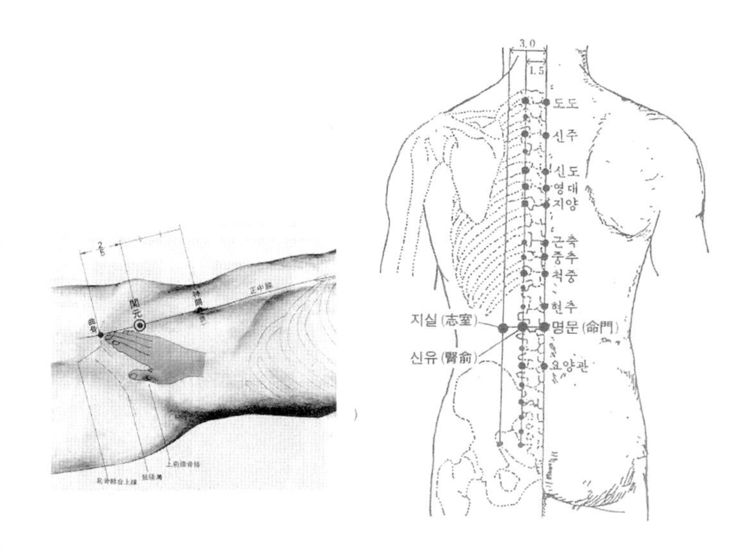

관원(關元, 1개 혈)
○ 일명 단전(丹田), 태중극(太中極)이라고도 하는데 수태양소장경의 모혈이다.

穴性: 培腎固本, 補氣回陽, 分別清濁.

主治: 1) 비뇨생식기疾患: 頻尿 陽萎, 遺精.
2) 부인자궁질환: 子宮筋腫, 不姙症, 月經痛.
3) 하복부질환: 下腹痛 및 痙攣 下腹冷積腹痛, 疝證.
4) 强壯要穴, 長壽穴 冷腹痛.

명문(命門, 1개 혈)
○ 일명 속루(屬累)라고도 하는데 제14등뼈 아래에 있다.
○ 엎드리게 한 다음 침혈을 잡는다.

主治: 腎虛로 因한 頭痛, 耳鳴, 生殖器疾患.

◈ 유루(流淚)~눈물이 흐름

원인(原因) 또는 증상(症狀)	肝病이 원인이 되는 것도 있으나 대체로 결막(結膜)이나 각막(角膜)에 자극이 가해질 때에 삼차신경을 경유하여 반사적으로 눈물이 많이 나오게 된다. 또 비루관폐색증(鼻淚管閉塞症)의 경우나 찬바람을 쏘이면 눈물이 많이 흐르는 경우도 있다.
치료(治療)	▲ 주용혈(主用穴): 치료시(治療時)마다 취혈(取穴)한다. 정명(睛明), 승읍(承泣), 찬죽(攢竹), 구후(球後). ▲ 보조혈(補助血): 치료시(治療時)에 교대로 취혈(取穴)한다. 태양(太陽), 목창(目窓). ▲ 자침방법(刺針方法) 첫 회에는 주용혈(主用穴)을 발침하여 자침(刺針) 후 바로 뺀다. 얼굴과 눈 주변이기에 톡톡 치는 기분으로 자침한다. 다음 회부터는 주용혈(主用穴)과 보조혈(補助血)을 가감하여 발침하여 제독(除毒) 후 치료(治療)한다. 벌침을 손톱에 톡톡 치면 제독이 된다.
참고(參考)	상기와 같은 처방으로 안구건조증이 치료되는 사례가 많다. 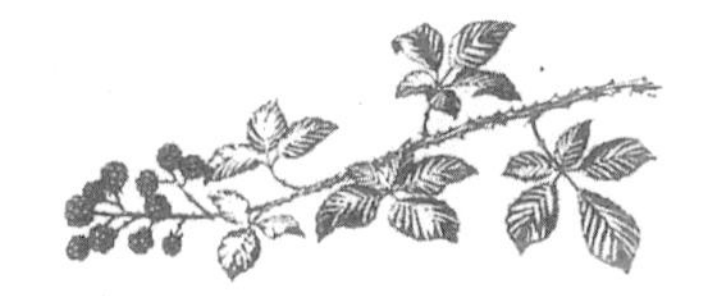

治 療 穴

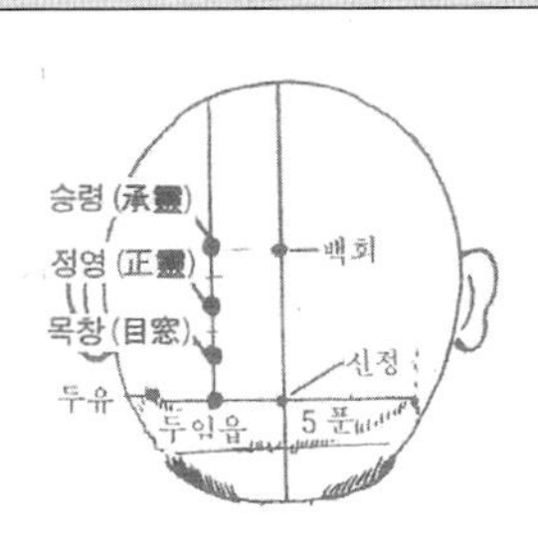

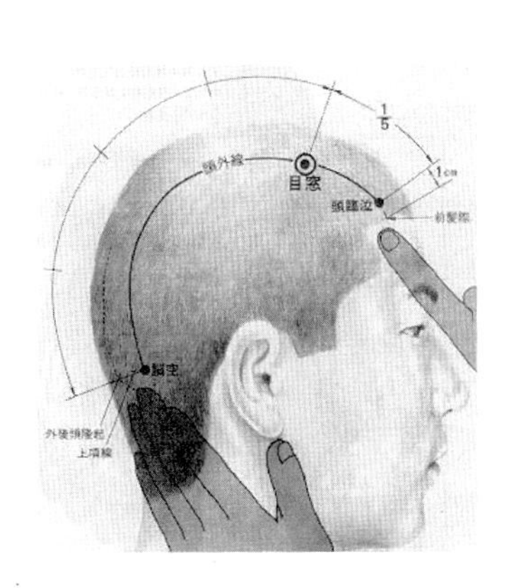

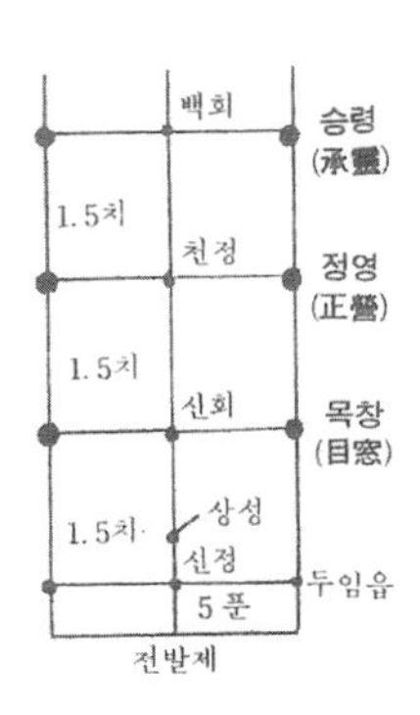

목창(目窓, 2개 혈)
○ 일명 지영(至榮)이라고도 하는데 임읍혈에서 1치 뒤에 있다.

主治: 漏風症, 目痛, 眼慟, 目眩, 目赤痛.

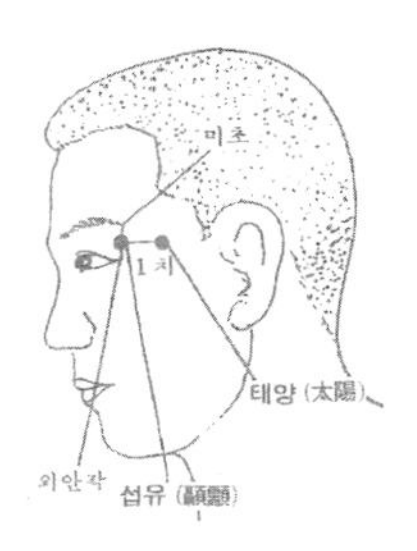

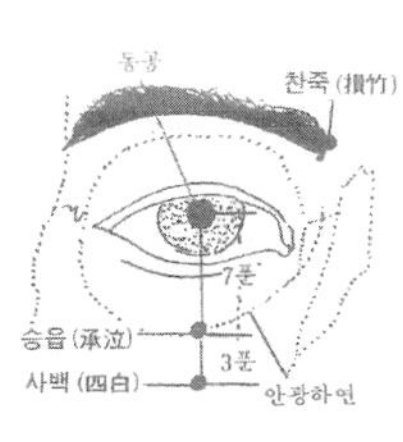

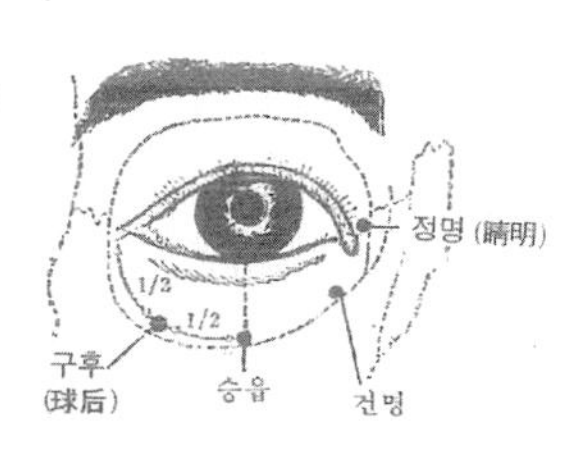

◈ 유선염(乳腺炎)

원인(原因) 또는 증상(症狀)	여성의 젖이 벌겋게 부어오르고 아프며 오한발열이 나는 것이다. 혈행성(血行性)으로 오는 화농성 유선염은 즉시 치료해야 한다. 울체성인 것은 벌겋게 붓고, 아프고 젖멍울이 서고 한기와 떨림이 오고 시간이 흐르면 곪아 터진다.
치료(治療)	▲ 주용혈(主用穴): 치료시(治療時)마다 취혈(取穴)한다. 옥예(屋翳), 천계(天谿). ▲ 보조혈(補助血): 치료시(治療時)에 교대로 취혈(取穴)한다. 결분(缺盆). ▲ 자침방법(刺針方法) 첫 회에는 주용혈(主用穴)을 발침하여 자침(刺針) 후 1분 정도 유침(留針)한다. 다음 회부터는 주용혈(主用穴)과 보조혈(補助血)을 가감하여 치료(治療)한다. 발침하여 자침(刺針) 후 3분 정도 유침(留針)한다. 격일제로 3개월이면 치료가 된다. 적응 정도를 봐서 허리 끊어 놓기로 해도 좋다.
참고(參考)	병원치료를 권장한다. 상황에 따라서 병원치료가 어렵다면 벌침밖에 없다고 생각한다. 현대의학으로 치료하는 것이 최선이다. 무조건 무엇이든지 벌침을 주장하여 치료시기를 놓치는 경우가 있어서는 안 되겠다. 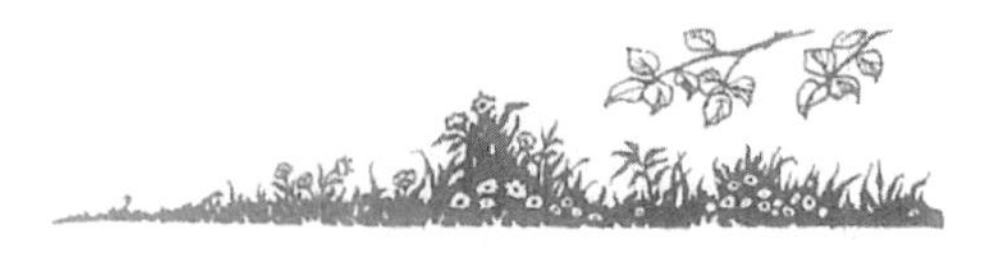

治 療 穴

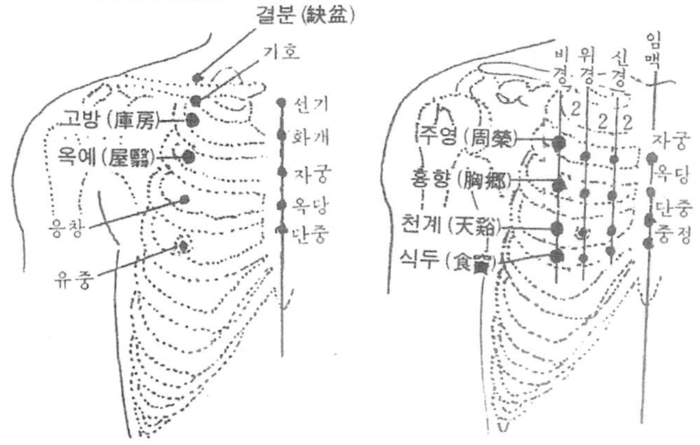

옥예(屋翳, 2개 혈)
○ 고방혈에서 아래로 1치 6푼 내려가 우묵한 곳에 있는데 몸을 젖히고 침혈을 잡는다.

천계[天谿]=천지(天池, 2개 혈)
○ 흉향혈에서 아래로 1치 6푼 내려가 우묵한 곳에 있다.
○ 몸을 젖히고 침혈을 잡는다.
아시혈치료로 하되 심장이 위치하고 있으므로 발침하여 벌침을 쏘이자마자 빼는 식으로 톡톡 치는 기분으로 치료한다.

참고: 프로폴리스 복용을 꼭 해야 한다.

◈ 화농성중이염(化膿性中耳炎)

현대 의학의 발달로 중이염쯤이야 별문제가 되지 않지만 만성 중이염 환자 중에는 약의 내성으로 인해 평생 고생하는 사람을 주위에서 많이 본다.

벌침이 중이염에 잘 듣는 이유는 페니실린의 1200배에 해당하는 천연항생제이기 때문이다.

급성 중이염이 만성으로 되기까지에는 환자 본인이 더 잘 알 것이다. 귓속이 늘 찝찝하고 면봉을 넣으면 노란색의 농이 묻어 나오는 것을 경험한다. 음주나 목욕 후에 더욱 찝찝하다. 심해지면 이명이나 난청까지 이를 수 있다.

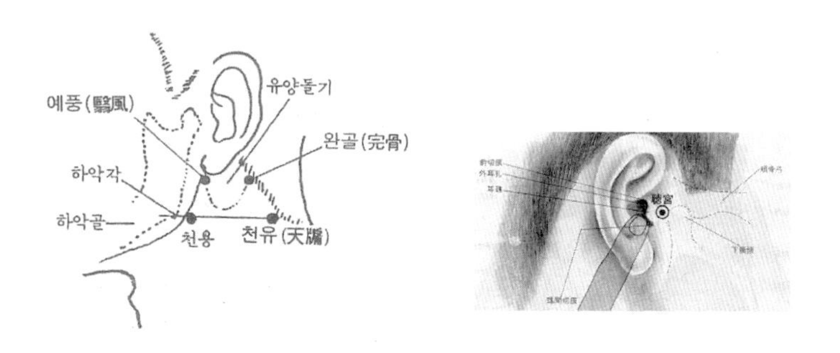

예풍(翳風), 완골(完骨), 천유, 청궁(聽宮)혈에 매일 발침하여 적응 정도를 살펴 치료한다.

치료 부위가 약간 부으면 효과가 더욱 좋으며 프로폴리스 복용을 꼭 하기를 권한다. 액상으로 된 프로폴리스를 1티스푼에 꿀 1수저를 1컵의 물에 희석하여 매일 2회 복용한다. 천연항생제를 먹으면서 봉독을 주입하는 상황이 되는 것이다. 치료를 하면서 자꾸 면봉을 사용하여 귀를 후비지 말아야 한다. 2주가 지나면 짙은 농이 열게 되고 물이 나오게 된다. 귓속이 건조해지고, 아무런 물기나 습기가 없을 때까지 계속 치료한다.

완치된 것 같았는데 음주나 과로 등으로 재발할 경우에는 똑같은 혈에 치료를 반복해야 하는데 한 번 재발해서 치료하면 더 이상의 재발이 없었다.

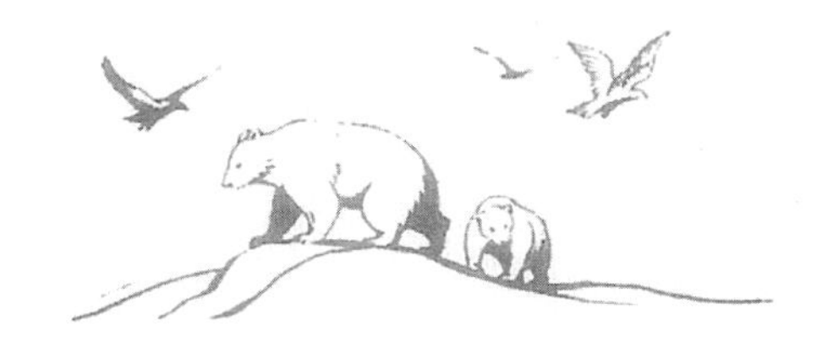

◈ 이명(耳鳴)

◈ 이명이란?

생리적 현상으로는 보통은 느끼지 못하는 것으로 외부의 소리 자극 없이 소리를 느낄 때 이명이라고 한다. 이명은 귀 질환의 중요한 증후의 하나다.

많은 예에서 이명의 기전은 불분명하나 귓속 및 그 중추경로에의 이상에 의해서 발생된다고 한다. 이명의 음질은 단순한 소리로 표현되며 금속성음, 물 흐르는 소리, 모터 소리 혹은 곤충 울음소리 등이 많으며 지속성인 경우와 단속성인 경우가 있다.

◈ 이명의 종류

자각적 이명―환자 자신에게만 들리는 이명

(a) 난청을 동반하는 이명

외이도의 귀지, 이물, 외상성 고막천공, 삼출성 중이염 등에서는 저음의 이명이 나타난다. 중이의 급성 염증에서는 박동성 이명이 나타나며 염증이 없어지면 이명도 없어진다.

(b) 난청이 없는 이명

이비인후과적으로 특별한 원인이 없는 경우로 동맥경화증 및 고혈압, 빈혈, 내분비장애, 패혈증, 중주신경계통의 매독, 알레르기 및 전신쇠약 등에서 올 수 있다. 신경성 혹은 기능적 원인에 의해 이명을 호소하는 경우엔 이명이 일정하지 않으며 중추신경계통은 정상이고 정신적으로 흥분할 때 더 심해지고 아침보다 오후 늦게, 피로할 때에 더 심해진다.

◈ 이명의 치료

벌침으로 이명을 치료한 예는 많다. 병원치료와 함께 벌침도 적극 권장한다. 간담성, 신경성, 신허성으로 분류하여 도해치료에서 자세히 밝혔으므로 참고하기 바란다.

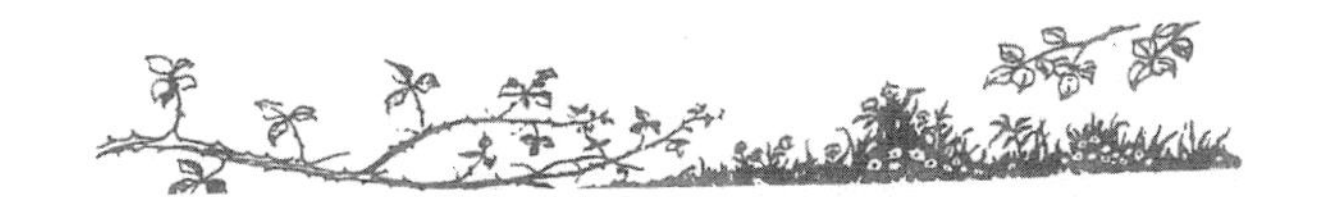

◈ 이명(耳鳴)~간담성(肝膽性)	
원인(原因) 또는 증상(症狀)	귀에서 소리가 나는 귀울림을 말한다. 간담화성으로 오는 것은 소리가 멎지 않고 계속 들리며 옆구리가 아프고, 불면(不眠), 두중감(頭重感), 입이 쓴 증상이 따른다.
치료(治療)	▲ 주용혈(主用穴): 치료시(治療時)마다 취혈(取穴)한다. 예풍(翳風), 이문(耳門), 청궁(聽宮), 청회(聽會). ▲ 보조혈(補助血): 치료시(治療時)에 교대로 취혈(取穴)한다. 중저(中渚), 간유(肝兪), 담유(膽兪). ▲ 자침방법(刺針方法) 첫 회에는 주용혈(主用穴)을 발침하여 자침(刺針) 후 1분 정도 유침(留針)한다. 다음 회부터는 주용혈(主用穴)과 보조혈(補助血)을 가감하여 치료(治療)한다. 발침하여 자침(刺針) 후 3분 정도 유침(留針)한다. 격일제로 3개월이면 치료가 된다. 적응 정도를 봐서 허리 끊어 놓기로 해도 좋다. 주용혈은 반드시 발침하여 치료한다.
참고(參考)	치료 전에 정밀진단이 필요하다. 고막천공, 삼출성 중이염, 만성 중이염 등이 있는지 검사하여 원인치료와 함께 해야 한다. 무조건 벌침으로 해결하려 해서는 안 된다. 현대의학의 과학성과 접목해야 한다. 이 처방은 한방학적으로 간기(肝氣)의 허약으로 오는 이명의 처방이다. 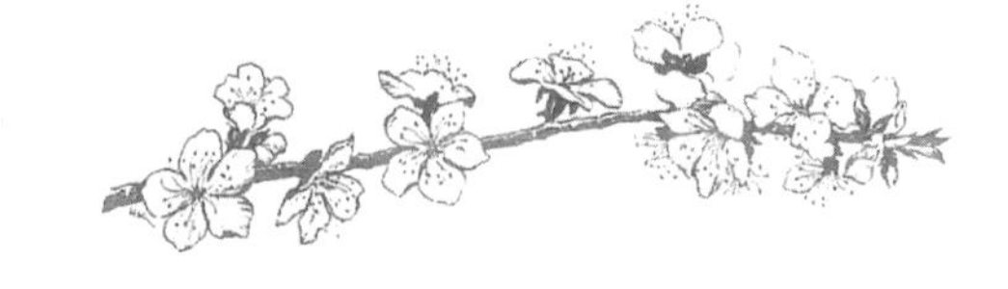

治 療 穴

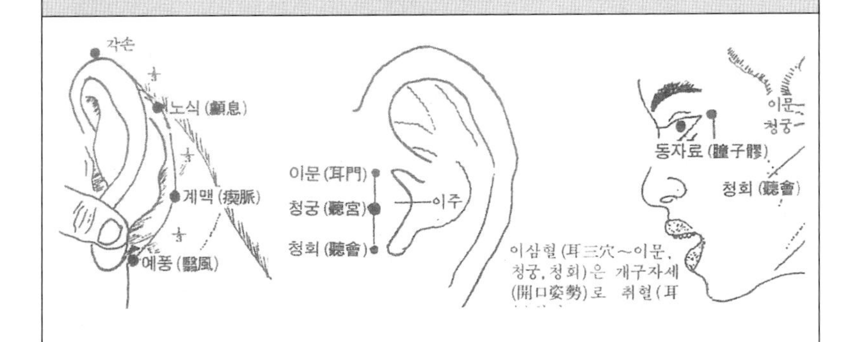

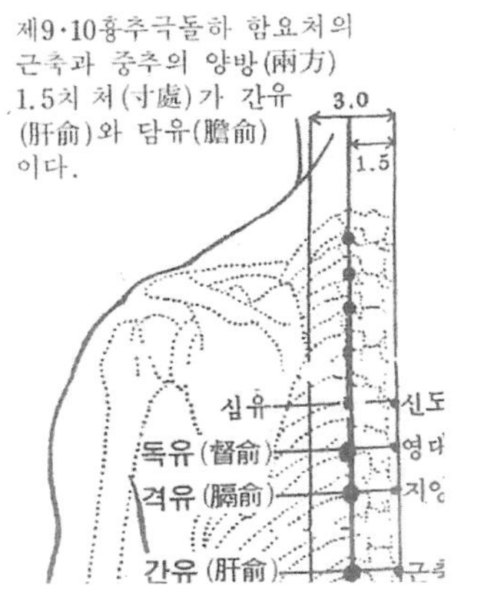

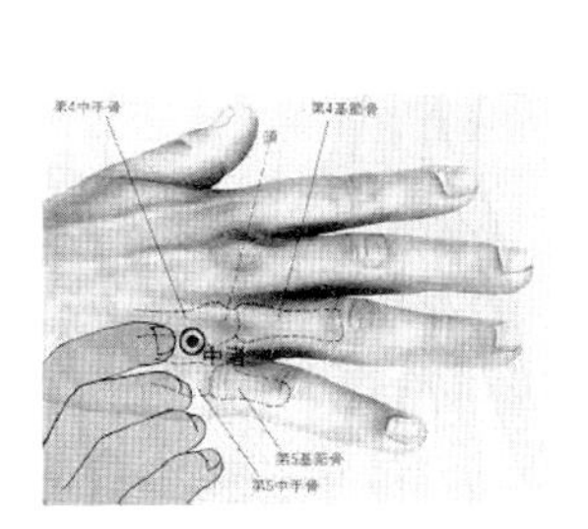

중저(中渚, 2개 혈)

○ 새끼손가락과 약손가락의 사이 밑마디 뒤 우묵한 곳에 액문혈에서 1치 뒤에 있다.

主治: 目眩, 頭痛, 耳鳴, 耳聾, 咽腫.

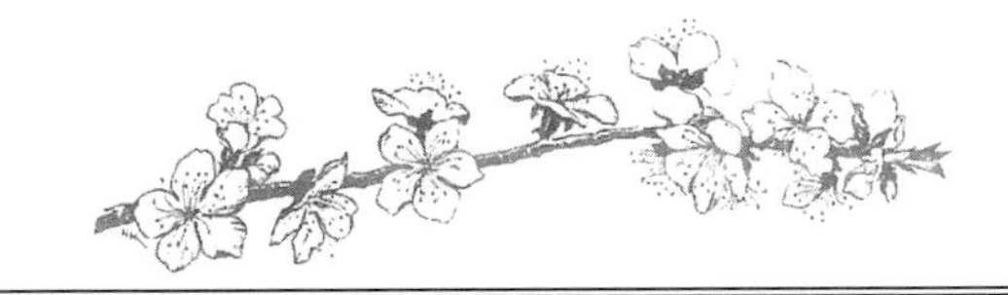

◈ 이명(耳鳴)~신경성(神經性)

원인(原因) 또는 증상(症狀)	귀에서 소리가 나는 귀울림을 말한다. 자각적(自覺的)으로 귀 속에서 바람소리, 매미소리, 기적소리 등이 들린다. 신경쇠약, 히스테리, 불안, 초조, 우울 등의 신경성으로 오는 경우가 많다. 대개 두통, 어지러움, 불면(不眠)이 동반된다.
치료(治療)	▲ 주용혈(主用穴): 치료시(治療時)마다 취혈(取穴)한다. 예풍(翳風), 이문(耳門), 청궁(聽宮), 청회(聽會). ▲ 보조혈(補助血): 치료시(治療時)에 교대로 취혈(取穴)한다. 신문(神門), 백회(百會). ▲ 자침방법(刺針方法) 첫 회에는 주용혈(主用穴)을 발침하여 자침(刺針) 후 1분 정도 유침(留針)한다. 다음 회부터는 주용혈(主用穴)과 보조혈(補助血)을 가감하여 치료(治療)한다. 발침하여 자침(刺針) 후 3분 정도 유침(留針)한다. 격일제로 3개월이면 치료가 된다. 적응 정도를 봐서 허리 끊어 놓기로 해도 좋다. 주용혈은 반드시 발침하여 치료한다.
참고(參考)	백회(百會, 1개 혈) ○ 일명 삼양(三陽), 오회(五會), 천만[天滿]이라고도 한다. 參考: 우리 몸의 經氣가 모이는 것. 三才穴 中의 하나(百會應天, 璇璣應人, 湧泉應地), 百會穴은 臨床上 頭部 基準穴로써 常用된다. 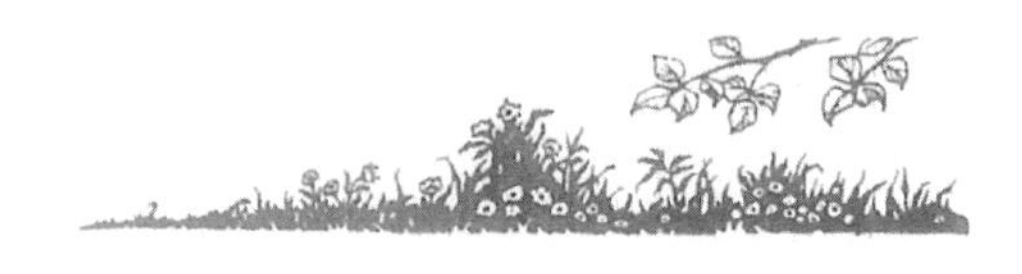

治 療 穴

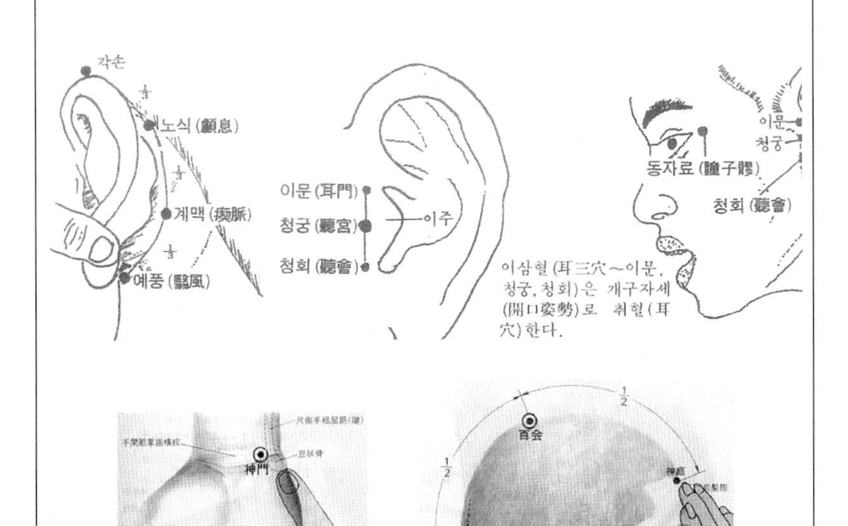

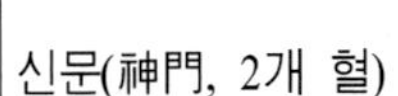

신문(神門, 2개 혈)

○ 일명 예충(兌衝) 또는 중도(中都)라고도 하는데 손바닥 뒤 예골 끝 맥이 뛰는 우묵한 곳에 있다.

○ 수소음경의 유혈이다.

主治: 神經症, 精神病.

◈ 이명(耳鳴)~신허성(腎虛性)

원인(原因) 또는 증상(症狀)	귀에서 소리가 나는 귀울림을 말한다. 신허성으로 오는 것은 과로하면 심하고, 귀를 누르면 감소된다. 어지럽고, 기운이 없고, 하지에 힘이 없고, 나른하여 정신이 피로하다. 몸의 상태가 좋으면 귀울림은 멈춘다.
치료(治療)	▲ 주용혈(主用穴): 치료시(治療時)마다 취혈(取穴)한다. 예풍(翳風), 이문(耳門), 청궁(聽宮), 청회(聽會). ▲ 보조혈(補助血): 치료시(治療時)에 교대로 취혈(取穴)한다. 중저(中渚), 신유(腎兪), 명문(命門). ▲ 자침방법(刺針方法) 첫 회에는 주용혈(主用穴)을 발침하여 자침(刺針) 후 1분 정도 유침(留針)한다. 다음 회부터는 주용혈(主用穴)과 보조혈(補助血)을 가감하여 치료(治療)한다. 발침하여 자침(刺針) 후 3분 정도 유침(留針)한다. 격일제로 3개월이면 치료가 된다. 적응 정도를 봐서 허리 끊어 놓기로 해도 좋다. 주용혈은 반드시 발침하여 치료한다.
참고(參考)	치료 전 병원의 정밀진단을 해야 한다고 하였는데 이명을 쉽게 보면 안 된다. 간혹 뇌종양이 있거나 귓속에 사구체 종양이 있어도 이명이 있는데 무조건 벌침으로 해결하려 한다면 큰 오류를 범할 수 있다. 진찰결과 아무 이상이 없는데 이명이 있다면 벌침으로 해결할 수 있다. 

治 療 穴

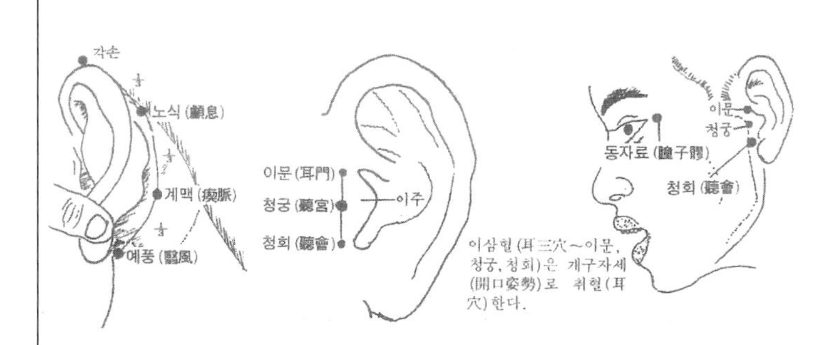

청궁(聽宮, 2개 혈)

○ 귓구멍 앞의 붉은 팥알만큼 도드라져 나온 것의 앞에 있다.

○ 귀 앞 도드라져 나온 곳의 옆에 있다[입문].

主治: 耳病을 治療; 耳聾 耳鳴 難聽 耳門, 聽宮, 聽會를 病因에 따라 使用. 齒痛, 神經性일 때 必需.

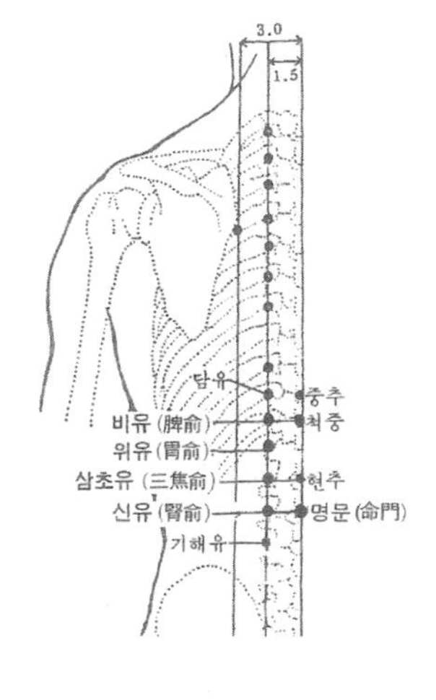

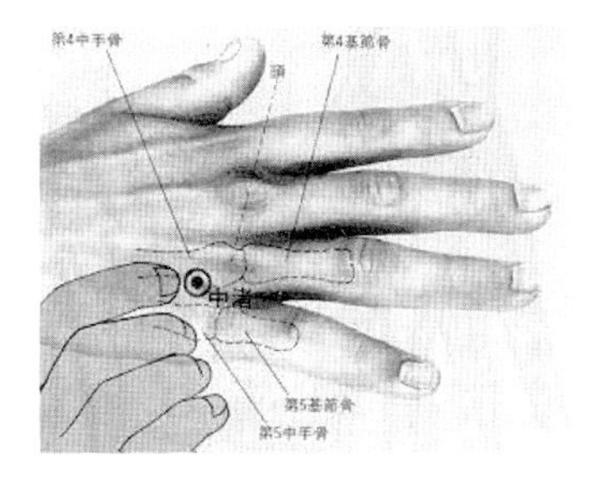

◈ 자궁탈수(子宮脫垂)~자궁이 처져 내림	
원인(原因) 또는 증상(症狀)	子宮下垂, 子宮脫이라고도 한다. 한방용어로 음정(陰挺)이다. 자궁의 위치가 좌골극(坐骨棘)을 이은 상평선(上平線) 이하로 처져 내려오거나 심하면 질(膣) 밖으로 빠져 나오는 경우도 있다.
치료(治療)	▲ 주용혈(主用穴): 치료시(治療時)마다 취혈(取穴)한다. 기충(氣衝), 기해(氣海), 유도(維道), 자궁(子宮). ▲ 보조혈(補助血): 치료시(治療時)에 교대로 취혈(取穴)한다. 삼음교(三陰交), 차료(次髎). ▲ 자침방법(刺針方法) 첫 회에는 주용혈(主用穴)을 발침하여 자침(刺針) 후 1분 정도 유침(留針)한다. 다음 회부터는 주용혈(主用穴)과 보조혈(補助血)을 가감하여 발침하여 치료(治療)한다. 자침(刺針) 후 3분 정도 유침(留針)한다. 적응 정도를 봐서 허리 끊어 놓기를 병행해서 치료해도 좋다.
참고(參考)	꿀과 화분을 복용하면서 치료하면 좋다. 1개월의 꾸준한 치료로 효과를 본다.

治 療 穴

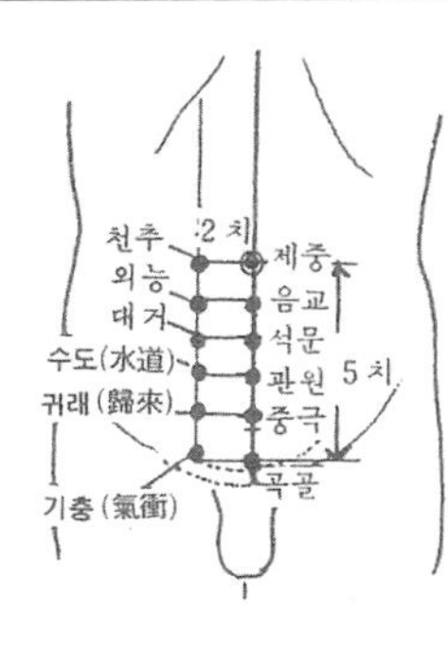

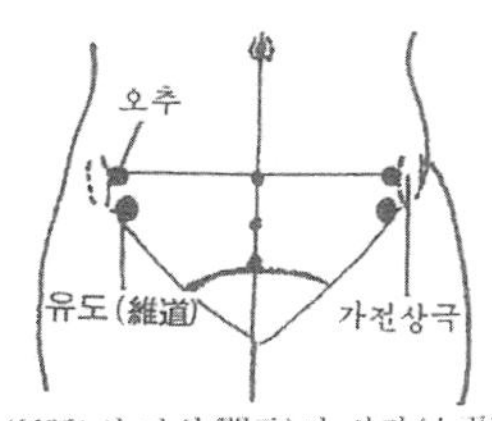

임맥(任脈)의 관원(關元)과 상평(上平)되는 가전상극(髂前上棘)의 전방(前方)이 바로 오추(五樞)고 오추에서 앞으로 5푼밑이 유도(維道)이다.

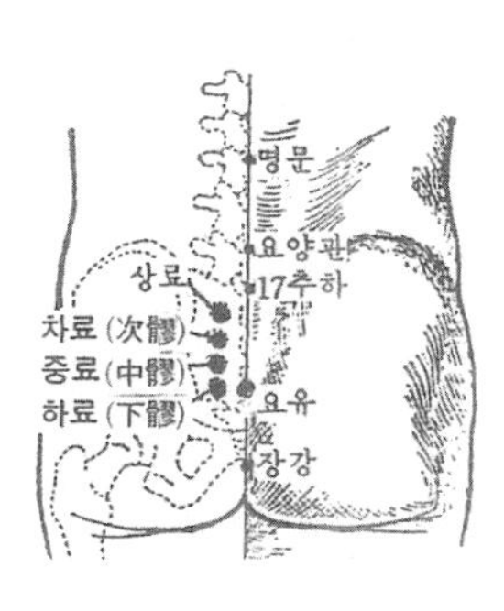

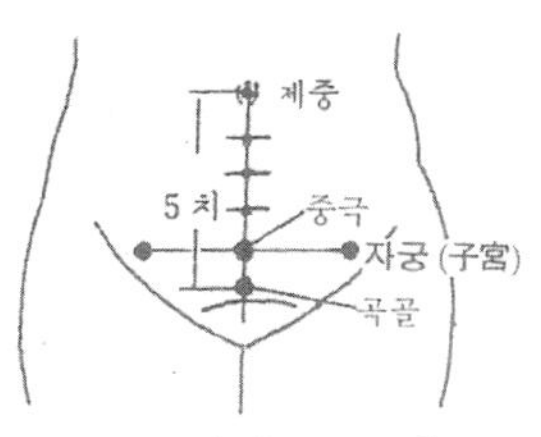

임맥(任脈)의 중극(中極) 혈 양방(兩方) 3 치처(三寸處)가 자궁(子宮)이다.

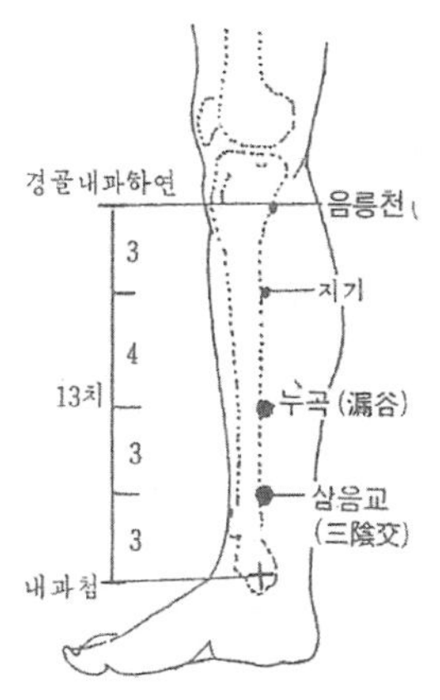

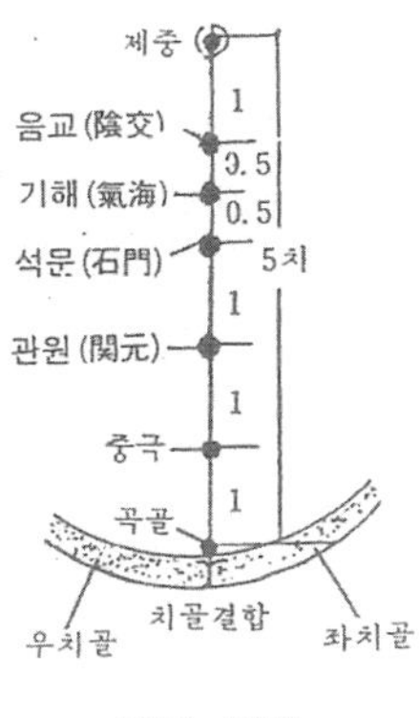

제중=배꼽

◈ 자궁근종(子宮筋腫)~물혹

원인(原因) 또는 증상(症狀)	자궁근종이란 자궁의 근육층을 이루고 있는 평활근에서 생긴 암과는 상관없는 양성 종양을 말한다. 이 질환은 매우 흔한 질환으로 엄밀하게 자궁근종이 전혀 없는 여성은 오히려 드물다고 할 정도로 많은데 그 증상은 월경불순이 많다.
치료(治療)	▲ 주용혈(主用穴): 치료시(治療時)마다 취혈(取穴)한다. 대혁(大赫), 횡골(橫骨), 기혈(氣穴), 관원(關元), 석문(石門), 천추(天樞). ▲ 보조혈(補助血): 치료시(治療時)에 교대로 취혈(取穴)한다. 삼음교(三陰交), 차료(次髎). ▲ 자침방법(刺針方法) 첫 회에는 주용혈(主用穴)을 발침하여 자침(刺針) 후 1분 정도 유침(留針)한다. 다음 회부터는 주용혈(主用穴)과 보조혈(補助血)을 가감하여 발침하여 치료(治療)한다. 자침(刺針) 후 3분 정도 유침(留針)한다. 적응 정도를 봐서 허리 끊어 놓기를 병행해서 해도 좋다.
참고(參考)	1개월이면 치료된다. 프로폴리스를 복용하면 치료효과가 더욱 좋다. 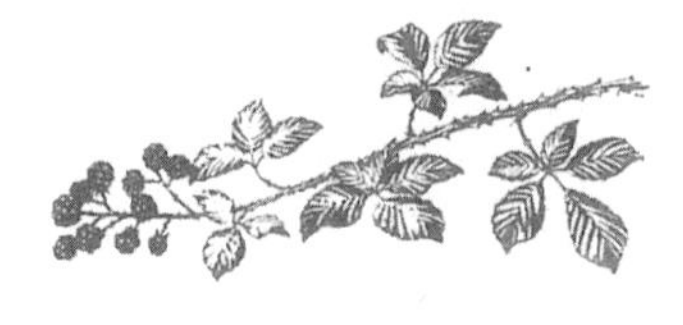

治 療 穴

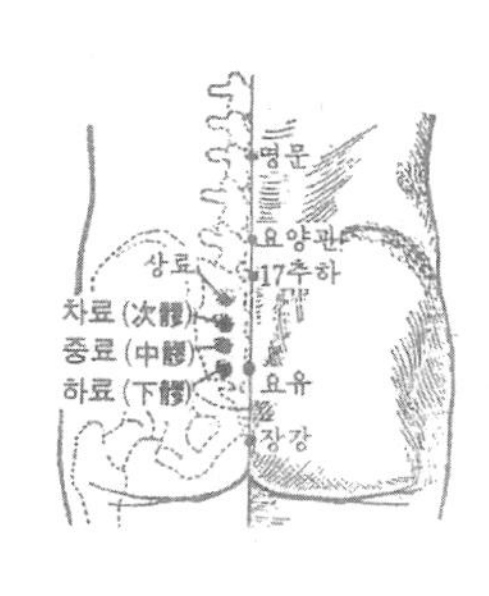

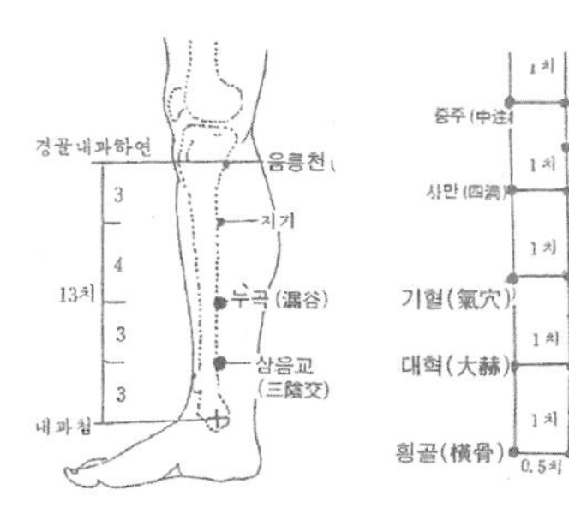

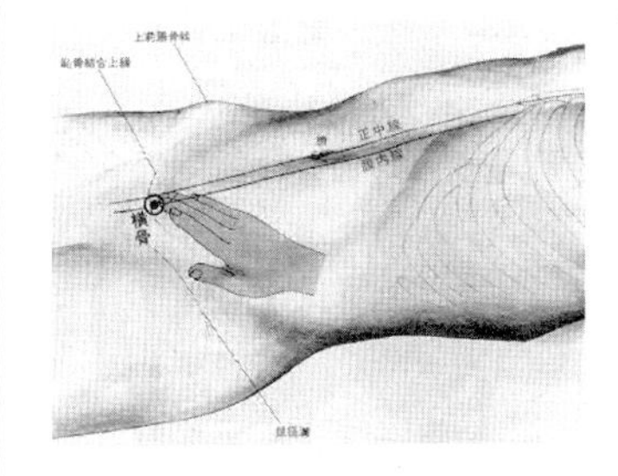

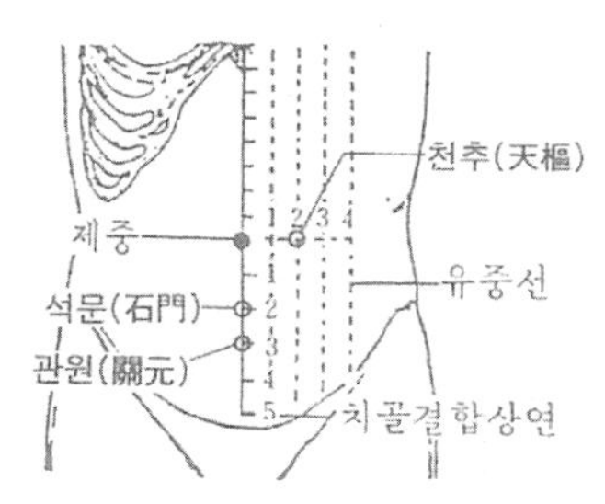

횡골(橫骨, 2개 혈)

○ 일명 하극(下極)이라고도 하는데 대혁혈에서 1치 아래에 있다[동인].

○ 횡골의 가운데, 즉 뒤집어 놓은 반달같이 구부러진 곳의 우묵한 곳에 곡골혈(曲骨穴)에서 1치 5푼 옆으로 나가 있다[입문].

主治: 一切의 비뇨생식기질환에 阿是穴로 使用.

參考: 足少陰腎與衝脈之會穴.

◈ 자궁부속기염(子宮附屬器炎)~자궁 내 염증

원인(原因) 또는 증상(症狀)	세균 감염에 의해 난관(卵管), 난소(卵巢) 등 자궁부속기에 염증이 생기는 병이다. 하복통, 변비통, 급성맹장과 비슷한 증상을 보인다. 월경이상, 부정출혈(不正出血) 등이 있다.
치료(治療)	▲ 주용혈(主用穴): 치료시(治療時)마다 취혈(取穴)한다. 자궁경(子宮頸), 수도(水道). ▲ 보조혈(補助血): 치료시(治療時)에 교대로 취혈(取穴)한다, 대거(大巨), 중극(中極). ▲ 자침방법(刺針方法) 첫 회에는 주용혈(主用穴)을 발침하여 자침(刺針) 후 1분 정도 유침(留針)한다. 다음 회부터는 주용혈(主用穴)과 보조혈(補助血)을 가감하여 발침하여 치료(治療)한다. 자침(刺針) 후 3분 정도 유침(留針)한다. 적응 정도를 봐서 허리 끊어 놓기를 병행해도 좋다.
참고(參考)	1개월이면 치료된다. 프로폴리스를 복용하면 치료효과가 더욱 좋다. 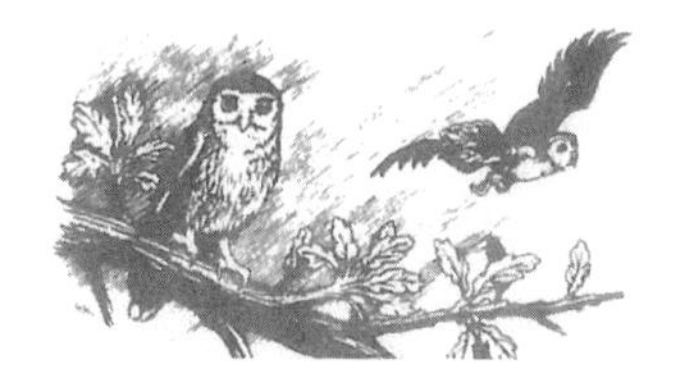

治 療 穴

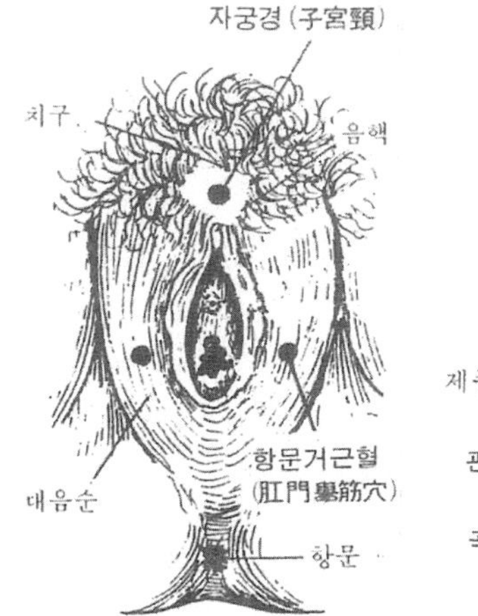

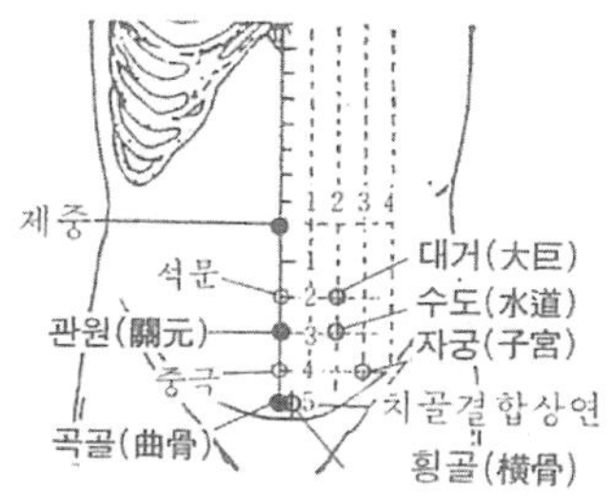

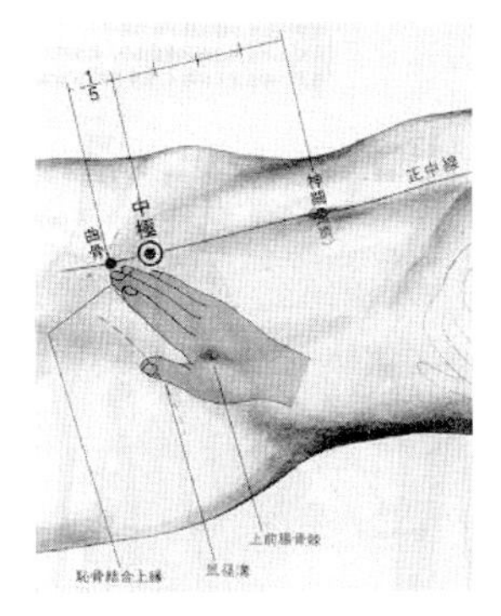

중극(中極, 1개 혈)

○ 일명 기원(氣員), 옥천(玉泉)이라고도 하는데 족태양방광경의 모혈이다.

○ 관원혈에서 1치 아래이며 배꼽에서는 4치 아래에 있다.

主治: 膀胱 및 生殖器疾患, 婦人病一切, 腎臟炎, 不姙症, 子宮內膜炎, 月經不調, 經閉.

◈ 장염(腸炎)~만성(慢性)

원인(原因) 또는 증상(症狀)	부의 불쾌감, 또는 때때로 장명(腸鳴), 복통이 뒤따른다. 대변이 연변(軟便)이 계속되며 설사 또는 변비와 기운이 없고 체중감소가 올 수도 있다. 장염은 식중독 또는 장점막의 세균 감염으로 장점막이 손상되는 병이다. 주증상은 복통과 설사이며 경우에 따라서는 열이 동반되는 경우도 있다. 소장이 감염된 경우에는 변에 코와 같은 점액이 별로 섞여 나오지 않는 반면 대장이 감염된 경우 점액이 많이 섞여 나오는 것으로 구별한다.
치료(治療)	▲ 주용혈(主用穴): 치료시(治療時)마다 취혈(取穴)한다. 중완(中脘), 천추(天樞), 대거(大巨), 기해(氣海), 황유(肓兪). ▲ 보조혈(補助血): 치료시(治療時)에 교대로 취혈(取穴)한다. 하거허(下巨虛), 상거허(上巨虛), 비유(脾兪), 대장유(大腸兪). ▲ 자침방법(刺針方法) 첫 회에는 주용혈(主用穴)을 발침하여 자침(刺針) 후 1분 정도 유침(留針)한다. 다음 회부터는 주용혈(主用穴)과 보조혈(補助血)을 가감하여 발침하여 치료(治療)한다. 자침(刺針) 후 3분 정도 유침(留針)한다. 적응 정도를 봐서 허리 끊어 놓기를 병행해도 좋다.
참고(參考)	3개월이면 치료된다. 프로폴리스를 복용하면 치료효과가 더욱 좋다.

治 療 穴

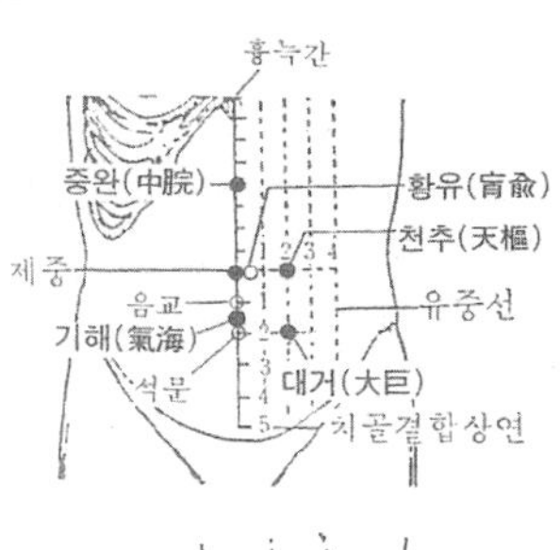

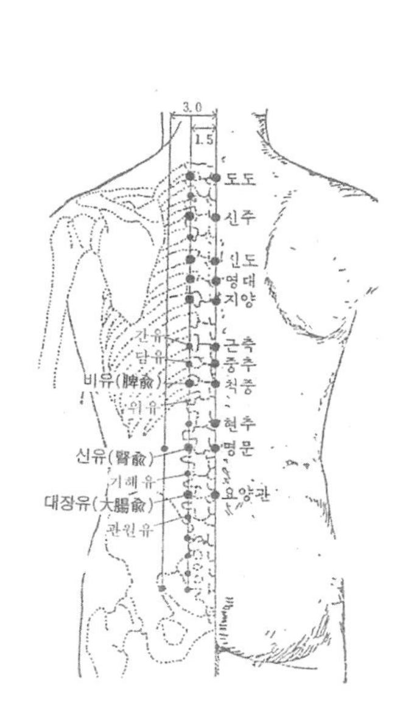

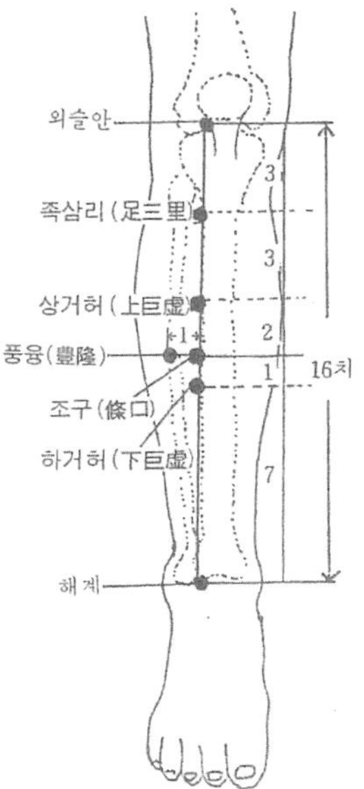

하거허(下巨虛, 2개 혈)
○ 족삼리혈에서 6치 아래에 있으며 발을 들고 침혈을 잡는다[입문].

主治: 小腸疾患에 關係된 疾病에 많이 使用.
上巨虛—大腸疾患
下巨虛—小腸疾患, 內傷疾患에 많이 使用.

◈ 장협착(腸狹窄)~장이 꼬임	
원인(原因) 또는 증상(症狀)	장의 일부가 좁아지는 까닭에 완고한 변비가 생기고, 때로는 설사도 있다. 장의 협착이 있으면 협착된 위의 부분에서 식물이 부패 발효하여 설사를 할 뿐 아니라 가스 때문에 복부는 팽만하여지고, 배가 골골 끓으면서 동시에 복통(腹痛)이 일어난다. 수술 시에 복막의 손상으로 장이 가끔 꼬이는 경우도 있다.
치료(治療)	▲ 주용혈(主用穴): 치료시(治療時)마다 취혈(取穴)한다. 좌복결(左腹結), 좌유도(左維道), 중완(中脘), 천추(天樞), 관원(關元). ▲ 보조혈(補助血): 치료시(治療時)에 교대로 취혈(取穴)한다. 대장유(大腸兪), 상거허(上巨虛), 하거허(下巨虛), 합곡(合谷). ▲ 자침방법(刺針方法) 첫 회에는 주용혈(主用穴)을 발침하여 자침(刺針) 후 1분 정도 유침(留針)한다. 다음 회부터는 주용혈(主用穴)과 보조혈(補助血)을 가감하여 발침법으로 치료(治療)한다. 자침(刺針) 후 3분 정도 유침(留針)한다. 적응 정도를 봐서 허리 끊어 놓기를 병행해도 좋다.
참고(參考)	3개월이면 치료된다. 프로폴리스를 복용하면 치료효과가 더욱 좋다. 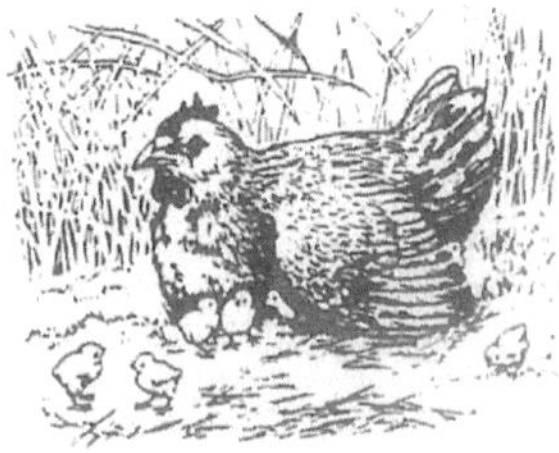

治 療 穴

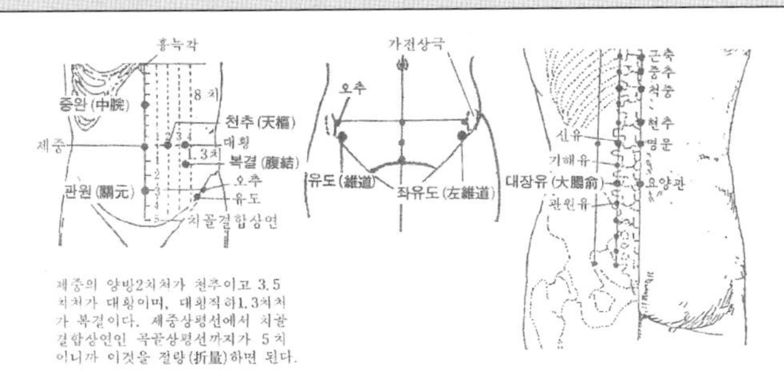

좌복결 좌유도를 취혈한다. 관원=단전
대장유 좌우 취혈

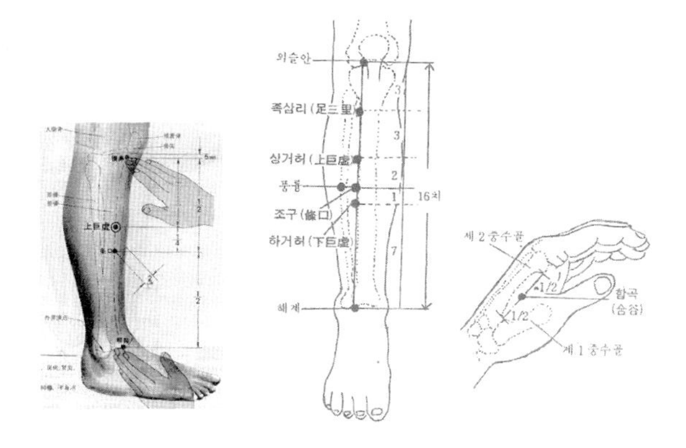

합곡(合谷, 2개 혈)
○ 일명 호구(虎口)라고도 하는데 엄지손가락과 집게손가락이 갈라진 뼈 사이 우묵한 곳에 있다

主治: 1) 咳嗽 治療穴 (왜냐하면 大腸은 肺와의 表裏關係이면서 是動病中의 是主津液하기 때문이다.) (加 三陰交, 天突)
2) 自體의 大腸 疾患
3) 기타: 妊娠婦에게는 禁鍼穴(合谷, 三陰交를 잘못 取하면 遺産; 孕婦宜愼用次穴).

◈ 전립선염(前立腺炎)

원인(原因) 또는 증상(症狀)	남자의 전립선에 염증이 있는 질환으로 회음부 통증 및 배뇨의 어려움, 잔뇨감 등이 있다. 기상 시에 심하고 목욕을 하면 증상이 사라진다. 음주나 격렬한 운동을 하면 증상이 더욱 심해진다.
치료(治療)	▲ 주용혈(主用穴): 치료시(治療時)마다 취혈(取穴)한다. 회음(會陰), 관원(關元), 중극(中極), 용문(龍門). ▲ 보조혈(補助血): 치료시(治療時)에 교대로 취혈(取穴)한다. 신유(腎兪), 방광유(膀胱兪), 곡골(曲骨), 수도(水道), 귀래(歸來). ▲ 자침방법(刺針方法) 첫 회에는 주용혈(主用穴)을 발침하여 자침(刺針) 후 1분 정도 유침(留針)한다. 다음 회부터는 주용혈(主用穴)과 보조혈(補助血)을 가감하여 발침하여 치료(治療)한다. 자침(刺針) 후 3분 정도 유침(留針)한다. 적응 정도를 봐서 허리 끊어 놓기로 한다.
참고(參考)	◇ **전립선염의 증상** • 고환과 항문 사이(회음부)의 통증이나 불쾌감 • 고환의 통증이나 불쾌감 • 소변과 관계없는 성기 끝의 통증이나 불쾌감 • 허리 이하의 치골(불두덩이) 혹은 방광 부위(아랫배)의 통증이나 불쾌감 • 배뇨통 • 성관계 시 절정감을 느낄 때(사정 시) 또는 그 이후의 통증이나 불쾌감 • 요도를 통한 맑은 분비물 ※ 음주를 삼가고 프로폴리스와 꿀 화분 복용을 하여 체력을 보강해야 한다.

治　療　穴

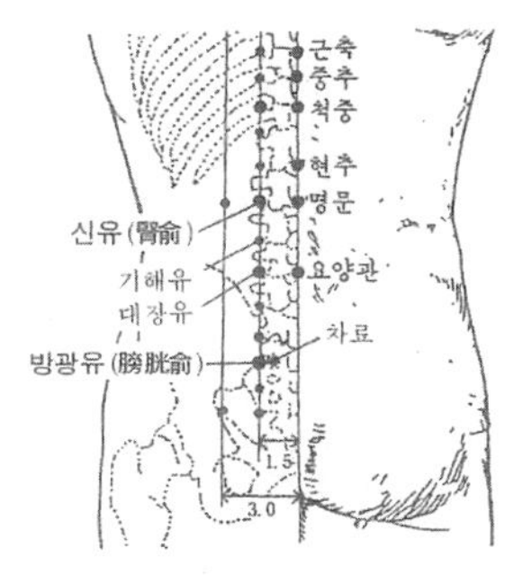

제 2 선골극돌기(第二仙骨棘突起) 바로 밑 함요처(陷凹處)의 양옆1.5치 떨어진 곳이 방광유이다. 차료 바로 옆이기도 하다.

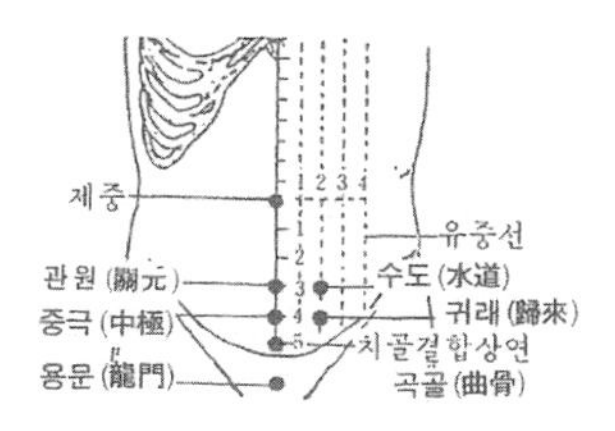

임맥의 관원, 중극혈의 양방(兩方) 2치처가 수도, 귀래이며 치골결합(恥骨結合)정중(正中) 하연(下緣)이 용문이다

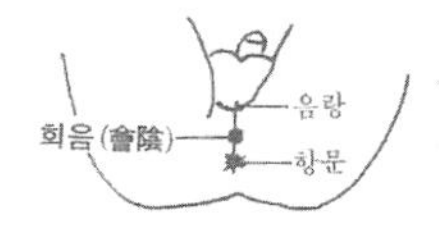

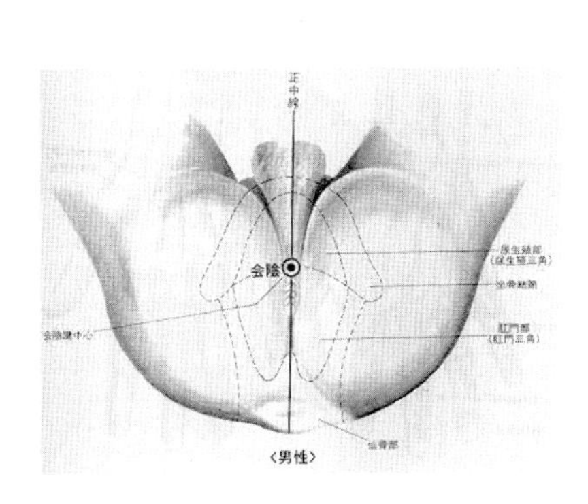

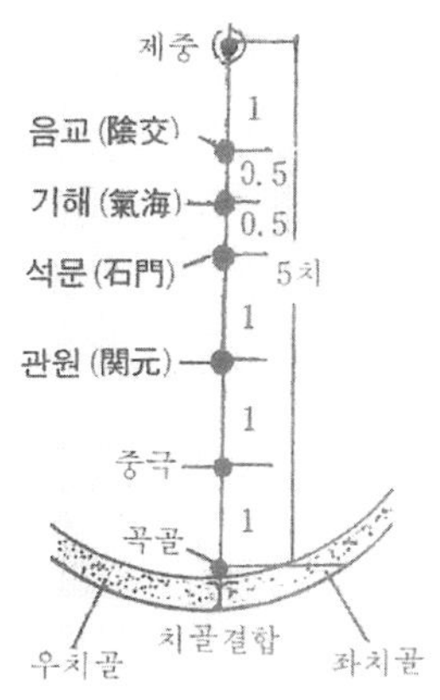

회음(會陰, 1개 혈)

○ 항문 앞과 전음(前陰) 사이에 있다[입문].

主治: 生殖器疾患, 癲癎, 月經不調, 肛門腫痛, 遺精.

參考: 督脈任脈與衝脈之會. 會陰穴은 任脈, 衝脈, 督脈이 前陰과 後陰 間에서 交會하는 곳인 會陰에 있기 때문에 지어진 名稱이다.

◈ 조루증(早漏症)

원인(原因) 또는 증상(症狀)	조루는 남성 성기능 장애 중에 가장 흔한 것으로 남성이 사정 반사를 수의적으로 조절할 수 없는 상태를 말한다. 여러 가지 정의가 있으나 사정을 할 것 같은 느낌을 잘 알지 못하여 사정 반사를 수의적으로 조절하지 못하는 상태라는 것이 가장 알맞은 정의라 할 수 있다. 사정까지의 시간이 짧아서 여성이 오르가슴에 도달하기 전에 사정하게 된다.
치료(治療)	▲ 주용혈(主用穴): 치료시(治療時)마다 취혈(取穴)한다. 관원(關元). ▲ 보조혈(補助血): 치료시(治療時)에 교대로 취혈(取穴)한다. 기해(氣海), 중극(中極), 곡골(曲骨). ▲ 자침방법(刺針方法) 첫 회에는 주용혈(主用穴)을 발침하여 자침(刺針) 후 1분 정도 유침(留針)한다. 다음 회부터는 주용혈(主用穴)과 보조혈(補助血)을 가감하여 발침하여 치료(治療)한다. 자침(刺針) 후 3분 정도 유침(留針)한다. 적응 정도를 봐서 허리 끊어 놓기를 병행해도 좋다.
참고(參考)	3개월이면 치료된다. 꿀과 화분을 복용하여 체력보강을 하면 좋다. 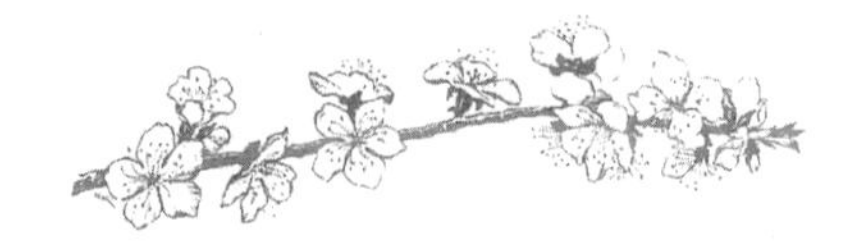

治 療 穴

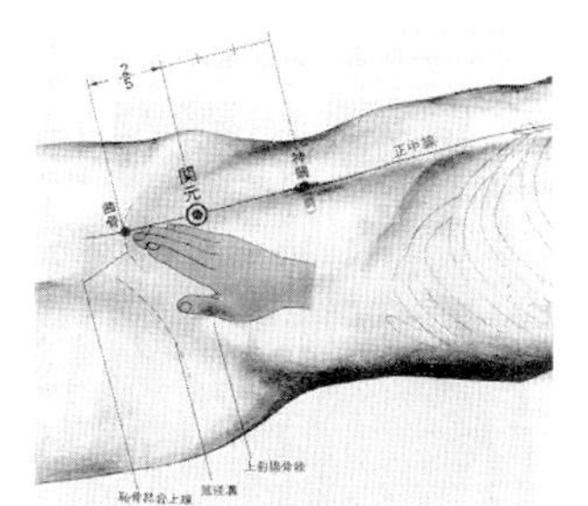

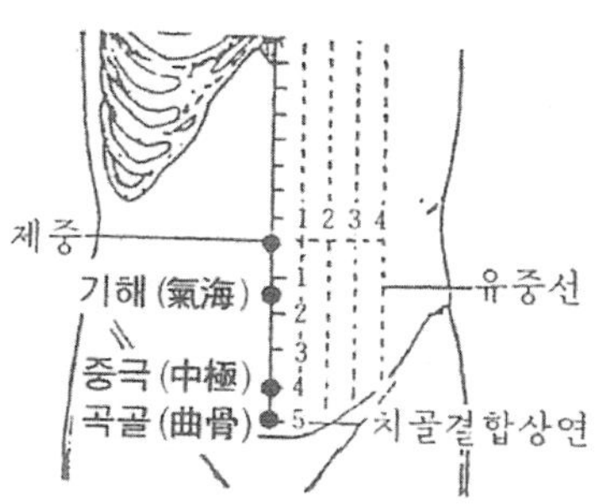

관원(關元, 1개 혈)

○ 일명 단전(丹田), 태중극(太中極)이라고도 하는데 수태양소장경의 모혈이다.

主治: 1) 비뇨생식기疾患: 頻尿 陽萎, 遺精.
2) 부인자궁질환: 子宮筋腫, 不姙症, 月經痛.
3) 하복부질환: 下腹痛 및 痙攣 下腹冷積腹痛, 疝證.

중극(中極, 1개 혈)

○ 일명 기원(氣員), 옥천(玉泉)이라고도 하는데 족태양방광경의 모혈이다.

○ 관원혈에서 1치 아래이며 배꼽에서는 4치 아래에 있다.

主治: 膀胱 및 生殖器疾患, 婦人病一切, 腎臟炎, 좌골신경통(膀胱의 괄약근 마비), 不姙症, 子宮內膜炎, 月經不調, 經閉.

參考: 膀胱之募穴, 足三陰經與任脈之會穴.

◈ 종기(腫氣)~몸의 이곳저곳에 나는 종기(腫氣)

원인(原因) 또는 증상(症狀)	종기는 세균성 질환이다. 종기가 생긴 부위에 약간의 열이 있으면서, 그 주위가 빨갛고 누르면 아프다. 2-4일간은 단단한 채로 있다가 점차 중심부 피부가 얇아지면서 곪고 파열되고 농과 조직이 함께 배출되기도 한다. 이는 대개 한 개가 발생되나 주위로 여러 개 발생될 수도 있고, 심하면 피부 깊은 곳의 피하조직까지 침범하여 심하게 아프다. 특히 비만, 당뇨, 영양 장애, 혈액 질환, 면역 결핍으로 인한 저항력 감소 등의 질환이 있을 때 종기가 생기면 치료해도 잘 낫지 않고 옆으로 퍼져가면서 자주 재발되므로 원인을 제공한 질환을 함께 치료해야 빨리 낫고 재발하지 않는다.
치료(治療)	종기 당처에 반드시 拔針(발침)하여 사용한다. 초기라면 1회의 치료로 매우 만족한다. 자침(刺針) 후 1분 정도 유침(留針)한다. 3-4회 치료하면 된다. 잘 듣는다 하여 여기저기 많이 놓다가 전신이 부어오를 수 있다.
참고(參考)	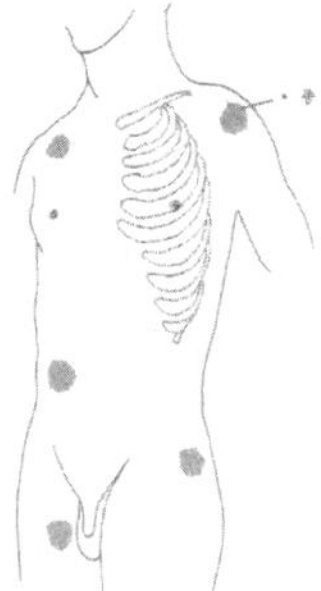

◈ 주통(肘痛)~팔꿈치가 아픈 것

원인(原因) 또는 증상(症狀)	팔꿈치가 아픈 것이다. 주로 오랜 노동에 의하거나 심한 운동에 의하여 아픈 경우가 많다. 테니스를 하는 운동가에게 多見(다견)되었으나 근자에는 골프를 즐겨하는 여성에게서 많이 팔꿈치가 아프다고 찾아오곤 한다.
치료(治療)	손가락으로 눌러봐서 아픈 곳이나 움직이면 아픈 곳이 治療(치료)점이다. 여성의 경우 겁이 많으므로 발침하여 3－4곳 자침(刺針)하다가 허리 끊어서 놓기로 한다. 남성의 경우 처음에는 허리 끊어 놓기로 2곳을 한 후 격일제로 3－4곳을 자침한다. 자침(刺針) 후 1분 정도 유침(留針)한다. 격일제로 치료하되 5－6회면 완치된다.
참고(參考)	병원치료보다 매우 우수하다. 아주 잘 낫는다. 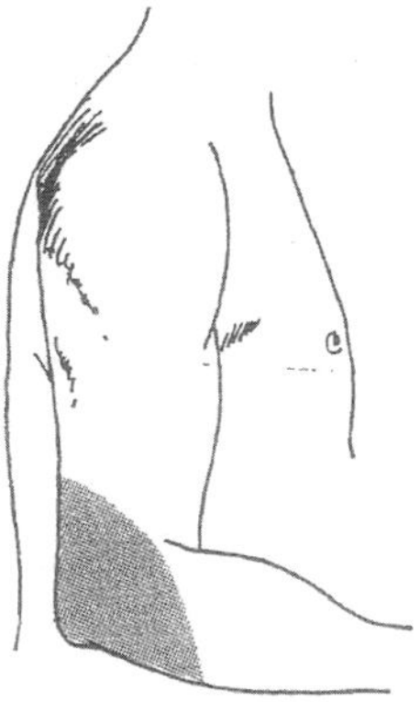

◈ 중풍칠처혈(中風七處穴)

원인(原因) 또는 증상(症狀)	중풍(中風)반신불수(半身不隨), 중풍(中風)안면신경마비(顔面神經麻痺), 중풍언어건삽(中風言語蹇澁) 등이 치료되며 중풍(中風) 예방(豫防)도 된다.
치료(治療)	▲ 주용혈(主用穴): 치료시(治療時)마다 취혈(取穴)한다. 백회(百會), 곡빈(曲鬢), 견정(肩井), 풍시(風市), 족삼리(足三里), 현종(懸鍾), 곡지(曲池). ▲ 보조혈(補助血): 치료시(治療時)에 교대로 취혈(取穴)한다. 없음. ▲ 자침방법(刺針方法) 발침하여 자침 후 1분쯤 유침 후 뺀다. 다음 회부터는 적응력을 봐서 허리 끊어 놓기로 해도 된다. 백회 곡빈혈은 언제나 발침하여야 한다.
참고(參考)	중풍예방혈로 좋다. 생각나면 가끔 치료하는 것을 습관화한다면 중풍은 없다. 가족 중에 중풍체질이 있다면 집에 벌통을 놓고 습관적으로 치료하면 좋다.

治　療　穴

견정(肩井, 2개 혈)

○ 일명 박정(髆井)이라고도 하는데 어깨 위 우묵한 곳, 결분 위, 대골에서 1치 5푼 앞에 있다.

○ 세 손가락으로 눌러서 가운뎃손가락 아래에 우묵한 곳이다.

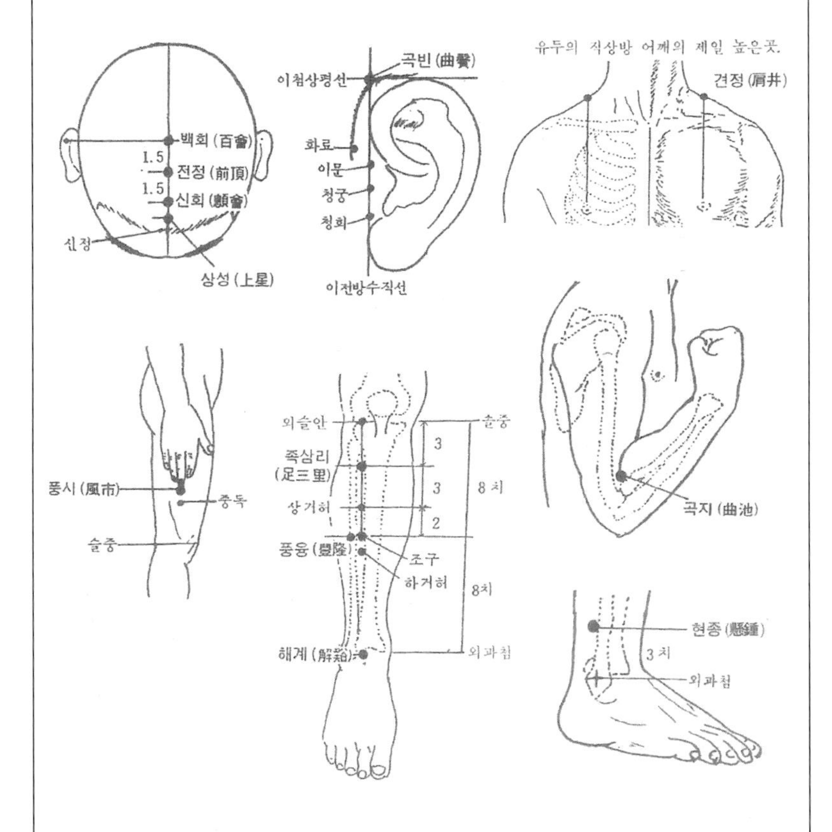

현종(懸鍾, 2개 혈)

○ 일명 절골(絶骨)이라고도 하는데 바깥쪽 복사뼈에서 위로 3치 올라가 맥이 뛰는 곳에 있다.

○ 족3양경의 대락(大絡)이며 누르면 양명맥이 끊어지는 곳에서 잡는다.

◈ 중풍(中風)~구안괘사(口眼喎斜)

원인(原因) 또는 증상(症狀)	안면의 움직임을 담당하는 뇌신경이 마비되어 나타나는 안면신경마비이다. 입이 삐뚤어지고 눈이 땅기어 감기지 않는다. 입을 벌릴 때 건강한 쪽으로 입이 돌아가며 환측의 입이 아래로 처진다. 대개 밤에 발생하여 아침에 일어나 식구들에 의해 발견되는 경우가 많다.
치료(治療)	▲ 주용혈(主用穴): 치료시(治療時)마다 취혈(取穴)한다. 하관(下關), 합곡(合谷), 예풍(翳風), 권료(顴髎). ▲ 보조혈(補助血): 치료시(治療時)에 교대로 취혈(取穴)한다. 협차(頰車), 지창(地倉), 견정(肩正). ▲ 자침방법(刺針方法) 첫 회에는 발침하여 주용혈에 자침 후 1분쯤 후에 발침한다. 다음 회부터는 주용혈(主用穴)과 보조혈(補助血)을 가감하여 발침하여 치료(治療)한다. 자침(刺針) 후 3분 정도 유침(留針)한다. 적응 정도를 살펴서 매일 치료해도 된다. 얼굴에는 발침법으로 해도 효과가 있다.
참고(參考)	구안괘사는 약 60－70%에서 1－2개월 만에 자연회복이 된다. 벌침으로 치료가 잘 되니 활용해 보라. ※ 건측과 환측을 구별해야 한다. 땅겨 간 쪽이 건측(健側)이다. 건측: 환측 1 : 3으로 치료한다.

治 療 穴

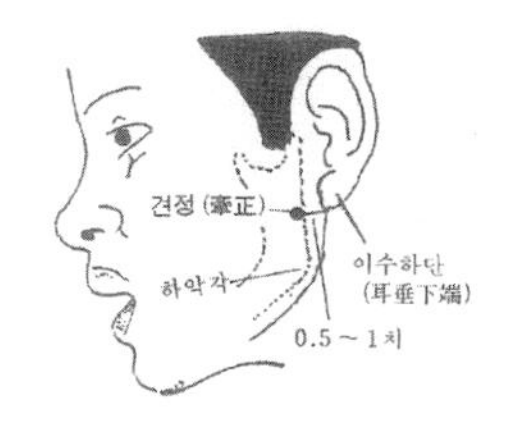

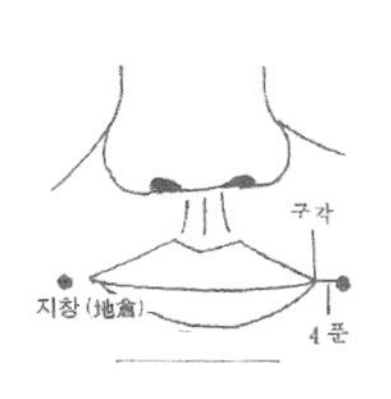

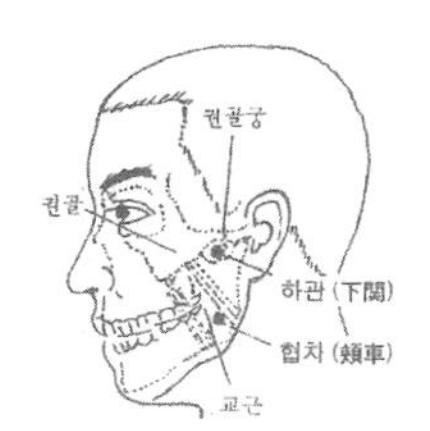

하관혈(下關穴, 2개 혈)

○ 객주인혈(즉 상관혈)의 아래, 귀 앞의 맥이 뛰는 아래 변두리에 있다.

主治: **구안괘사(口眼喎斜)**—마비가 덜 풀린 경우에 四白穴과 같이.

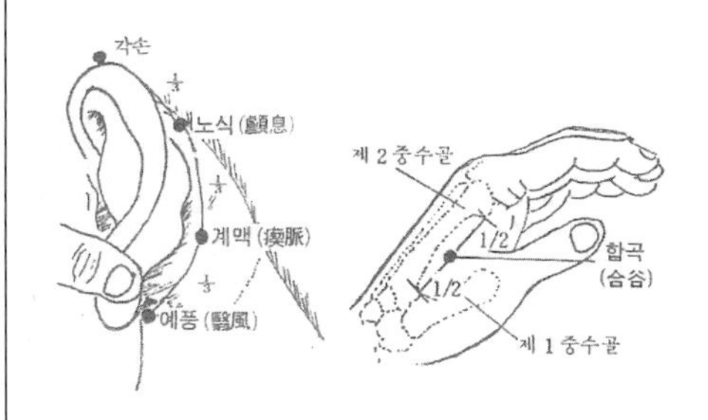

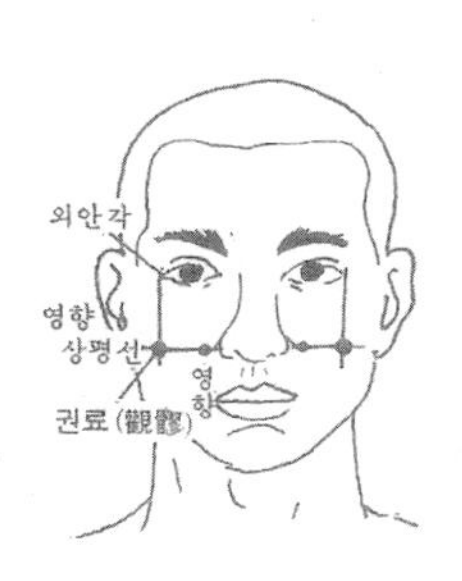

예풍(翳風, 2개 혈)

○ 이주 아래의 우묵한 곳에 있으며 누르면 귓속이 아프다.

主治: 顔面神經麻痺.

권료(顴髎, 2개 혈)

○ 광대뼈 아래 예골 끝 우묵한 곳에 있다.

主治: 顔面의 患部周圍穴로 많이 使用(**口眼喎斜**).

◈ 중풍(中風)~뇌졸중전구증(腦卒中前驅症)

원인(原因) 또는 증상(症狀)	중풍이 오기 전의 증상이다. 고혈압증 환자는 자신이 느낄 수가 있다. 뒷목이 뻣뻣해진다거나 눈이 충혈되고 머리가 묵지근하며 숨이 차고 평상시와는 다른 이상이 발견되면 즉시 이 처방을 사용한다.
치료(治療)	▲ 주용혈(主用穴): 치료시(治療時)마다 취혈(取穴)한다. 십선(十宣), 기단(氣端). ▲ 보조혈(補助血): 치료시(治療時)에 교대로 취혈(取穴)한다. 백회, 족팔풍(足八風). ▲ 자침방법(刺針方法) 첫 회에는 발침하여 주용혈에 자침 후 1분쯤 후에 발침한다. 다음 회부터는 주용혈(主用穴)과 보조혈(補助血)을 가감하여 발침하여 치료(治療)한다. 자침(刺針) 후 3분 정도 유침(留針)한다. 발침법으로 해도 효과가 있으며 허리 끊어 놓기보다 통증이 덜하여 좋다.
참고(參考)	전구증이 있으면 1개월여 격일제로 치료하고 섭생에 주의하여야 한다. 집안에 중풍체질이 있다면 예방 차원에서 늘 자침하면 중풍은 없다. 백회(百會, 1개 혈) ○ 일명 삼양(三陽), 오회(五會), 천만[天滿]이라고도 한다. 主治: 1) 頭痛疾患(頭風) 2) 救急穴(中風, ロ禁不開). 參考: 우리 몸의 經氣가 모이는 것. 三才穴 中의 하나(百會應天, 璇璣應人, 湧泉應地), 百會穴은 臨床上 頭部 基準穴로써 常用된다. 中風七處穴中의 一穴이다. (百會, 곡빈, 견정, 풍시, 현종, 족삼리, 곡지)

治 療 穴

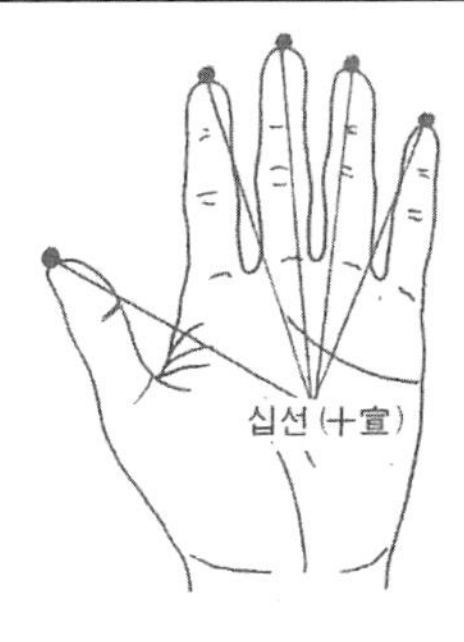

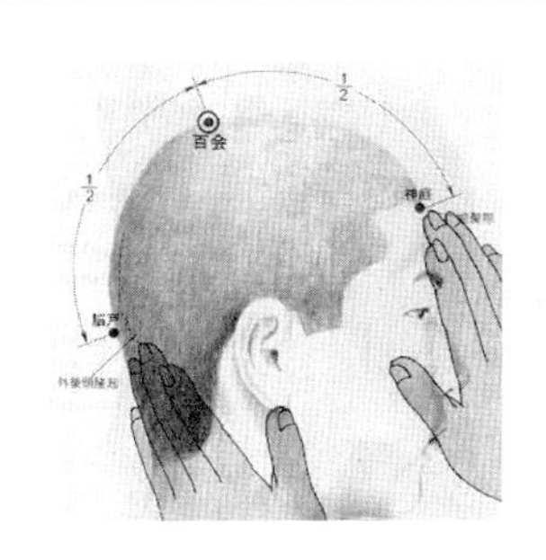

십선(十宣)
두 손 열 손가락 끝에서 취혈한다. 양손 열 손가락 끝이다.

主治: 쇼크, 혼수(昏睡), 고열(高熱), 중서(中暑), 소아경풍(小兒驚風), 지단마목(指端痲木), 뇌졸중(腦卒中).

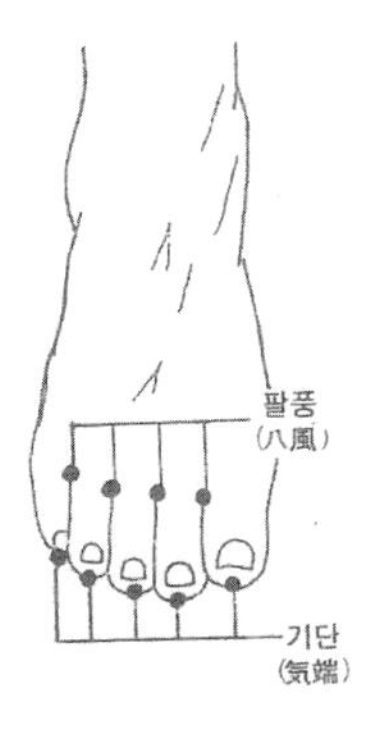

기단(氣端)
양발 열 발가락 끝에서 취혈한다. 양발 열 발가락 끝이다.

족팔풍(足八風).
이 팔풍(八風)혈 중에는 행간(行間), 내정(內庭), 협계(俠谿)의 3혈(穴)이 포함돼 있다.

◈ 중풍(中風)~뇌졸중중증(腦卒中重症)의 탈증(脫症)	
원인(原因) 또는 증상(症狀)	중풍으로 인하여 의식이 몽롱하고, 혼도(昏倒)하여 눈을 감고, 코를 골면서 계속 자고, 대소변을 싸고 사지가 싸늘해지는 위급 상황을 말한다.
치료(治療)	▲ 주용혈(主用穴): 치료시(治療時)마다 취혈(取穴)한다. 수십이정혈(手十二井穴), 족십이정혈(足十二井穴). ▲ 보조혈(補助血): 치료시(治療時)에 교대로 취혈(取穴)한다. 현종(懸鍾), 족삼리(足三里), 백회. ▲ 자침방법(刺針方法) 용천혈은 매우 아프다. 그러나 위급 상황이므로 앞뒤 볼 것 없다. 허리 끊어 놓기로 주용혈에 자침 후 3분여 후 발침한다. 다음 회부터는 주용혈(主用穴)과 보조혈(補助血)을 가감하여 발침하여 치료(治療)한다. 자침(刺針) 후 10분 정도 유침(留針)한다. 오전 오후 치료하다가 3일 후부터 매일 치료한다.
참고(參考)	이런 상황에서는 119호출을 하게 된다. 그러나 이러지도 저러지도 못할 상황이거나 119구급차가 오기까지에는 상당 시간이 소요되는 상황이라면 이 방법이 최선의 방법이다. 환자를 편안하게 하고 옷을 벗기고 치료한다. 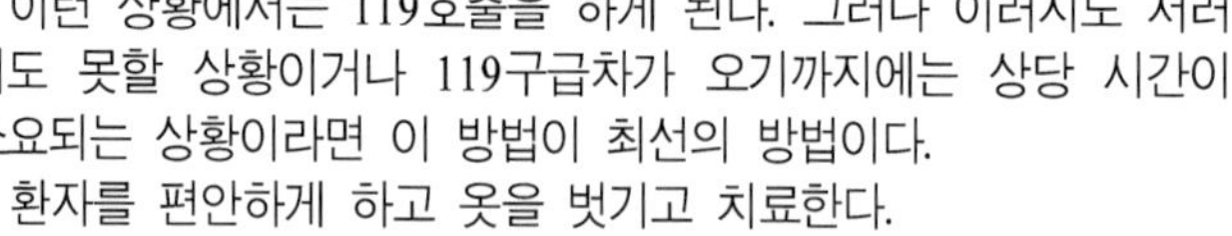

治　療　穴

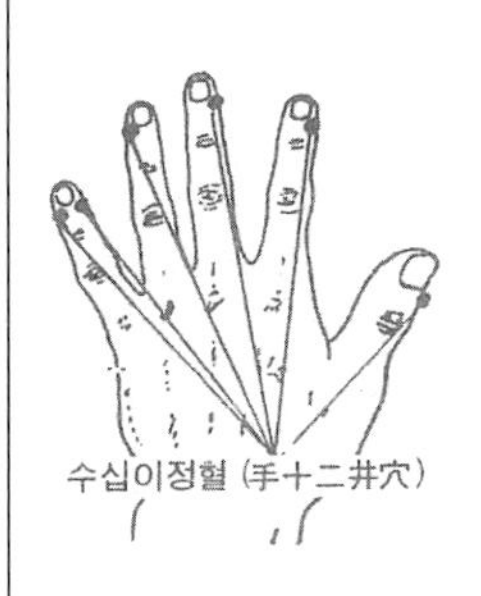

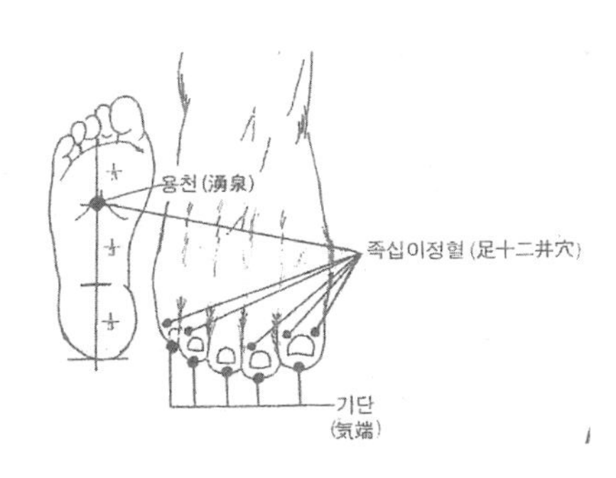

수십이정혈(手十二井穴)

양 손가락 끝에서 취혈한다. 소상(少商), 상양(商陽), 중충(中沖), 소충(少沖), 소택(少澤)의 6혈(穴) 좌우 12혈(穴)이다.

主治: 혼미구급(昏迷救急), 고열(高熱), 뇌졸중(腦卒中).

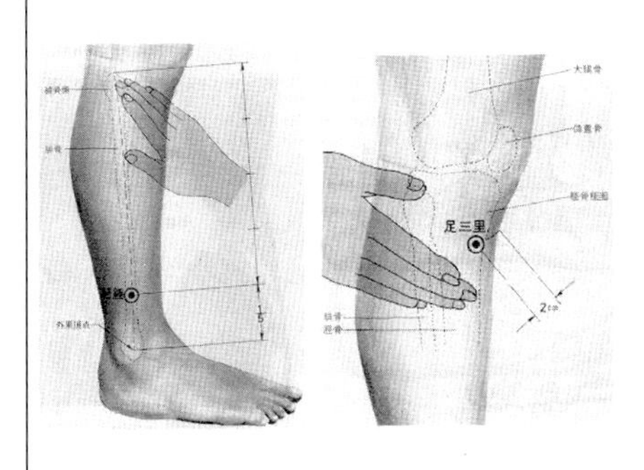

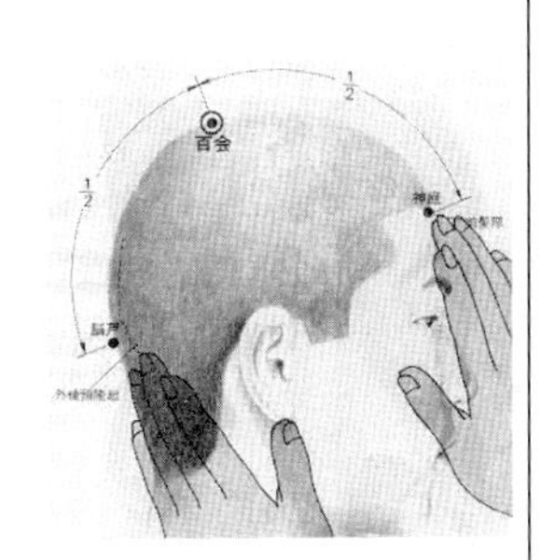

◈ 중풍(中風)~뇌졸중중증(腦卒中重症)의 폐증(閉症)

원인(原因) 또는 증상(症狀)	중풍으로 대소변을 보지 못하고, 이를 꽉 물고 숨이 고르지 못하며 가래 끓는 소리가 심하게 나는 등 중풍이 심하게 온 경우이다.
치료(治療)	▲ 주용혈(主用穴): 치료시(治療時)마다 취혈(取穴)한다. 수십이정혈(手十二井穴), 족십이정혈(足十二井穴), 백회(百會). ▲ 보조혈(補助血): 치료시(治療時)에 교대로 취혈(取穴)한다. 합곡(合谷), 천돌(天突), 양릉천(陽陵泉). ▲ 자침방법(刺針方法) 용천혈은 매우 아프다. 그러나 위급 상황이므로 앞뒤 볼 것 없다. 허리 끊어 놓기로 주용혈에 자침 후 3분쯤 후 발침한다. 다음 회부터는 주용혈(主用穴)과 보조혈(補助血)을 가감하여 발침 치료(治療)한다. 자침(刺針) 후 10분 정도 유침(留針)한다. 오전 오후 치료하다가 3일 후부터 매일 치료한다.
참고(參考)	이런 상황에서는 119호출을 하게 된다. 그러나 이러지도 저러지도 못할 상황이거나 119구급차가 오기까지에는 상당 시간이 소요되는 상황이라면 이 방법이 최선의 방법이다. 환자를 편안하게 하고 옷을 벗기고 치료한다. 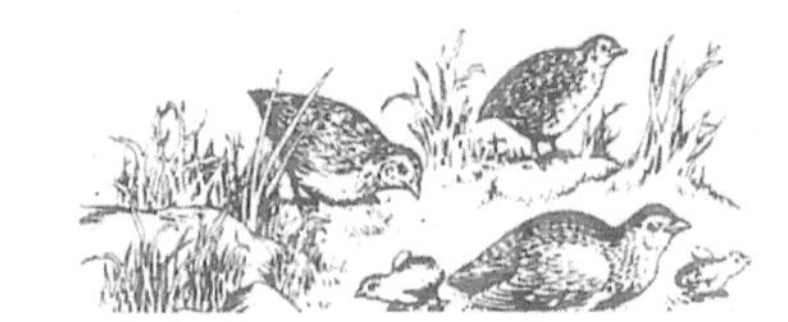

治 療 穴

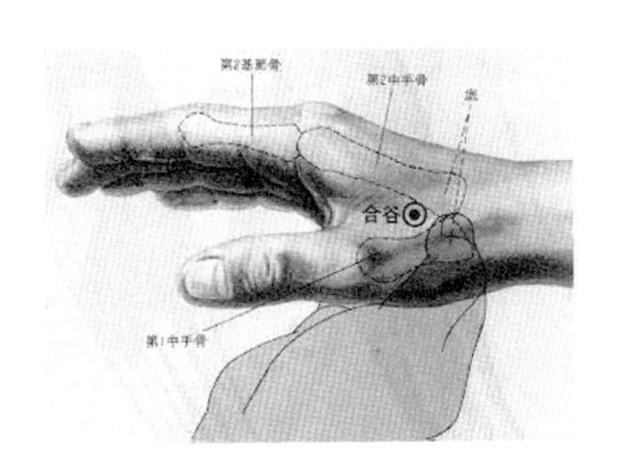

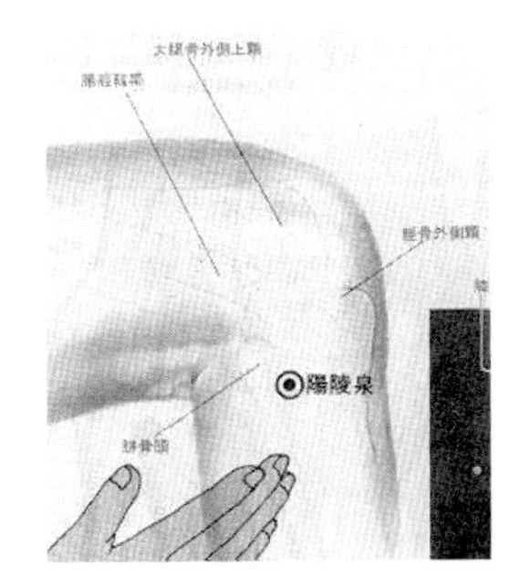

양릉천(陽陵泉, 2개 혈)
○ 무릎 바깥쪽 변두리에서 아래로 1치 내려가 우묵한 곳에 있다.

主治: 1) 關節疾患의 屈伸不利(筋異狀으로 인한)
2) 膝疾患, 脚氣
3) 少陽經 疾患의 筋이상으로 인한 통증; 脇痛, 偏頭痛
4) 半身不隨.

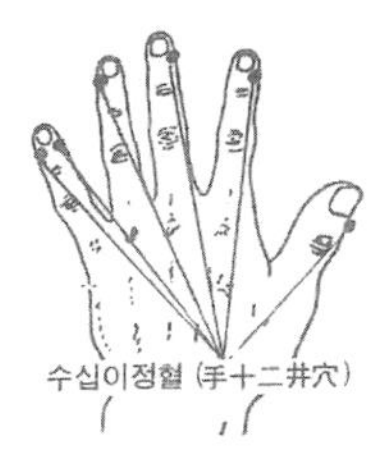

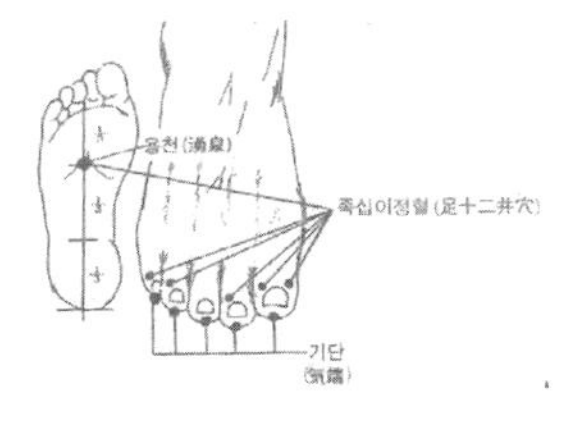

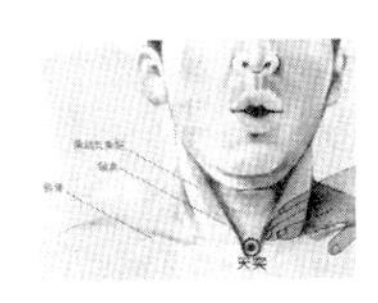

◈ 중풍(中風)의 상지마비(上肢痲痹)

원인(原因) 또는 증상(症狀)	중풍으로 인하여 팔이 마비된 것이다. 남좌여우(男左女右)라 하여 남자는 좌측 여자는 우측에 많이 온다. 전혀 사용할 수 없는 중증에서부터 겨우 거동(擧動)할 수 있는 것까지 다양하다.
치료(治療)	▲ 주용혈(主用穴): 치료시(治療時)마다 취혈(取穴)한다. 견우(肩髃), 곡지(曲池), 비노(臂臑), 견정(肩貞), 지구(支溝), 합곡(合谷), 수삼리(手三里). ▲ 보조혈(補助血): 치료시(治療時)에 교대로 취혈(取穴)한다, 견료(肩髎), 팔사(八邪), 양지(陽池), 중저(中渚), 양노(養老), 경비(頸臂), 극천(極泉). ▲ 자침방법(刺針方法) 첫 회에는 발침하여 자침 후 3여 분 후 발침한다. 다음 회부터는 주용혈(主用穴)과 보조혈(補助血)을 가감하여 치료(治療)한다. 자침(刺針) 후 10분 정도 유침(留針)한다. 적응 정도를 봐서 허리 끊어 놓기와 발침법을 병행한다.
참고(參考)	환측(患側)만 치료하지 말고 건측(健側)도 3 : 1의 비율로 치료하면 좋다. 일단 중풍이 오면 치료가 힘들다. 그러나 벌침으로 3개월 이상 치료하여 건강을 회복하는 사례도 많다. 희망을 갖고 치료해야 한다. 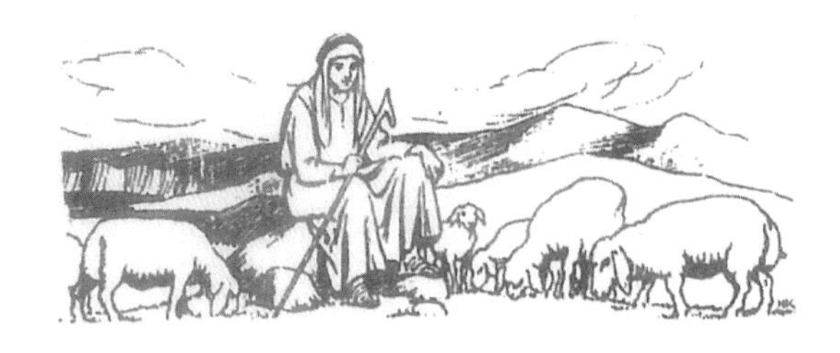

治 療 穴

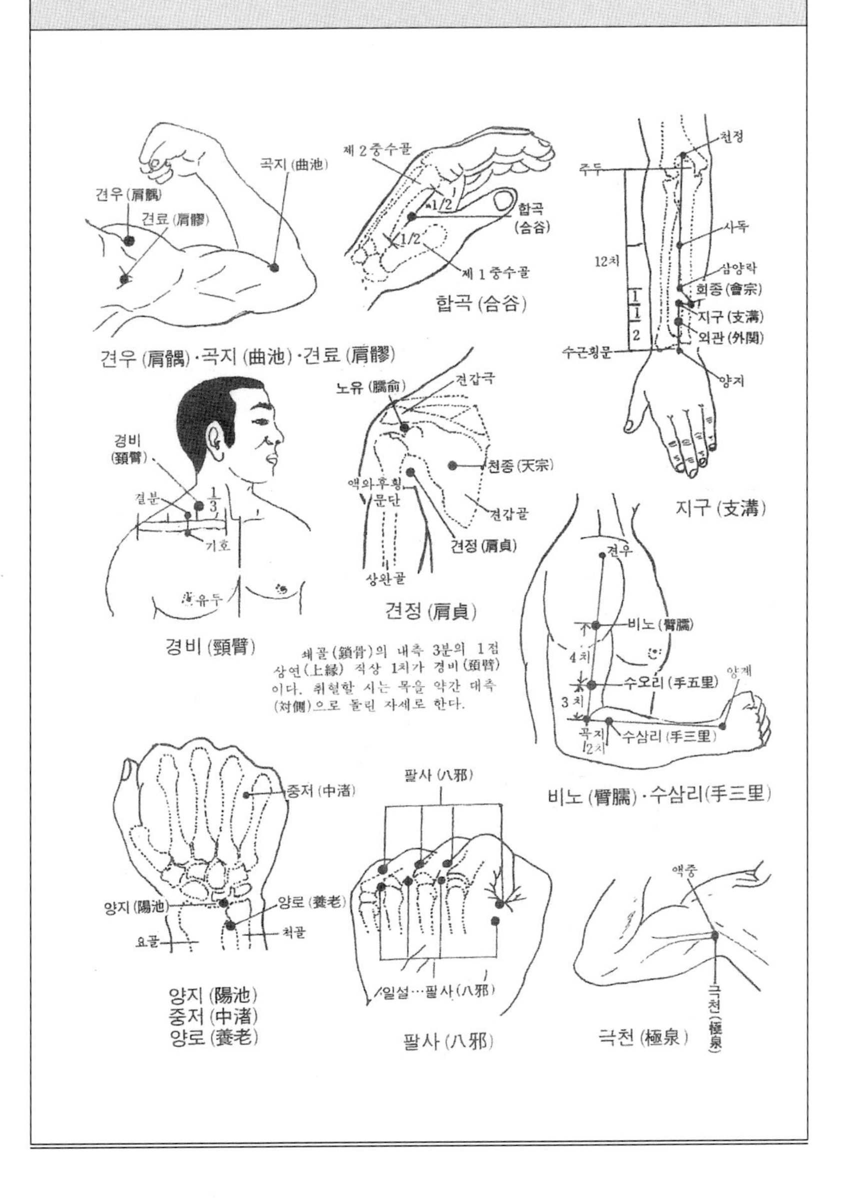
곡지 (曲池)
견우 (肩髃)
견료 (肩髎)
견우 (肩髃)·곡지 (曲池)·견료 (肩髎)
제 2중수골
1/2
합곡
(合谷)
제 1중수골
합곡 (合谷)
천정
주두
사독
12치
삼양락
회종(會宗)
지구 (支溝)
외관 (外關)
수근횡문
양지
지구 (支溝)
노유 (臑俞)
견갑극
천종(天宗)
액와후횡
문단
견갑골
견정 (肩貞)
상완골
견정 (肩貞)
경비
(頸臂)
결분
기호
유두
경비 (頸臂)
쇄골(鎖骨)의 내측 3분의 1점 상연(上緣) 직상 1치가 경비(頸臂)이다. 취혈할 시는 목을 약간 대측(対側)으로 돌린 자세로 한다.
견우
비노 (臂臑)
4치
수오리 (手五里)
양계
3치
곡지
수삼리 (手三里)
2치
비노 (臂臑)·수삼리(手三里)
중저 (中渚)
양지 (陽池)
양로 (養老)
요골
척골
양지 (陽池)
중저 (中渚)
양로 (養老)
팔사 (八邪)
일설…팔사 (八邪)
팔사 (八邪)
액중
극천 (極泉)
극천 (極泉)

◈ 중풍(中風)의 언어건삽(言語蹇澁)

원인(原因) 또는 증상(症狀)	중풍으로 혀가 굳어 말하기가 어려운 상태다. 뇌졸중 마비의 일종으로 언어불능이 된 것이다.
치료(治療)	▲ 주용혈(主用穴): 치료시(治療時)마다 취혈(取穴)한다. 염천(廉泉), 증음(增音). ▲ 보조혈(補助血): 치료시(治療時)에 교대로 취혈(取穴)한다. 천돌(天突), 상염천(上廉泉), 금진(金津), 옥액(玉液). ▲ 자침방법(刺針方法) 얼굴 부위에는 무조건 발침이다. 첫 회에는 주용혈을 발침하여 자침 후 1분 유침한다. 다음 회부터는 적응 정도를 잘 살펴서 얼굴이 붓지 않도록 주용혈(主用穴)과 보조혈(補助血)을 가감하여 발침하여 치료(治療)한다. 자침(刺針) 후 3분 정도 유침(留針)한다. 얼굴이 아닌 곳은 적응 정도를 봐서 허리 끊어 놓기로 해도 좋다. 금진과 옥액은 발침하여 혀에 대자마자 뺀다. 톡톡 치는 기분으로 자침한다.
참고(參考)	뇌졸중은 힘든 병이다. 병원치료와 함께 벌침을 응용하면 좋다. 병원에서는 벌침 같은 거 하면 안 된다고 한다. 그러나 벌침으로 치료되는 사례가 많아 처방을 밝혔다. 지푸라기라도 잡고픈 심정이라면 희망을 갖고 치료하기 바란다. 주님은 항상 우리 편이다. 통리(通里, 2개 혈) ○ 손목뒤에서 1치 위에 있다. 主治: 神經衰弱, 神經性心悸亢進, 不眠, 舌强不語, 頭痛, 舌强不語에 많이 使用. 舌强은 經絡上 脾經痛. 그러므로 先心經의 通里穴 後脾經使用. 臟象論上 心主舌.

治　療　穴

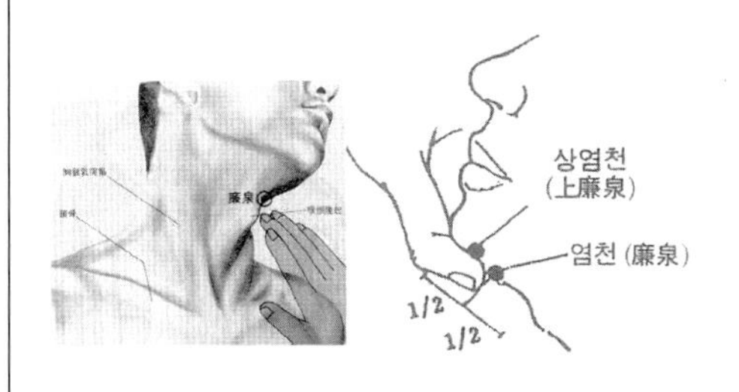

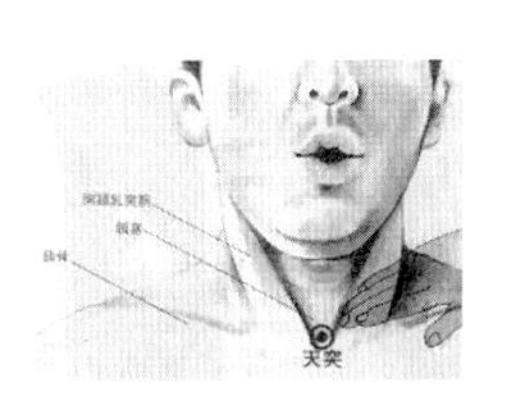

염천(廉泉, 1개 혈)

○ 일명 설본(舌本)이라고도 한다.
　털 아래의 울대와 혀뿌리 사이에 있다.

主治: 舌下腫(心經에 屬함), 舌强不語(脾經에 屬함), 벙어리 등에 患部周圍穴로 利用한다.
配通里, 神門穴하여 中風不語에 使用한다.

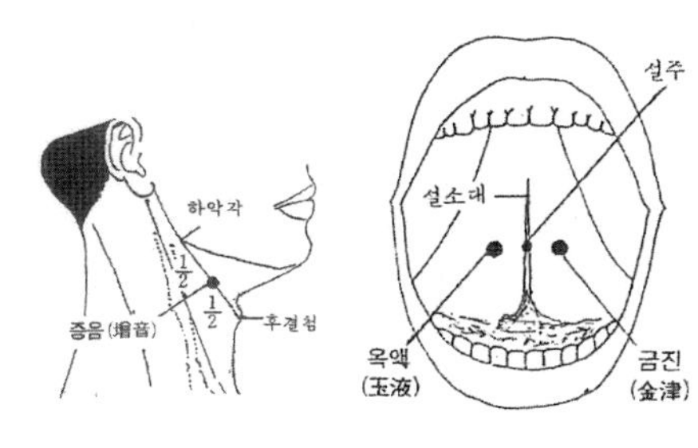

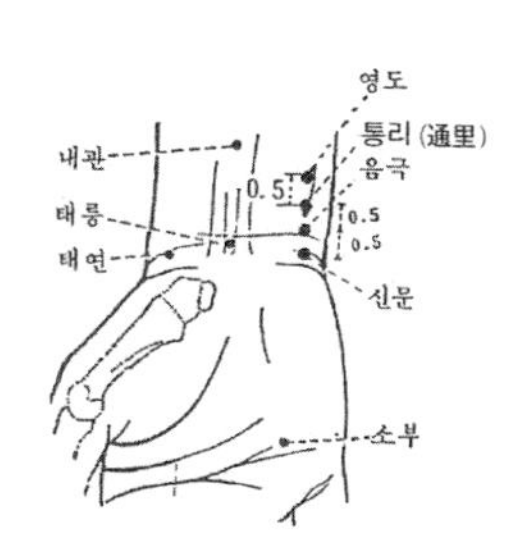

◈ 중풍(中風)의 하지마비(下枝痲痹)

원인(原因) 또는 증상(症狀)	중풍으로 인하여 보행이 불가능한 것부터 겨우 거동할 수 있는 것까지 다양하다. 화장실을 혼자 갈수 있는 정도라면 행복한 것이다. 남자는 좌측에 여자는 우측에 마비가 오는 경우가 많다. 한방에서는 하지탄환(下肢癱瘓)이라 한다.
치료(治療)	▲ 주용혈(主用穴): 치료시(治療時)마다 취혈(取穴)한다. 환도(環跳), 풍시(風市), 양릉천(陽陵泉), 족삼리(足三里), 낙지(落地), 현종(縣鍾), 해계(解谿), 탄립(癱立), 조구(條ロ). ▲ 보조혈(補助血): 치료시(治療時)에 교대로 취혈(取穴)한다. 규내번(糾內翻), 규외번(糾外翻), 곤륜(崑崙), 족임읍(足臨泣), 태충(太衝), 좌골(坐骨). ▲ 자침방법(刺針方法) 첫 회에는 주용혈을 발침하여 자침 후 2-3분 유침한다. 다음 회부터는 주용혈(主用穴)과 보조혈(補助血)을 가감하여 치료(治療)한다. 자침(刺針) 후 10분 정도 유침(留針)한다. 발침과 허리 끊어 놓기를 병행한다.
참고(參考)	환측만 치료하지 말고 건측도 3:1의 비율로 치료하면 좋다. 일단 중풍이 오면 치료가 힘들다. 그러나 벌침으로 3개월 이상 치료하여 건강을 회복하는 사례도 많다. 풍시(風市, 2개 혈) ○ 무릎 위에서 바깥쪽으로 두 힘살 사이에 있다. 主治: 1) 中風, 脚氣로 因한 疾患의 後遺症에 많이 사용. 2) 下肢側痛에 많이 使用.

治 療 穴

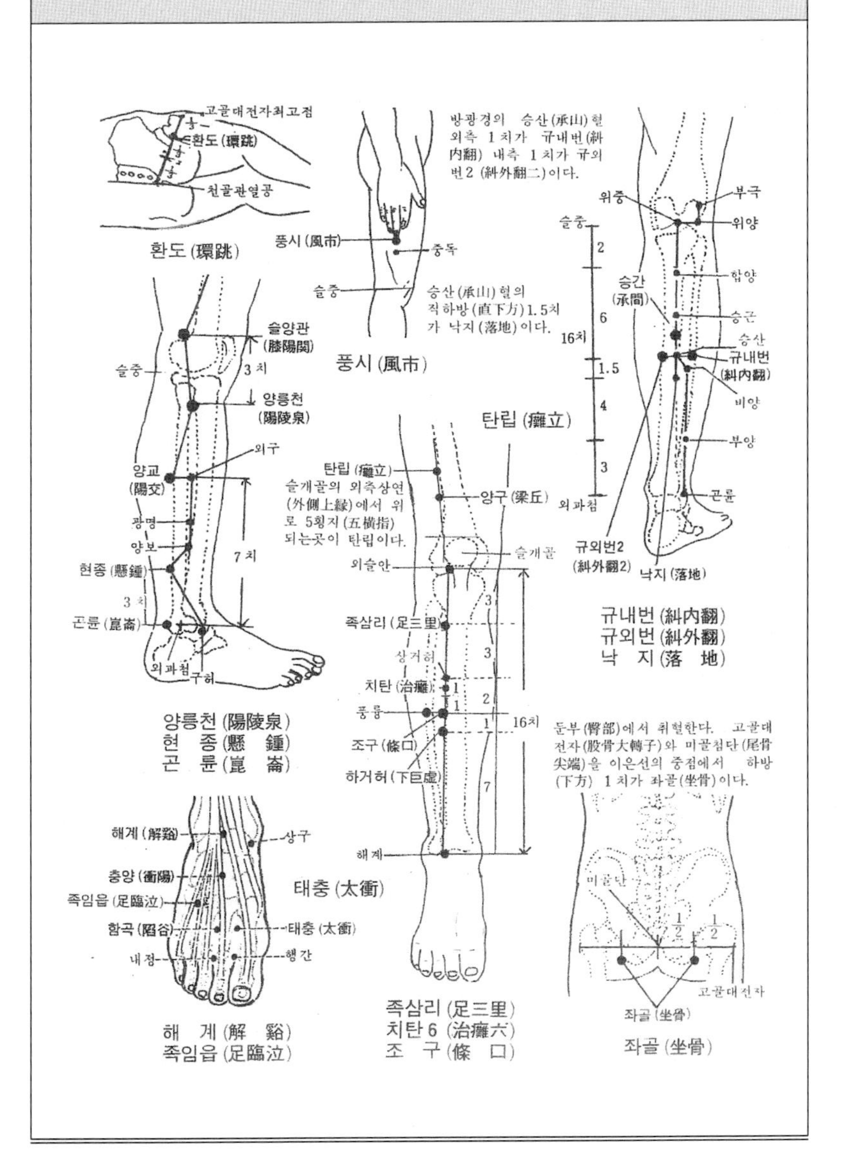

고골대전자최고점
환도(環跳)
천골관열공
환도(環跳)
방광경의 승산(承山)혈 외측 1치가 규내번(糾內翻) 내측 1치가 규외번2 (糾外翻二)이다.
풍시(風市)
중독
슬중
승산(承山)혈의 직하방(直下方)1.5치가 낙지(落地)이다.
풍시(風市)
위중
부극
위양
슬중
2
합양
승간
(承間)
6
승근
16치
승산
규내번
1.5
(糾內翻)
비양
4
부양
3
곤륜
외과첨
규외번2
(糾外翻2)
낙지(落地)
규내번(糾內翻)
규외번(糾外翻)
낙 지(落 地)
슬양관
(膝陽關)
슬중
3치
양릉천
(陽陵泉)
외구
양교
(陽交)
광명
양보
7치
현종(懸鍾)
3치
곤륜(崑崙)
외과첨
구허
양릉천(陽陵泉)
현 종(懸 鍾)
곤 륜(崑 崙)
탄립(癱立)
탄립(癱立)
슬개골의 외측상연(外側上緣)에서 위로 5횡지(五橫指) 되는곳이 탄립이다.
양구(梁丘)
슬개골
외슬안
3
족삼리(足三里)
3
상거허
치탄(治癱)
1
1
2
풍륭
1
16치
조구(條口)
하거허(下巨虛)
7
해계
족삼리(足三里)
치탄6(治癱六)
조 구(條 口)
해계(解谿)
상구
충양(衝陽)
족임읍(足臨泣)
태충(太衝)
함곡(陷谷)
태충(太衝)
내정
행간
해 계(解 谿)
족임읍(足臨泣)
둔부(臀部)에서 취혈한다. 고골대전자(股骨大轉子)와 미골첨단(尾骨尖端)을 이은선의 중점에서 하방(下方) 1치가 좌골(坐骨)이다.
미골단
1/2
1/2
고골대전자
좌골(坐骨)
좌골(坐骨)

◈ 직장탈출(直腸脫出)~탈항(脫肛)

원인(原因) 또는 증상(症狀)	기부족(氣不足)으로 인하여 미주알이 빠진 것이다. 일반적으로 통증은 없으나 염증을 일으키면 통증이 생기고 헐기도 한다.
치료(治療)	▲ 주용혈(主用穴): 치료시(治療時)마다 취혈(取穴)한다. 항문괄약근주위, 회양(會陽), 장강(長强). ▲ 보조혈(補助血): 치료시(治療時)에 교대로 취혈(取穴)한다. 백회(百會), 합곡(合谷), 차료(次髎), 중료(中髎). ▲ 자침방법(刺針方法) 첫 회에는 발침하여 자침 후 1여 분 후 발침한다. 다음 회부터는 주용혈(主用穴)과 보조혈(補助血)을 가감하여 발침하여 치료(治療)한다. 자침(刺針) 후 3분 정도 유침(留針)한다. 적응을 잘하면 허리 끊어 놓기를 해도 좋다. 백회는 반드시 발침하여 사용한다.
참고(參考)	체력보강을 위하여 꿀과 화분을 복용하면 치료효과가 배가된다. 치료효과를 높이기 위하여 프로폴리스 복용을 권한다. 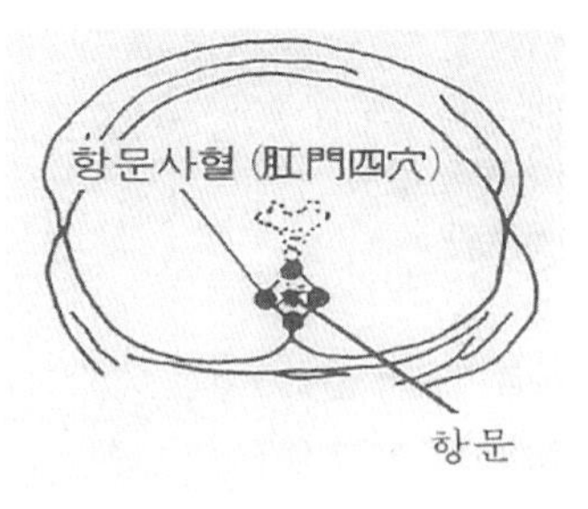

治 療 穴

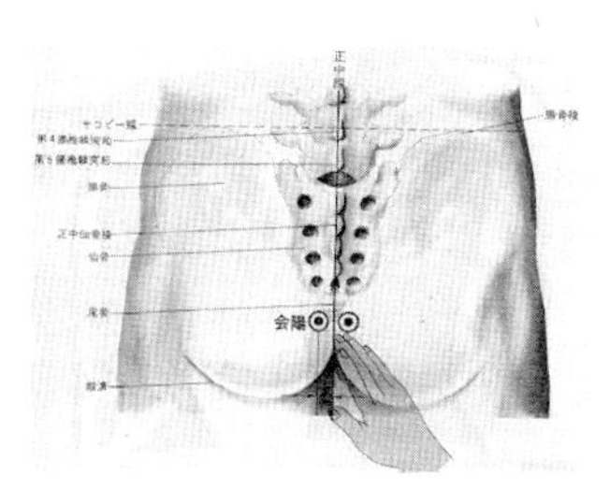

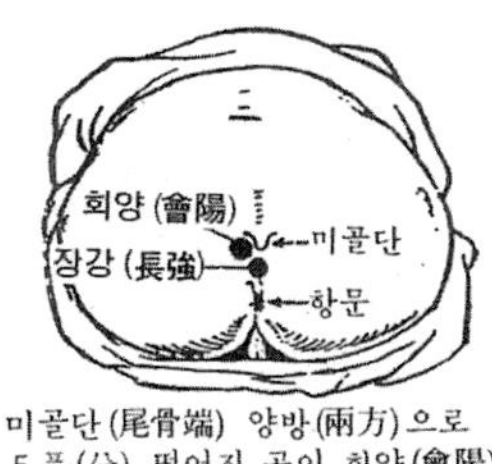

미골단(尾骨端) 양방(兩方)으로 5푼(分) 떨어진 곳이 회양(會陽)이다.

장강(長強, 1개 혈)
○ 일명 기지음극(氣之陰隙)이라고도 하는데 독맥의 별락이다.

主治: 痔疾(탈항증상).

회양(會陽, 2개 혈)
○ 일명 이기(利氣)라고도 하는데 꽁무니뼈 양옆에 있다[동인].

主治: 1) 肛門周圍疾患(痔疾, 腰痛).

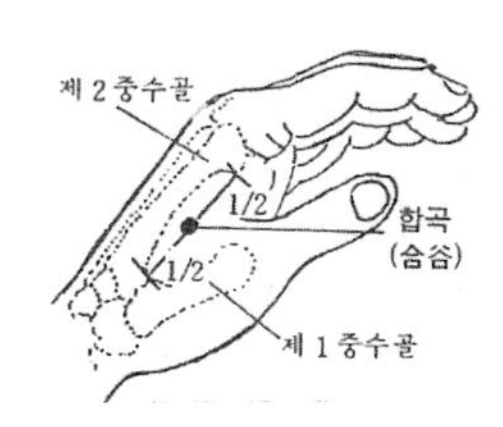

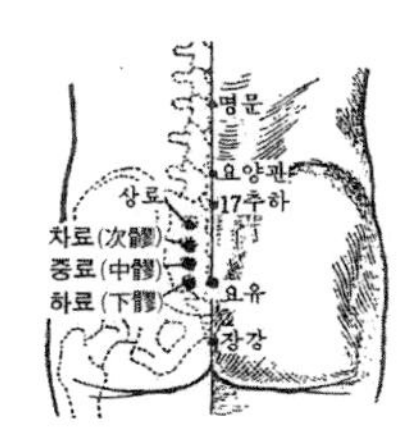

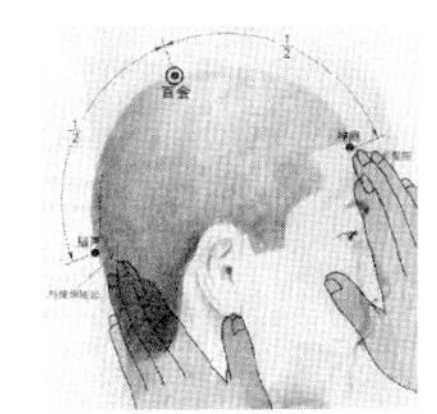

◈ 기침, 가래에 벌침이 좋다

대기가 오염되고 혼탁한 공기를 마시며 살아야 하는 도시인에게 어쩌면 기관지염은 피할 수 없는 숙명이라고 해도 과언이 아니다. 기관지염은 보통 세균이나 바이러스, 진균 등의 감염에 의해 발생하는 경우가 많은데 평소 몸이 허약한 사람에게 발생하기가 쉽다. 일부는 알레르기성 기관지염으로 고생을 하는데 염소나 아황산가스 같은 공해물질을 흡입했을 때 발생하는 것으로 특히 대도시의 주민들에게 집중적으로 발생한다.

증세로는 급성기관지염인 경우 고름이 섞인 가래가 나오고 기침이 심하다. 자칫 오래 두면 폐렴 같은 치명적인 증세로 발전하니 빨리 치료해야 한다.

벌침요법은 이런 오염된 환경에서 발생하는 급성과 만성 기관지염에 많은 도움을 준다.

벌침이 가지고 있는 항염 작용이 효과를 미치고 또한 기관지 주변을 감싸고 흐르는 혈류를 개선하여 기관지를 건강하게 가꾸기 때문이다. 진해제나 거담제를 수년간 사용하는 사람은 벌침요법을 병용하면 좋은 효과를 볼 수 있다.

벌침은 기침과 가래를 무조건 멎게 하기보다는 그 병증에 접근하여 근본 원인을 제거함으로써 기침과 가래를 자연스럽게 없애려는 것이다.

벌침에 잘 듣는 기관지혈은 단연 천돌(天突)이다. 천식(喘息)에도 좋은 천돌혈(天突穴)은 본래 침구에서도 중요한 기관지 주 치료혈(治療血)이지만 벌침에도 이 혈(穴)이 특히 잘 듣는다. 이곳에 벌침을 시침하면 좋은 효과를 보는데 앞 목이 끝난 지점에서 가장 오목하게 함몰한 부위이다.

◈ 축농증(蓄膿症)

부비동염이란 축농증을 일컫는 것으로 부비동뿐만 아니라 코 및 호흡기 전반에 걸쳐서 관련된 질환의 일종이다.

근래에 들어서 심각한 대기오염 등의 생활환경, 알레르기 질환의 증가, 아파트의 보급으로 인한 생활환경의 건조화 등이 원인이 되어 축농증으로 고생하는 환자들이 많아졌다. 축농증의 특징적인 증상으로는 코 막힘, 누런 콧물 등을 들 수 있으며 심한 경우에 있어서는 후각 장애, 악취, 주의산만, 두통 등의 증상을 나타내기도 한다. 한의학에서는 일찍이 비연이라는 말로 축농증을 표현하였는데, 비연(鼻淵)이란 코 비, 샘 연으로 구성된 말로서 끈끈한 콧물이 마치 샘에서 물이 흐르듯 계속적으로 흘러내리는 것을 비유한 것이다. 또한 비연은 크게 감기의 후유증으로 나타나는 풍열(風熱)증과 오래된 전신쇠약과 소화기장애를 동반하여 인체의 정기가 허약해서 나타나는 정혈허손증(精血虛損證) 등으로 구분된다.

학생이나 사무직의 종사자에게 축농증은 쉽게 피곤하고, 주의력이 산만해지고, 만성두통에 시달리게 되니 빨리 치료해야 한다.

당연히 벌침치료로 좋은 효과를 본다. 세균이 침입하여 점막에 고름이 형성되는 염증성 질환에 이만한 치료는 없다. 재발이 없는 치료이니 적극 활용하기 바란다.

영향혈(穴)만 벌침을 해도 아주 좋은 치료가 된다.

◈ 천식(喘息)~기관지(氣管支)	
원인(原因) 또는 증상(症狀)	공기가 통과하는 통로인 기도에 만성적으로 염증(炎症)이 생겨 기도(氣道)벽이 부어오르고, 기도 내로 점액 분비물을 많이 방출하므로 대기 중에 있는 여러 자극 물질에 의해서 쉽게 과민반응을 일으켜 기도가 좁아지거나 경련을 일으키는 것이다. 호흡곤란이 나타나며 기침도 동반하게 된다.
치료(治療)	▲ 주용혈(主用穴): 치료시(治療時)마다 취혈(取穴)한다. 천돌(天突). ▲ 보조혈(補助血): 치료시(治療時)에 교대로 취혈(取穴)한다. 척택(尺澤), 폐유(肺兪), 족삼리(足三里), 대추(大椎), 풍융(風隆). ▲ 자침방법(刺針方法) 첫 회에는 주용혈을 발침하여 자침 후 1분 유침한다. 다음 회부터는 주용혈(主用穴)과 보조혈(補助血)을 가감하여 발침하여 치료(治療)한다. 자침(刺針) 후 3분 정도 유침(留針)한다. 적응 정도를 봐서 허리 끊어 놓기 해도 좋다.
참고(參考)	천돌혈은 천식의 특효혈이다. 프로폴리스 복용을 권면한다. 병원에서 1개월분씩 약을 처방받고 기관지 확장제를 휴대하면서 다니는 환자라면 벌침을 적극 권한다. 반드시 치료된다. 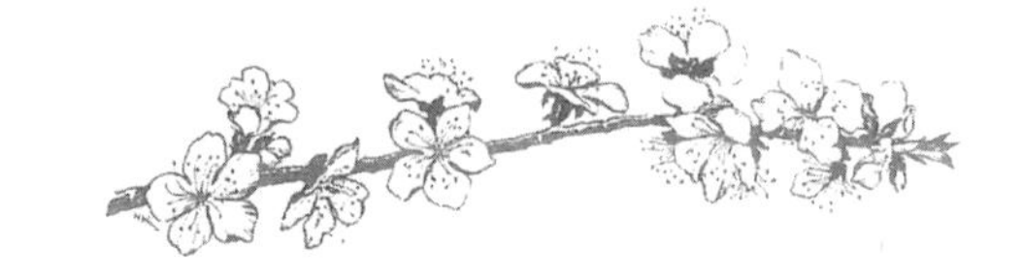

治 療 穴

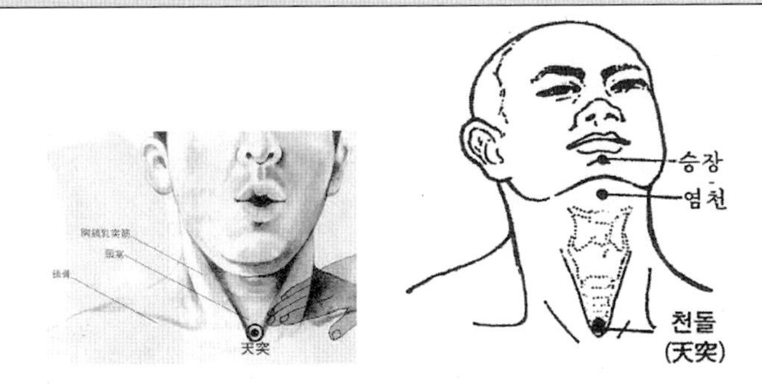

천돌(天突, 1개 혈)
○ 일명 천구(天瞿), 오호(五戶)라고도 한다.
○ 후두결절에서 아래로 4치 내려가 우묵한 곳에 있다.

主治: 慢性氣管肢炎에 의한 咳嗽, 喘息에 患部周圍穴로 많이 使用한다.
甲狀腺腫大, 嘔逆—加 內關 外感性 기침—加 外關, 列缺.

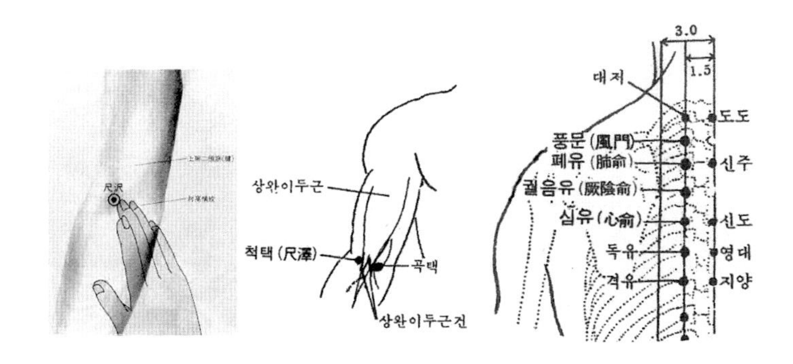

척택(尺澤, 2개 혈)
○ 팔굽의 안쪽 가로로 간 금 가운데에 있다[동인].

主治: 肺炎, 氣管肢炎, 咽痛, 胸膜炎, 喘息, 늑혈, 吐血, 狹心症 扁桃腺炎에 補助穴로 사용(主穴은 少商穴).

◈ 축농증(蓄膿症)~부비강염(副鼻腔炎)	
원인(原因) 또는 증상(症狀)	콧구멍 2개에 염증(炎症)이 생겨 코가 막히고, 두통이 오고, 기억력 감퇴, 주의력이 산만하고 냄새를 못 맡는 경우도 있다. 축농증을 오래 앓은 아이는 주의가 산만하고 학교 성적도 떨어지게 되어 공부하는 학생은 빨리 치료해야 된다.
치료(治療)	▲ 주용혈(主用穴): 치료시(治療時)마다 취혈(取穴)한다. 영향(迎香), 비통(鼻痛). ▲ 보조혈(補助血): 치료시(治療時)에 교대로 취혈(取穴)한다. 풍지(風池). ▲ 자침방법(刺針方法) 첫 회에는 주용혈을 발침하여 자침 후 1분쯤 유침한다. 다음 회부터는 주용혈(主用穴)과 보조혈(補助血)을 가감하여 발침하여 치료(治療)한다. 자침(刺針) 후 3분 정도 유침(留針)한다.
참고(參考)	얼굴 부위에는 반드시 발침하여 얼굴이 붓지 않도록 해야 한다. 격일제로 1개월 치료로 효과를 본다. 수술의 경우 재발하는 경우가 가끔 있다. 프로폴리스 복용과 벌침으로 재발 없는 치료가 된다. 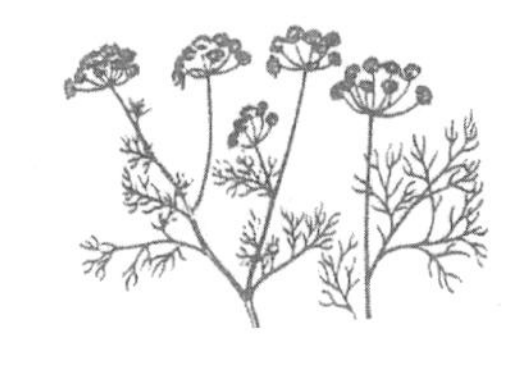

治　療　穴

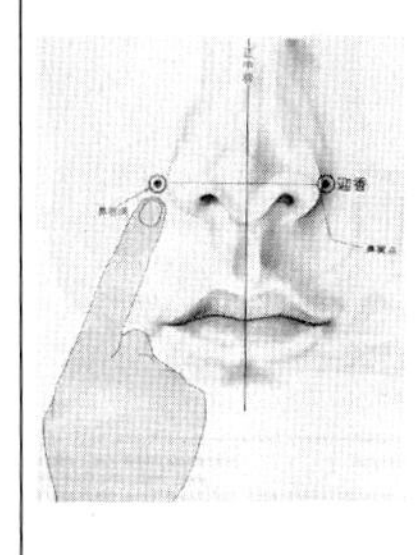
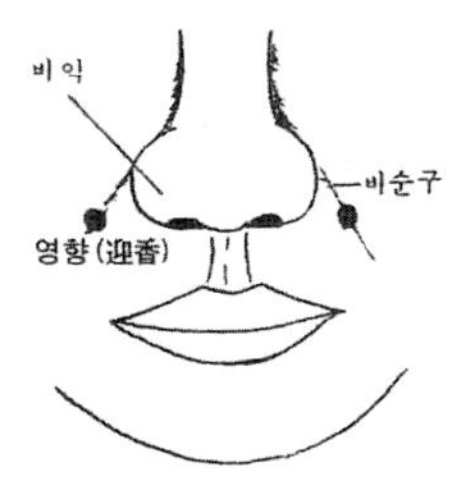

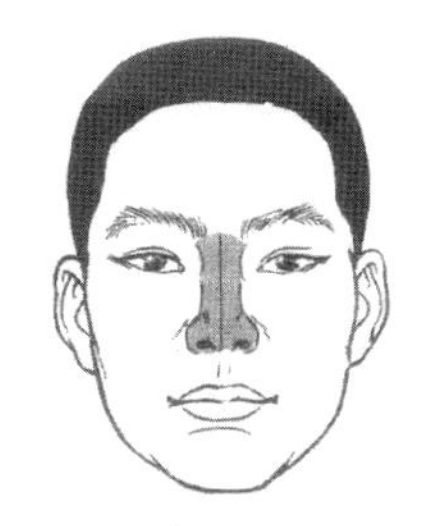

영향(迎香, 2개 혈)
○ 일명 충양(衝陽)이라고도 하며 화료혈에서 위로 1치 올라가 콧구멍 옆으로 5푼 나가 있다.

主治: 鼻病에 많이 使用: 患部穴로 제일 많이 使用—蓄膿症.

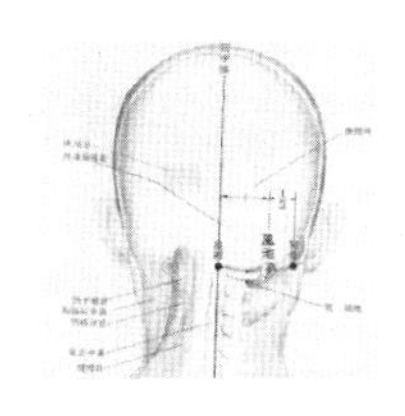
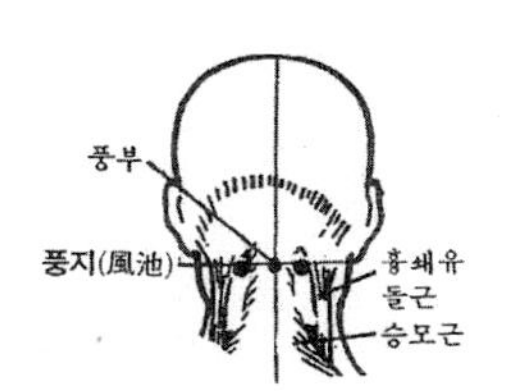

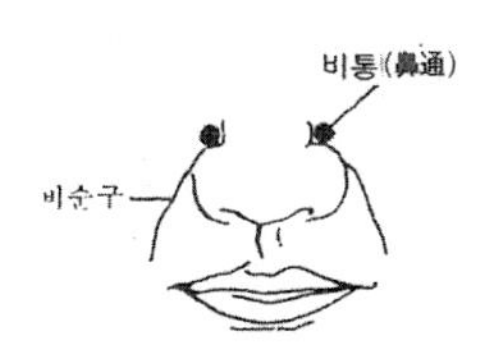

풍지(風池, 2개 혈)
○ 섭유혈(즉 뇌공혈) 뒤 머리털이 돋은 경계의 우묵한 곳에 있다[동인].
○ 귀 뒤에서 1치 5푼 옆으로 나가서 풍부혈(風府穴) 옆에 있다[입문].

主治: 外感風邪로 因한 諸般 後頭痛에 阿是穴로 使用 配天柱穴 腦充血, 偏頭痛, 肥厚性鼻炎, 蓄膿症, 高血壓, 面 頭 頸項部 疼痛 眩暈의 要穴.

◈ 잇몸질환

치주염, 치은염 모두 잇몸질환이다. 이가 아파서 신경치료를 하는 경우도 잇몸질환이다. 잇몸질환에는 여러 가지 종류가 있다.

모 교회 사모님이 신경치료를 위하여 치과에 수차례 다녔다. 어느 날은 신경치료도 잘 듣지 않아 치과에서도 차라리 이를 뽑는 데 합의를 봤다. 벌침을 하면서도 경솔하게 벌침을 막 들이대는 것을 삼가는 것이 평상시 필자의 태도다. 1순위를 병원의 진단과 치료를 권장하고 벌침을 차 순위에 둔다. 그런데 사모님이 아직은 젊으신데 이를 뽑으러 가신단다. 그렇게 되면 옆에 있는 이도 영향을 받게 되고 새로운 이를 해 넣는데도……등등 앞으로 전개될 상황은 하여간 복잡해진다.

잠깐 기도하고서 사모님 이왕 뽑으러 가는 상황인데 벌침 한 번 맞아보시겠습니까? 예 하신다, 치근에 놔야 하는데 얼굴 영향혈(穴)에 1침을 하고 내일 다시 치료하기로 했다. 그 다음날은 서로의 사정 때문에 만나지 못했으니 치료를 못했다.

그런데 하나님은 우리를 지켜주신 것이다.

음식을 씹을 수가 있고 아프지도 않아서 치과에 안 가셨다는 것이다.

이후 2차례의 시술로 정상적인 생활을 할 수가 있었다.

하여간 꿀벌은 우리 인간을 배신하지 않고 목숨까지 바치는데 우리는 그들이 열심히 일해서 모아 놓은 양식, 즉 꿀을 훔쳐 먹는 꼴이 되어버려서 미안하기도 하다.

◈ 치조농루(齒槽膿漏)~잇몸이 붓고 고름이 남

원인(原因) 또는 증상(症狀)	치통의 원인은 대개 충치에서 오고, 입 안에 있는 세균의 발효작용에 의해 함수탄소로부터 유산이 생겨 굳은 이의 조직이 침해를 받아 치아에 구멍이 생기거나 삭아 부서진다. 단것, 특히 정제된 흰 설탕과 조미료를 많이 먹으면 잘 생기고 당뇨병, 신장병, 유전적 요인 등이 있다. 치조농루는 잇몸의 염증과 이들 뼈의 소실(消失)로 일어나는데 잇몸을 누르면 고름(농즙)이 나온다. 잇몸이 검게 변색이 되고 심하면 잇몸에서 고름이 나오면서 잇몸이 내려앉는다.
치료(治療)	잇몸에 발침하여 刺針(자침)한다. 잇몸질환이 있는 당처에 1곳씩 치료한다. 잇몸이 치아로 세어서 3개라면 3곳을 자침한다. 이— 하고 입술을 열고 환부에 놓으면 된다. 자침(刺針) 후 유침(留針)하기가 어려운 부위이다. 핀셋으로 지그시 눌러서 1-2초 후 뺀다. 격일제로 3회면 만족할 만한 치료가 된다. 치과에서는 치아를 발치하고자 권했을 때라도 벌침으로 치료가 된다. 정말 신기하다. 치주염이나 신경치료의 경우에도 벌침 놓는 방법은 똑같다. 잇몸이 벌겋게 부어오른 곳에 발침법으로 하나 경우에 따라서는 허리 끊어 놓기도 좋다.
참고(參考)	현대의학의 발달로 치과에서도 치료가 잘 되지만 한번 해보라. 정말 신기하게 효과가 빠르다. 벌침 이상 빠른 치료가 없다. 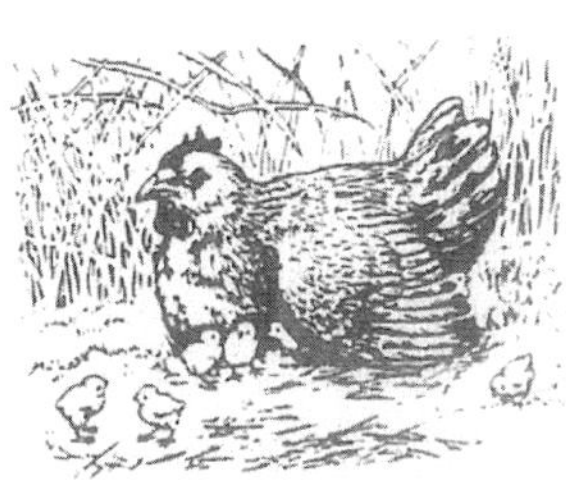

◈ 치통(齒痛), 치은염(齒齦炎)~잇몸의 염증

원인(原因) 또는 증상(症狀)	치통이 생기는 원인은 충치와 풍치 때문이다. 치은염은 잇몸이라고 부르는 치은에 염증이 생긴 상태다. 방치해 두면 치주염으로 진행하는 일이 많은데 치은염의 단계에서는 이가 흔들리지 않기 때문에 치주염과는 구별이 되며 대개 40대 이후에 많이 나타난다.
치료(治療)	▲ 주용혈(主用穴): 치료시(治療時)마다 취혈(取穴)한다. 아픈 당처. ▲ 보조혈(補助血): 치료시(治療時)에 교대로 취혈(取穴)한다. 협차(頰車). ▲ 자침방법(刺針方法) 발침하여 자침한다. 유침하지 말고 바로 뺀다. 아픈 당처에 발침하여 자침하자마자 빼고, 독낭을 핀셋으로 쥐고 잇몸에 문지른다. 격일제로 5회 정도면 그 증상이 사라진다. 매회 주용혈을 자침한다.
참고(參考)	아주 잘 듣는다. 치료효과를 극대화하기 위하여 프로폴리스 복용을 권면한다.

治 療 穴

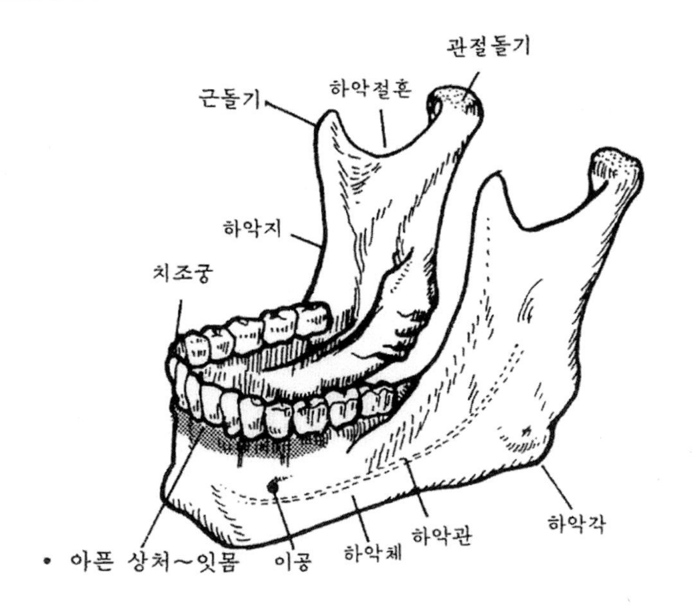

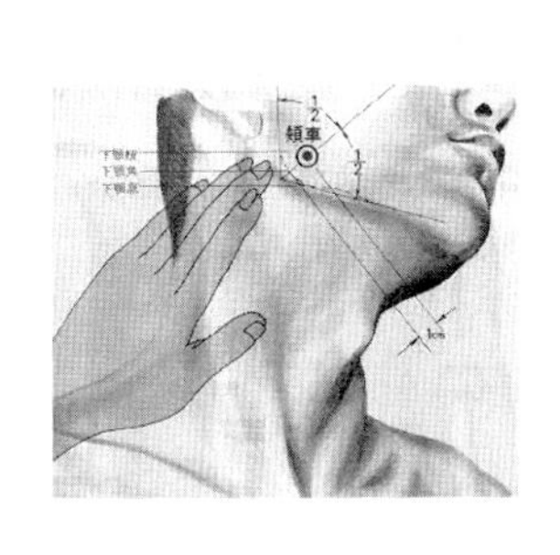

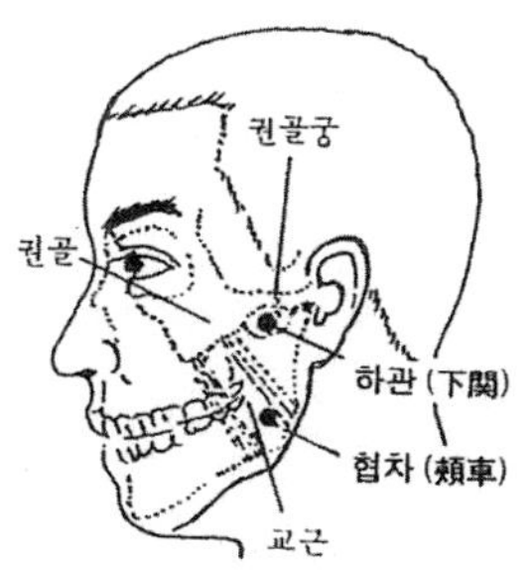

협거(頰車, 2개 혈)
○ 입을 벌리면 우묵하게 들어간다.
○ 옆으로 누워 입을 벌리고 침혈을 잡는다[동인].

主治: 齒痛, 中風口禁.

◈ 치질(痔疾), 치루(痔漏)

치질, 치루는 공개할 수 없는 병으로 너무나 많은 것 같다. 항(肛)외과 전문병원이 있으며 치질, 치루에 대한 전문 책도 시중에 많이 나와 있다. 책마다 완치할 수 있는 비법을 서술하고 있으나 환자에게는 피부에 와 닿는 느낌을 주지는 않는다.

치질보다 치루가 더 치료에 힘이 든다고 본다. 한의학적으로 치질은 기혈(氣血)부족에서 온다. 치질 또는 치루환자는 음주를 삼가고 섭생에 주의하여야 하며 과다한 부부관계도 금한다. 또한 비데사용을 생활화해야 한다.

그러나 벌침이 만능인 것으로 치료시기를 놓치기 전에 전문의의 진단과 치료를 권하고 보조요법으로 벌침을 추천한다. 벌침이 기적과 같이 좋으므로 벌침을 맞아야 한다고 벌침치료만 받는 것은 정말 위험하다.

치루는 치질 탈항 치료의 유무와 상관없이 남녀노소 누구든지 언제든지 어느 날 갑자기 생길 수 있다. 치루는 여러 가지 형태가 있는데

항문 옆에 구멍이 있고, 몽우리가 있고, 고름이 나오는 병이다. 종기로 착각한다. 치루는 가끔 고름 진물이 나온다. 치루는 항문 밖에 보이는 외공, 항문 안에 숨어 있는 내공, 고름터널 치루관, 농양 고름주머니가 있다.

치루는 자연치료가 극히 드물고 수술을 받아도 재발가능성이 높은 병이다.

한방 처방과 함께 벌침요법으로 이 난치병이 완치되고 있으니 이

것 또한 주님의 축복이 아닐 수 없다.

천연항생제로서 봉독은 부작용 없이 치료할 수 있는 특효약이다. 허리 끊어 놓기로 하여 환부에 자침(刺針) 후 10여 분 유침한다. 100회의 치료로 완치에 도전한다.

치질은 다음 페이지의 처방에서 자세히 설명 하였다.

벌침을 뽑아서 치질의 돌출된 환부에 놔줘도 되지만 예민한 부분이라 무척 아프다. 이런 경우 꼬리뼈가 끝나는 부분, 즉 장강혈의 한곳만 벌침을 해도 좋은 결과를 본다, 배변시 출혈이 없게 되며 항문의 불쾌감이나 통증도 격감한다.

어느 날 찾아온 50대 여성은 치질 수술을 한 경험이 있는데 항문은 지렁이 모양으로 구멍이 뚫리고 고약한 냄새가 나서 사람들의 옆에 오기를 꺼려하고 지금도 벼변 시에 통증이 심하고 등등……이다. 차료혈과 장강혈에 허리 끊어 놓기로 1침을 한 후 10분쯤 유침했는데 적응을 잘 했다.

다음 페이지에 있는 데로 100회를 치료하니 가끔씩 농이 배출되었는데. 그 후 50회를 더 치료하니 6개월여 만에 완치했다.

치질환자는 변비가 많으니 변비치료도 겸해야 한다. 항문병을 치료하다 보면 정력도 좋아지고 여성의 경우 질염(膣炎)도 없어진다. 단순 요통도 치료되는 사례를 본다. 벌침 할렐루야!

◈ 치질(痔疾)

원인(原因) 또는 증상(症狀)	직장 하부나 항문에는 정맥이 그물 모양으로 퍼져 있다. (정맥층) 서서 걷고 일을 하는 사람은 중력과 복압이 가해지기 때문에 이 정맥이 차차로 발육하여 굵어지는데 정맥이 굵어지면 이곳에 울혈이 생겨 부어오른 상태가 치핵인데 흔히 말하는 치질이다. 치핵은 생기는 부위에 따라 크게 항문 안쪽에 생기는 경우를 내치핵과 바깥에 생기는 외치핵으로 나눈다. 혈관들의 혈액 순환이 잘 되지 않아 혈관이 확장되는 경우에 치질이 생길 수 있다.
치료(治療)	▲ 주용혈(主用穴): 치료시(治療時)마다 취혈(取穴)한다. 당처(當處), 장강(長强), 회양(會陽). ▲ 보조혈(補助血): 치료시(治療時)에 교대로 취혈(取穴)한다. 차료(次髎), 하료(下髎), 백회(百會), 합곡(合谷). ▲ 자침방법(刺針方法) 첫 회에는 주용혈을 발침하여 자침 후 1분여 유침한다. 다음 회부터는 주용혈(主用穴)과 보조혈(補助血)을 가감하여 발침하여 치료(治療)한다. 자침(刺針) 후 3분 정도 유침(留針)한다.
참고(參考)	치열~항문이 찢어져 통증을 동반한 출혈에도 잘 치료된다. 치질 환자는 음주를 삼가고 과로를 피하고, 프로폴리스 복용을 해야 한다. 치루 처방도 이와 같다.

治 療 穴

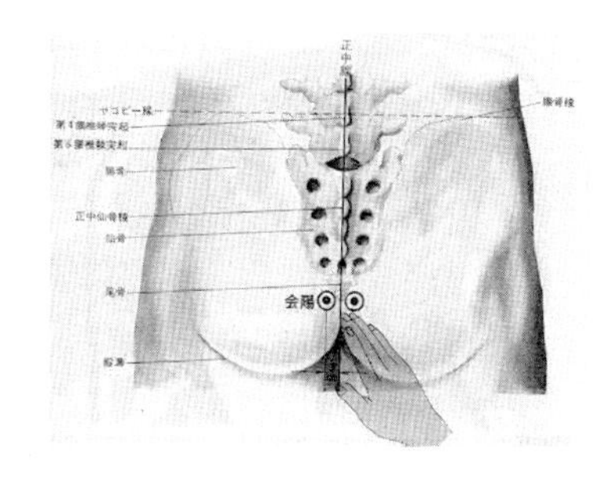

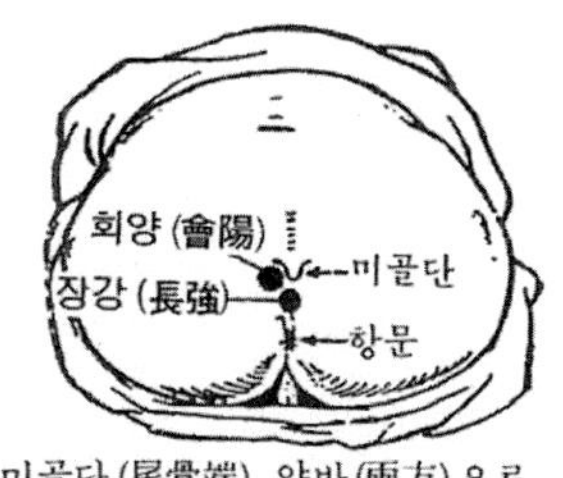

미골단(尾骨端) 양방(兩方)으로 5푼(分) 떨어진 곳이 회양(會陽)이다.

장강(長强, 1개 혈)
○ 일명 기지음극(氣之陰隙)이라고도 하는데 독맥의 별락이다.

主治: 痔疾(탈항증상).

회양(會陽, 2개 혈)
○ 일명 이기(利氣)라고도 하는데 꽁무니뼈 양옆에 있다[동인].

主治: 肛門周圍疾患(痔疾, 腰痛).

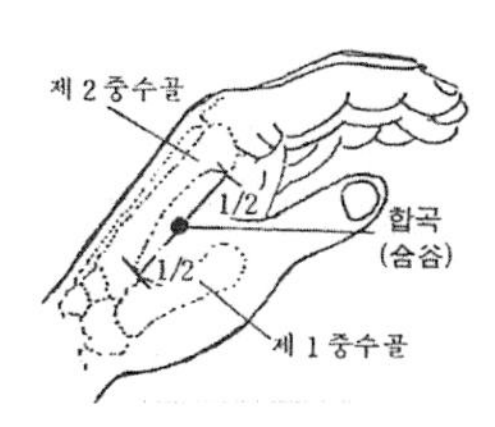

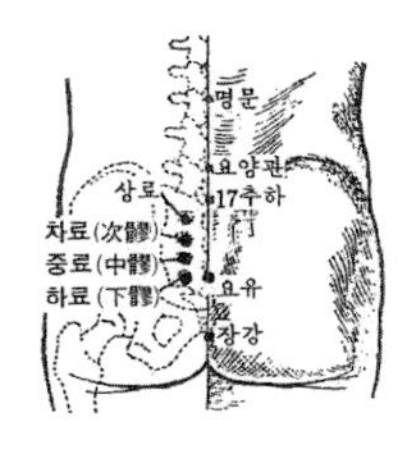

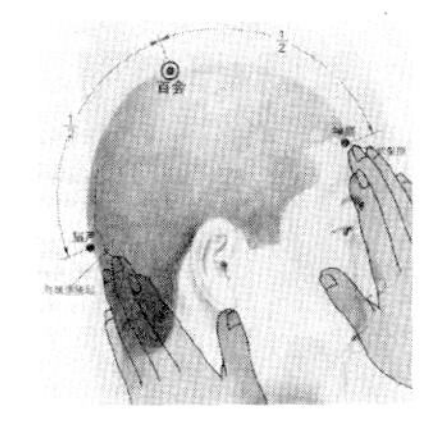

◈ 피멍에도 벌침이 좋다

눈 주변을 다쳐 시커멓게 멍이 든 경우에는 바깥을 다니기 창피하여 대부분 멍이 사라지기를 기다리거나 날계란으로 멍을 비비는 정도로 그친다. 공사장에서 망치로 잘못하여 여기저기 피멍이 드는 경우도 있다.

이런 경우 피멍이 드는 순간 벌침을 뽑아 멍든 자리에 0.5cm 간격으로 촘촘히 시침하면 불과 몇 시간 후면 피멍이 말끔히 사라지는 것을 목격하게 된다. 가히 벌침의 신비를 체험하는 순간일 것이다. 더구나 피멍이 들 정도면 그 부위는 오랫동안 아픈데 벌침은 피멍을 제거하면서 다친 부위의 통증까지도 말끔히 가시게 한다.

최근에는 운동이 널리 보급된 관계로 혹은 계단을 헛디뎌 발목을 다치는 경우가 많다. 이때 다친 부위의 인대도 벌침으로 잘 낫지만 피멍 또한 벌침을 놓으면 그 다음날이면 완전히 찾아볼 수 없게 된다.

피를 맑게 하는 정혈(精血)작용(作用)이 크기 때문이다.

멍든 자국을 없애주는 벌침이 효력은 정말 대단하다.

교회 목사님이 축구를 하다 종아리를 심하게 걷어차여 시퍼렇게 멍이 들고 다리를 절며 다니는 것을……

종아리에 촘촘하게 자침(刺針)을 하였는데 하루 만에 완전하게 피부색으로 변하여 피멍이 사라짐은 물론 통증도 현저히 감소하였다.

벌침 정말 신비하다. 발목을 심하게 삐게 되면 퍼렇게 멍이 든다. 여기에 벌침을 놓으면(허리 끊어 놓기로) 삔 발목과 피멍이 동시에 치료된다.

정말 벌침은 신기할 정도로 피멍을 없애준다.

◈ 교통사고 후유증

교통사고는 심한 외부 충격에 의해 척추 주변의 작은 근육들인 지지근이 이완되고 대신 큰 근육들인 운동근이 지지근 역할을 하느라 많은 긴장을 하기 때문에 신경의 소통상태가 원활하지 못하게 되고 관절의 움직임이 떨어지는 등 척추 주변에 많은 변화가 생긴다.

평균적으로 6.5kg의 무게를 지탱하고 있는 목은 교통사고를 당했을 때 앞뒤로 심하게 흔들리고 경추(목뼈) 주위의 인대와 근육이 손상된다. 심한 경우 경추 사이로 나오는 척추신경이 압박을 받기도 한다.

◈ 교통사고 후유증의 원인

한의학에서는 교통사고 후유증을 일으키는 원인으로 신체적, 정신적 충격으로 기혈 순환 장애가 초래되어 발생된 어혈이나 담음(담결림), 사고 이후의 전신 쇠약과 신경증 등의 정신적 요인 등으로 본다.

◈ 교통사고 후유증의 증상

목이 뻣뻣해지고 눈이 아프고 신경이 예민하며 잠이 잘 오지 않고, 귀가 잘 들리지 않거나 웡 하는 소리가 들리고, 기억력이 감퇴되며 만성피로가 오는 교통사고 후유증이 흔히 발생된다. 또한 강한 충격에 의해 요추의 손상이 발생하는 경우도 있는데 허리가 뻣뻣해지거나 하지 방산통(放散痛), 급성 측만증(側彎症), 양발 또는 한 발이 시리거나 저린 증상 등이 발생하기도 한다.

◈ 교통사고 후유증의 치료

일반적으로 교통사고에 의해 목뼈나 허리뼈 주변에 있는 근육, 인대 조직이 심하게 늘어나게 되면 초기에는 최대한의 안정이 필요하며 어느 정도 움직일 수 있으면 그때부터 빠른 시간 안에 운동을 해줘야 후유증을 최소화할 수 있다.

기혈순환을 원활하게 하여 손상된 근육과 인대를 회복시키고 통증을 완화시키고 면역기능을 조절하여 어혈과 담음(痰飮)을 제거하는 데 탁월한 효능을 가진 벌침요법을 적극 추천한다.

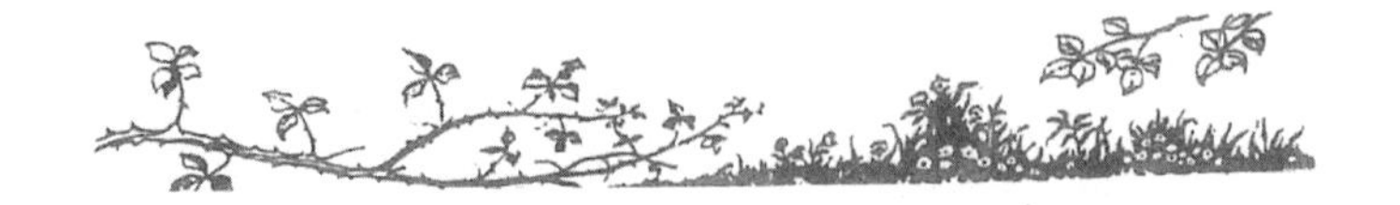

◈ 타박증(打撲症)~맞거나 부딪쳐 아픈 것

원인(原因) 또는 증상(症狀)	넘어지거나 맞거나 부딪쳐서 아픈 것이다. 피부표면은 상처가 없는데 피부속이 아프거나 퍼렇게 멍이 들고, 욱신거리는 것이다. 부어오르기도 하고 열이 나는 경우도 있다. 충격을 받은 부위가 부어오르고 통증이 발생되는 것이 가장 흔한 증상이다. 동통의 경우 타박을 받은 직후보다는 오히려 몇 시간 후에 동통이 심해진다. 타박상을 입게 되면 이들 근육과 인대가 손상을 받아 심한 통증이 나타나는 것이다.
치료(治療)	압통점이 치료점이다. 발침하여 치료한다. 자침(刺針) 후 3분 정도 유침(留針)한다. 격일제로 2-3회니까 일주일이면 만족할 만한 치료가 된다. 1곳이면 되나 범위가 넓으면 2-3곳까지 치료범위가 넓어진다. 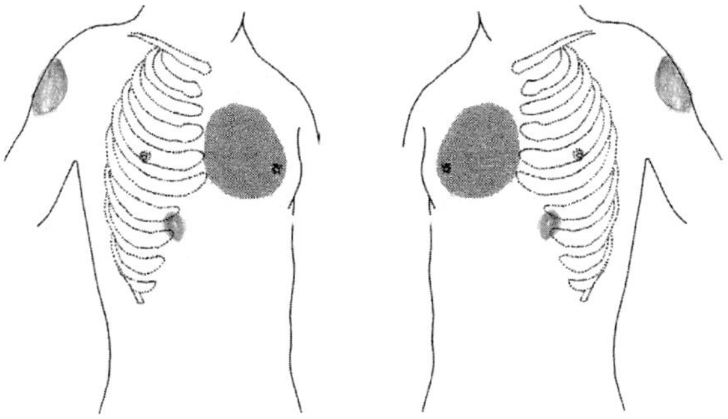
참고(參考)	벌침을 하면서 타박증을 치료할 때 제일 기쁘다. 너무 잘 낫기 때문이다.

◈ 발목타박상이 류머티즘으로……

오래전에 삔 발목을 이리저리 만져보니 특별한 증상을 찾지 못했으나 발목에 붕대를 감고 있었다. 93년 직장 내 친선축구 대회에서 발목을 삐었는데 현재까지 낫지를 않아 발목에 붕대를 감지 않으면 발목의 통증 때문에 견디기 어렵다고 한다. 그래서 구두도 신지 못하고 직장에 출근 중이다.

그간의 치료는 물리치료, 침, 한약으로 노력을 많이 했으나 효과를 보지 못한 상태였다. 이 발목만 낫게 해주면 무엇이라도 해 줄 모양으로 간절한 치료 욕구가 있었다. 자기 집은 부자라는 것이다.

치료에 들어갔다. 첫날은 상구, 조해, 신맥, 금문 등 복사뼈 부근의 아시혈에 4군데를 허리 끊어 놓기로 침(針)한 후 10분 유침했다.

역시 다음날도 똑같이 복사뼈 주위의 아시혈 침법으로 첫날과 같이 하기를 10회가 지나니 붕대를 풀고 치료받으러 왔다. 이 발목으로 인하여 몸이 쇠약해진 상태라 프로폴리스와 화분, 꿀을 복용케 하고, 산벌로 10마리를 쏘인 적도 있었다. 많이 부으면 하루 쉬기도 하고 매일 치료하기도 하였는데 결론은 3개월에 완치했다.

자, 삔 발목은 2-3회로 치료가 끝나는데 이 환자는 어찌된 일일까?

X-선에서는 나타나지 않았지만 발목뼈의 어딘가에 금이 갔다든지 충격이 심해서 그것이 염증화되어 혈관으로 침입, 류머티즘으로 전이(轉移)했다든지 해서 오랜 시일 치료해야만 할 케이스였다고 생각한다. 종합병원 의사의 소견도 가능성을 시사해 주고 있었다.

관절에 심한 충격을 받으면 그것이 류머티즘으로 갈 가능성도 있다는 것을 처음으로 알게 되었다.

정말 희망이 없었던 발목을 벌침으로 3개월 만에 치료한 그 자체만으로도 기적이 아닐 수 없다.

대체의학에 관심을 두고 있는 현실에서 벌침도 열심히 공부해서 병마로 고생하는 분들에게 희망이 되었으면 좋겠다.

상기환자는 아시혈 위주로 치료하면서 보조혈로 삼음교와 족삼리, 승산혈을 가끔 치료하였음을 밝힌다.

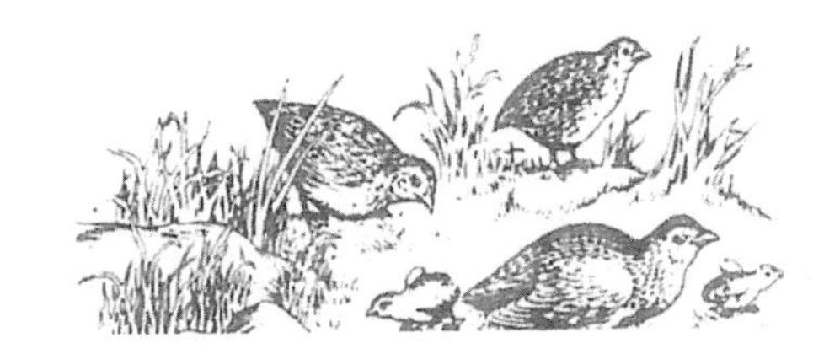

◈ 테니스상지통(上肢痛)~tennis elbow

원인(原因) 또는 증상(症狀)	테니스를 즐기는 사람에게 팔꿈치가 아프다 하여 테니스상지통이라 한다. 요사이는 골프로 인하여 손목이나 팔에 통증이 오는 경우가 다견(多見)된다. 물건을 잡거나 팔을 뒤틀기가 힘들고, 팔꿈치의 외측(外側)에 압통점(壓通點)이 나타난다.
치료(治療)	▲ 주용혈(主用穴): 치료시(治療時)마다 취혈(取穴)한다. 곡지(曲池), 천정(天井), 외관(外關), 압통점. ▲ 보조혈(補助血): 치료시(治療時)에 교대로 취혈(取穴)한다, 주료(肘髎), 수삼리(手三里), 비노(臂臑), 척택(尺澤). ▲ 자침방법(刺針方法) 첫 회에는 주용혈을 발침하여 자침 후 1분여 유침한다. 다음 회부터는 주용혈(主用穴)과 보조혈(補助血)을 가감하여 치료(治療)한다. 자침(刺針) 후 3분 정도 유침(留針)한다.
참고(參考)	2-3회로 치료가 잘 되는 통증이다. ※ 시대의 흐름에 따라 요사이는 골프통(痛)으로 손목, 어깨, 요통을 호소하는 사례가 많다. 이 분야만큼은 정형외과보다 속효하다. 벌침을 사랑하게 될 것이다. 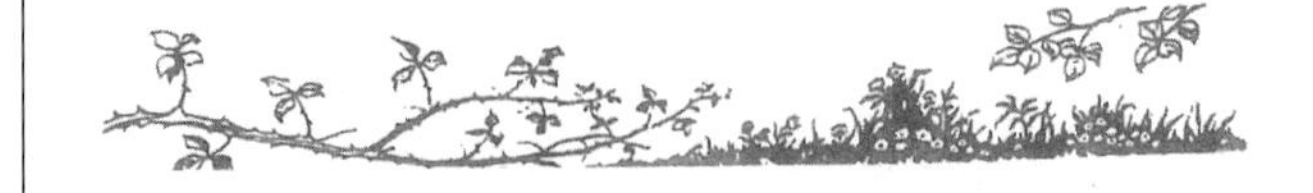

治 療 穴

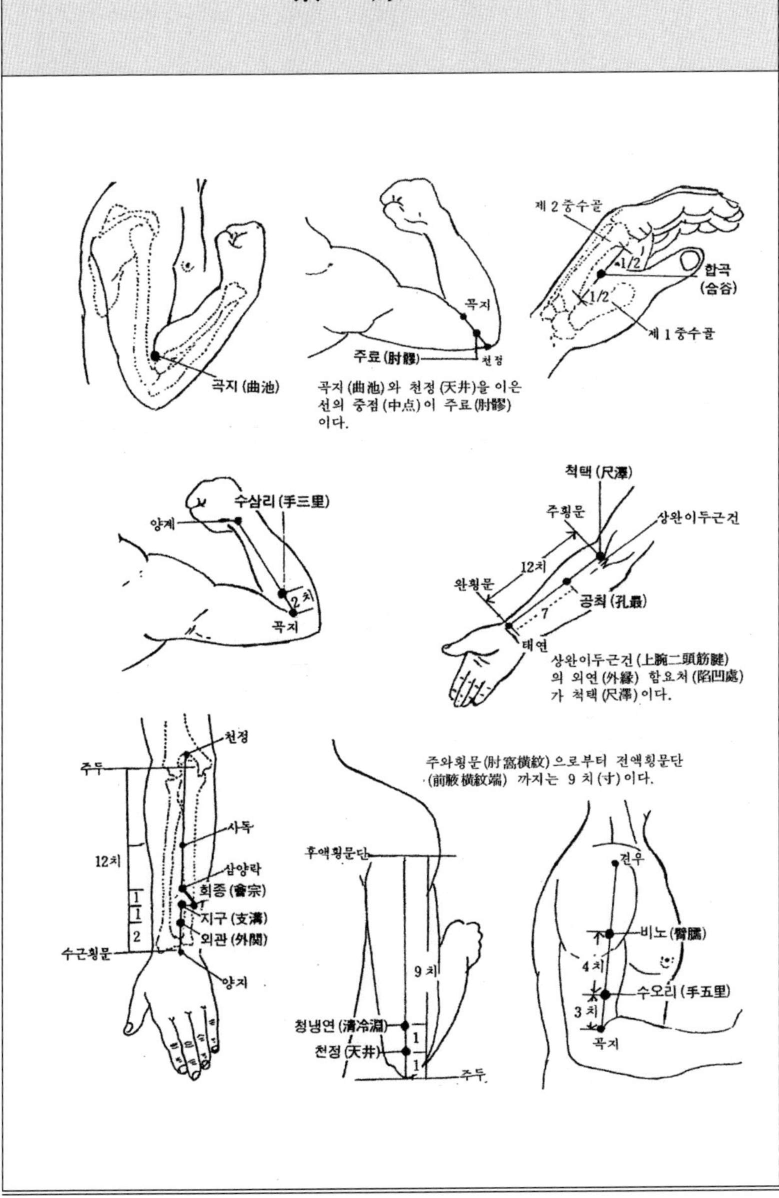
곡지 (曲池)
곡지
주료 (肘髎)
천정
곡지 (曲池)와 천정 (天井)을 이은 선의 중점 (中点)이 주료 (肘髎)이다.
제 2 중수골
1/2
1/2
합곡
(合谷)
제 1 중수골
수삼리 (手三里)
양계
2 치
곡지
척택 (尺澤)
주횡문
상완이두근건
12치
완횡문
공최 (孔最)
7
태연
상완이두근건 (上腕二頭筋腱)의 외연 (外緣) 함요처 (陷凹處)가 척택 (尺澤)이다.
천정
주두
사독
12치
삼양락
회종 (會宗)
1
1
2
지구 (支溝)
외관 (外關)
수근횡문
양지
주와횡문 (肘窩橫紋)으로부터 전액횡문단 (前腋橫紋端) 까지는 9 치 (寸)이다.
후액횡문단
9 치
청냉연 (淸冷淵)
천정 (天井)
1
1
주두
견우
비노 (臂臑)
4 치
수오리 (手五里)
3 치
곡지

◈ 편도선염(扁桃腺炎)

원인(原因) 또는 증상(症狀)	주로 감기로 인한 세균감염으로 온다. 인두통과 연하통(침이나 음식을 삼킬 때 목의 통증)을 호소하며 전신 권태 및 고열이 가장 흔한 증상이다. 이러한 증상들은 갑작스러운 오한, 고열로 시작되어 두통, 귀의 통증, 사지통(四肢痛), 지속되는 목마름 현상에서부터 때로는 언어 장애를 일으키고, 입 안에서 냄새가 심하게 나는 경우도 있고, 아주 심한 경우에는 소변 검사 시 일시적인 단백뇨를 보일 수도 있다.
치료(治療)	▲ 주용혈(主用穴): 치료시(治療時)마다 취혈(取穴)한다. 아픈 당처—아시혈. ▲ 보조혈(補助血): 치료시(治療時)에 교대로 취혈(取穴)한다. 천돌(天突). 소상(少商). ▲ 자침방법(刺針方法) 첫 회에는 발침하여 주용혈에 자침 후 3분쯤 유침한다. 목이 붓거나 몹시 가려워서 힘들지 않다면 적응 정도를 봐서 매일 치료한다.
참고(參考)	프로폴리스 복용을 하면 치료가 더욱 잘 된다. 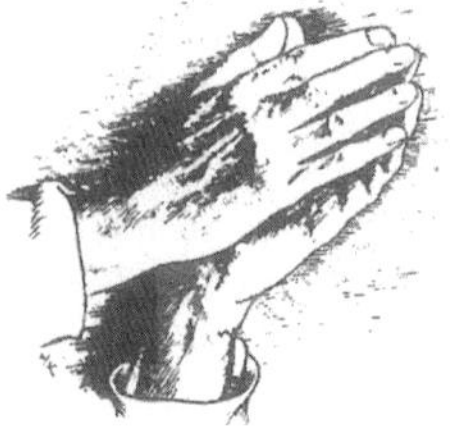

治 療 穴

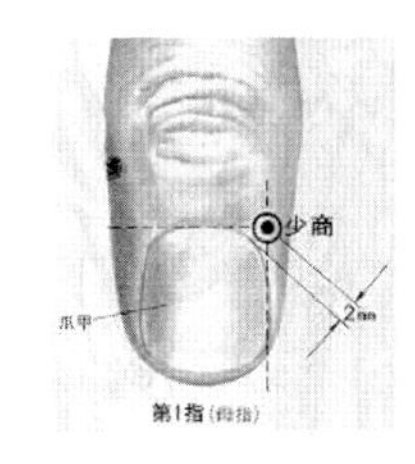

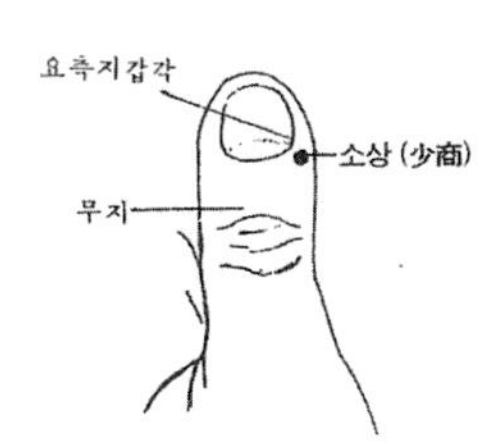

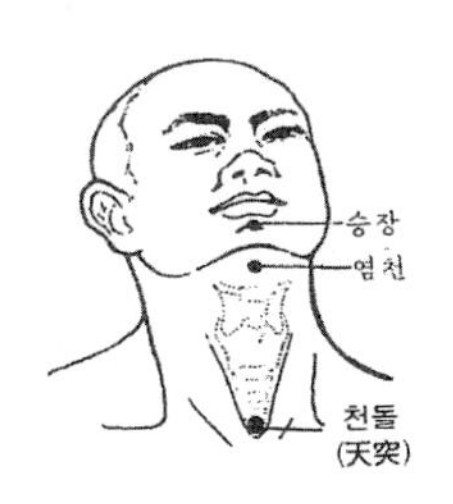

소상(小商, 2개 혈)

○ 엄지손가락의 손톱눈 안쪽 모서리에서 부추 잎만큼 떨어진 곳이다.

○ 수태음경의 정혈(井穴)이다.

主治: 1) 井穴이므로 그 經絡의 熱癰滯를 풀어준다. ―經氣疏通圓滑

2) 救急穴로 많이 使用.

3) 急性外感으로 因한 扁桃腺炎 너무 심하여 음식, 침을 넘기기 힘들 때 藥을 쓰기 이전에 少商點刺出血을 시킨다. 그다음에 補助穴로 拇指의 大骨空을 點狀出血(健側) 형방패독산加味 陰虛火動으로 因한 扁桃腺炎(자주 扁桃腺炎에 걸리는 사람): 心經의 照海穴을 使用. 실제로 臨床에서는 照海穴과 太谿穴 사이의 壓痛點을 刺鍼하여 使用 淸火補陰湯.

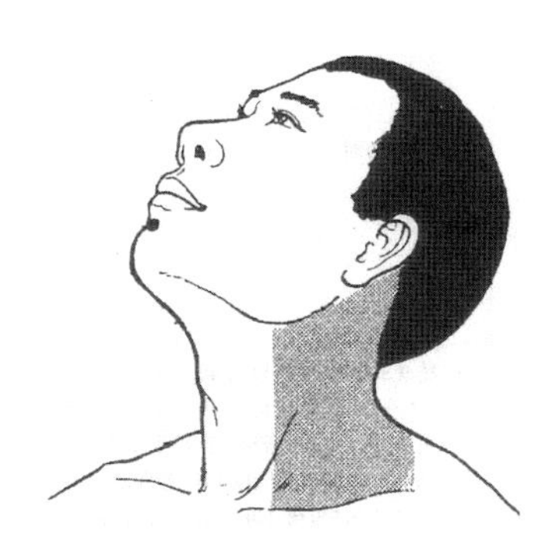

◈ 피부질환~대상포진(帶狀疱疹)	
원인(原因) 또는 증상(症狀)	대상포진은 작은 물집이 군데군데 모여 발생하며 전체적으로는 띠 모양의 분포를 취하게 되며 심한 통증 등의 특징적인 증상으로 진단하게 된다. 피부에 물집이 발생하기 1~2주 전부터 그 부위에 심한 통증이 오는데, 몸의 오른쪽 또는 왼쪽 중 한쪽에만 발생한다.
치료(治療)	동통점이나 발진이 된 부분에 발침하여 자침 후 1분쯤 유침한다. 프로폴리스를 면봉에 묻혀 당처에 바르고 치료하면 좋다.
참고(參考)	흉복부에 생긴 것은 늑간신경통과 같이 치료하면 된다. 프로폴리스 복용을 권면한다. ※ 병원에서 아시클로버로 처방을 해 주는데 위장이 약한 사람은 벌침으로 치료해 보는 것도 좋다. 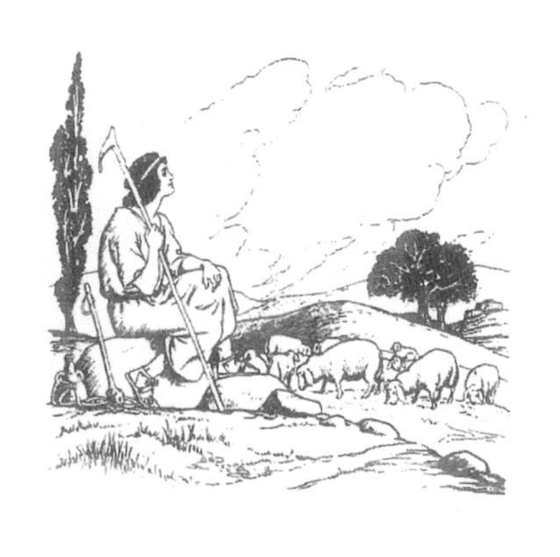

◈ 아토피성 피부염도 벌침이 좋다!

아토피 피부염은 전체 인구중에서 10~15% 정도를 차지하고 있다. 일반적으로 태열로 알고 있는 이 피부염은 유아기, 소아기때 시작되는 피부 발진, 만성적인 질환으로 가려운 것이 특징이다.

유아기에는 얼굴, 뺨에 나타나다 성장하면서 팔꿈치, 발꿈치 목등에 나타난다.

아토피 피부염은 나이가 들면서 자연적으로 치유되는데 사춘기까지는 거의 90%가 없어진다.

병원에서 피검사를 하면 어떤 종류의 음식이 좋고 나쁘다는 것을 예측할 수 있다.

★ 아토피 꼼짝마

스테로이드제의 자랑꺼리는 지금껏 일류가 개발한 약제 중 가장 강력한 항염 작용을 지니고 있다는 것이다. 반면에 장기 사용 시 반드시 부작용을 수반하게 된다. 따라서 아토피에 치료에 있어 스테로이드제는 처음 사용 시 놀라울 정도의 효과를 발휘하여 증상을 완전 소실시켜 버리지만 이는 잠시뿐 증상은 스테로이드 사용을 중지함과 함께 다시 나타나며 반복사용과 함께 증상은 더욱 심해져 간다.

그러나 천연항생제를 사용하면 부작용이나 내성이 전혀 없다는 것이다.

우선 가려움이 가장 큰 문제인데, 인터넷에 수많은 방법을 게시하고 있지만, 이것 저것 다 해봐도 피로폴리스가 가장 좋았다.

1일분의 양으로 생녹차잎 5개, 야구르트2개를 넣고 먹서기에 곱게

간다. 여기에 프로폴리스 10방울을 떨어뜨려 냉장고에 보관해 두고 수시로 바른다. 1주일이 지나면 가려움은 멈춘다.

아토피환자라면 공부를 많이 해서 잘 알고 있듯이 식이요법, 의류, 주거 환경 등에 대하여는 잘 알 것이다.

아토피에 해로운 온갖 것을 다 하면서 벌침만 맞으면 낫는다!

그것은 아니다. 핵심적인 치료는 벌침치료이지만 주의사항을 잘 지켜야 한다.

지금 의학계에서는 독 에 대한 연구가 활발히 진행되고 있다. 아마 존강의 유역을 따라 생약과 독에 대한 연구는 세계적이다.

전갈독, 복어독, 뱀독 등의 동물이나 식물에 대한 독을 연구하여 치료해 보자는 것이다.

필자는 여러 독을 사용해 봤으나 개인의 한계도 있고, 임상실험에도 문제가 많아 봉독만을 고집하고 있다. 아피톡신을 추출하는 것이 아니라 천연 봉독을 그대로 사용하는 것이다. 먹어야 한다면 봉독과 프로폴리스를 복용하는 것이다. 환부에 주입해야 한다면 벌침을 사용하는 것이다. 그 효과는 기적적이다.

병들고 돈 없는 사람에게만 주는 하나님의 축복이다. 돈 있는 사람은 큰 병원을 찾아서 치료하지만 글쎄 이것 저것 다 해보고 돈 떨어져서 벌침을 찾으니 야속하기도 하여라!

벌침치료

3살난 아이가 아토피로 온몸을 긁어서 짓물이 흐르고, 온 식구가 잠을 이룰 수가 없어 그 가정은 정말 천국이 아닌 지옥이었다. 경제적 여유가 있는 집이라 병원치료는 안 해 본 것이 없었다.

중략

1. 이온수기를 설치하여 사용하게 했다.
2. 현미죽을 먹였다. 가족은 현미식과 된장, 청국장으로 바꿨다.
3. 페스트푸드 음식은 절대 금했다.
4. 에어콘 사용을 절제하고 피톤치드 공기 정화기를 사용했다.
5. 녹차화분을 구입해서 베란다에 놓고 생녹차잎을 사용했다.
6. 생녹차잎 5개, 야구르트2개를 믹서기에서 곱게 갈면 약간 걸죽하다. 여기에 프로폴리스10방울을 희석시켜 냉장고에 보관하고 수시로 환부에 발랐다.
7. 어린아이라서 벌침을 뽑아 냉동실에 보관하고 냉동벌침을 사용했는데, 냉동된 벌침은 아프지 않다. 벌침을 놓고 어린아이가 아프다고 하면 얼른 빼고, 뺀 그 침은 해빙이 되어 독이 약간 나오므로 다른 환부에 톡톡치는 기분으로 치료하면 아프지 않게 벌침을 놓을 수 있다.

결론은 완치했다. 건강한 모습으로 너무 예뻐서……천국이 된 것이다.

◈ 폐경(閉經)~무월경(無月經)

원인(原因) 또는 증상(症狀)	사춘기가 지났음에도 월경이 없거나 이유 없이 정지되어 3개월 이상 월경이 없는 경우를 말한다.
치료(治療)	▲ 주용혈(主用穴): 치료시(治療時)마다 취혈(取穴)한다. 음교(陰交), 자궁(子宮), 기해(氣海). ▲ 보조혈(補助血): 치료시(治療時)에 교대로 취혈(取穴)한다. 관원(關元), 삼음교(三陰交). ▲ 자침방법(刺針方法) 첫 회에는 주용혈을 발침하여 자침 후 1분여 유침(留針)한다. 다음 회부터는 주용혈(主用穴)과 보조혈(補助血)을 가감하여 발침법으로 치료(治療)한다. 자침(刺針) 후 3분 정도 유침(留針)한다. 격일제로 치료하기를 1개월이면 월경이 시작된다.
참고(參考)	체력보강을 위해 꿀과 화분을 복용하면 좋다. 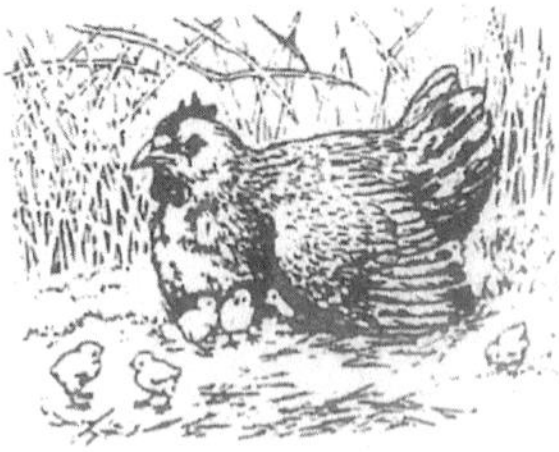

治 療 穴

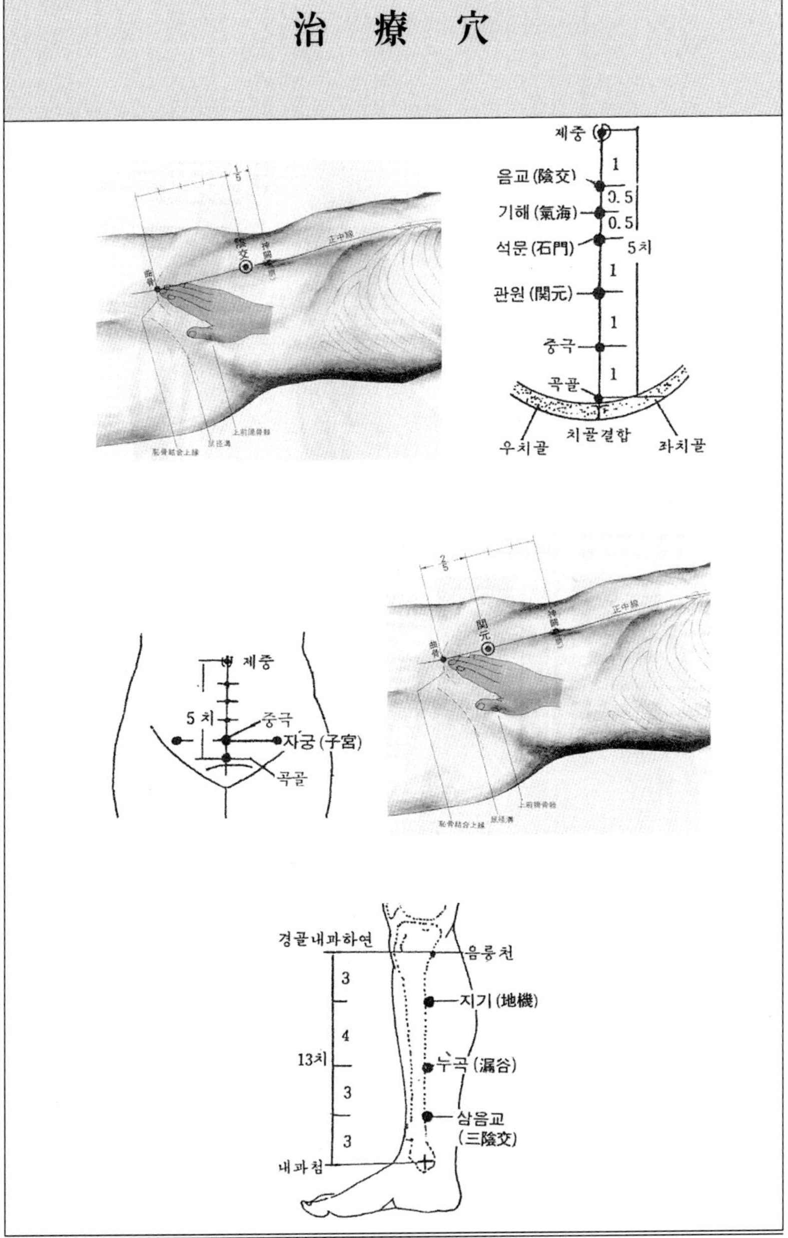
陰交
神闕
曲骨
正中線
제중
음교(陰交)
기해(氣海)
석문(石門)
관원(関元)
중극
곡골
1
0.5
0.5
5치
1
1
1
우치골
치골결합
좌치골
제중
5 치
중극
자궁(子宮)
곡골
曲骨
関元
神闕
正中線
경골내과하연
음릉천
지기(地機)
누곡(漏谷)
삼음교
(三陰交)
내과첨
13치
3
4
3
3

◈ 협늑통(脇肋痛)~옆구리가 아픈 것

원인(原因) 또는 증상(症狀)	옆구리가 아픈 것이다. 담이 들었다거나 담 결린다고도 한다. 옆구리가 쑤시고 아프며 기침을 해도 콱콱 결리고 아프다. 옮겨 다니며 아픈 경우도 있다.
치료(治療)	아픈 당처가 치료점이다. 발침하여 사용한다. 첫 회에는 2-3군데 치료하고, 격일제로 아픈 곳 전체에 10여 곳을 적당 간격으로 자침한다. 자침(刺針) 후 1분 정도 유침(留針)한다. 격일제로 5-6회면 완치된다.
참고(參考)	계속 아프다면 원인되는 다른 병의 치료를 해야 한다. 늑막염, 가슴타박, 갈비뼈골절, 척추결핵, 종양 등으로 오는 경우도 있으니까 말이다. 기침, 재채기, 힘쓰기, 심호흡 등을 할 때에 아픔이 더해지곤 한다. 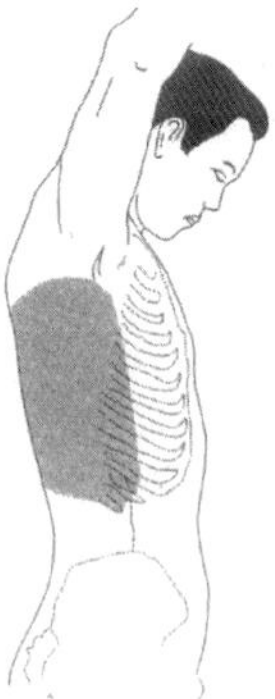

◈ 통풍(痛風)

원인(原因) 또는 증상(症狀)	혈중의 요산과다로 요산의 결정체가 조직에 침착하여 발생하는데 요산이란 몸이 여러 가지 물질을 에너지로 소비한 뒤에 생기는 찌꺼기 같은 것이다. 통풍성 관절염은 주로 엄지발가락, 발목, 무릎 등 하지의 관절에 우선적으로 발생한다.
치료(治療)	통풍성 관절염으로 보아서 혈처를 잡아 치료하는 것이 아니라 아픈 당처에 치료하는 아시혈 치료법이다. 발침하여 아픈 곳에 자침 후 1분쯤 유침한다. 엄지발가락 둘째 마디 바깥쪽의 볼록한 부분에 붉게 부어 있으며 미열이 난다. 이곳에 벌침을 놓으면 되는 것이다. 매일 치료하고 밤에 통증 없이 수면을 취하게 되면 격일제로 치료한다.
참고(參考)	육류나 등 푸른 생선을 억제하고 음주는 금해야 한다. 프로폴리스 복용을 하면 치료가 더욱 잘 된다.

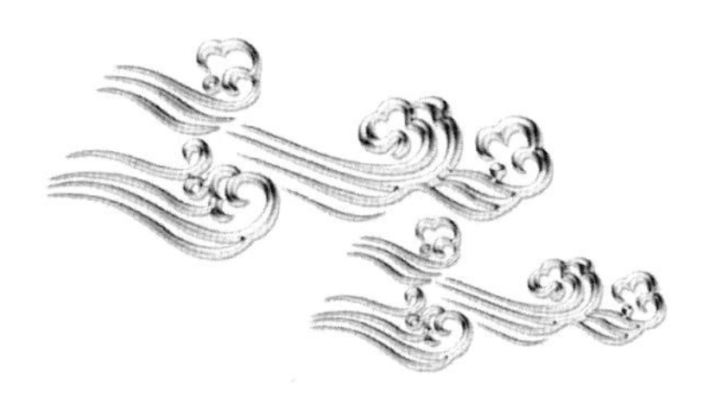

기 타

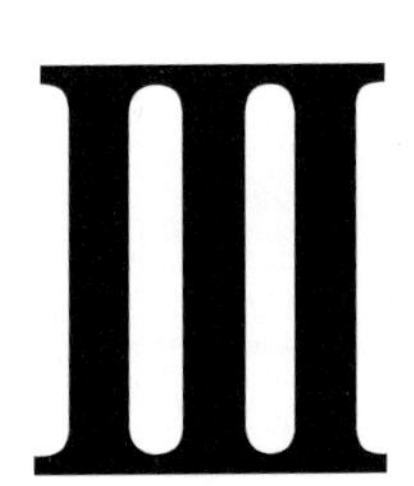

Ⅲ. 기 타

◈ 자주하는 질의응답

1. 한의원에 봉독 치료라고 씌어 있던데 벌침과 같은 것인가요?

정형외과에 가면 '아피톡신'이라고 선전하는 것은 봉독주사제다. 김문호 박사가 봉독을 연구하여 주사제로 치료했는데 제약회사와 국제통증연구소가 12년간 연구 개발하여 천연봉독요법을 개량시킨 골관절염치료제의 신약이다. 이것을 양·한방에서 사용하고 있으며 효과가 좋은 것으로 알려져 있다. 페니실린 100배의 효과가 있는 천연항생제가 나온다면 암도 정복할 수 있다는데……아마 지금도 봉독을 연구하는 일은 계속될 것이다.

2. 벌침을 맞은 후 일주일쯤에 몸살이 왔어요

벌침 치료 후 이삼일이 지나서 잠이 오고 몸살이 오는 경우가 있다. 몸의 신체리듬이 정상으로 회복되기 위한 명현현상이다. 산성체질의 경우 반응이 더욱 심하게 나타난다. 걱정할 일이 아니고 기뻐할 일이다. 당신의 몸은 지금부터 회복된다.

3. 살아 있는 벌로 쏘이면 효과가 더 좋을까요?

벌침으로 치료되는 원리를 알면 해답은 간단하다.

경혈에 침의 작용과 약물작용을 하는데 약물은 깊이 주입하는 것이 아니고, 표피의 모세혈관에서 청혈(淸血)작용을 하여 치료된다.

살아 있는 벌로 치료하는 경우도 있다. 그러나 발침하여 아프지 않게 살짝살짝 톡톡 치는 기분으로 치료하는 것이 원칙이다. 아프지 않게 치료할 때 치료효과가 더욱 좋다. 간혹 나는 벌을 많이 쏘여도 괜찮으니 산 채로 놓아 주세요 하는 사람을 보게 되는데 절대 금물이다. 살아 있는 벌로 자침하면 표피 이하로 혈관에 닿기 쉬우며 부작용이 생긴다. 표피에 살짝 닿게 치료하는 것이 효과 만점이다.

4. 벌초하러 가서 벌에 쏘여 죽는다고 하던데 벌침은 괜찮은가요?

산에 가서 벌에 쏘였다면 말벌이나 땅벌일 가능성이 많다. 이러한 야생벌에 쏘였다면 즉시 배변을 억지로라도 보도록 하고, 약국에서 약을 먹어야 한다. 그러나 응급실을 찾아 치료하는 것이 만약의 사태에 대비하는 좋은 방편일 것이다. 벌침용 벌은 양봉(養蜂)으로서 야생벌과 구분되며 안심해도 좋다.

5. 벌침을 맞을 수 없는 곳이 있나요?

벌침은 눈동자에 찔러서는 절대 안 된다. 또한 혈압을 내리는 효과가 대단하여 저혈압이 심한 환자는 벌침으로 치료하면 안 된다. 문헌에 의하면 신장과 당뇨병에는 벌침을 금하지만 산 벌로 치료하지 않고 발침하여 치료하면 부작용은 없다. 오히려 치료효과를 본 경험이 많다.

6. 벌침으로 치료하면 안 되는 경우가 있나요?

임산부에게는 절대 안정이 필요한 만큼 벌침을 해서는 안 된다.

노약자나 중환자의 경우 신체의 리듬이 깨져서 자연치유력이 힘들다.

이런 경우에도 벌침을 해서는 안 된다.

정상적인 활동을 하는 사람에게 질병이 있을 경우 벌침을 해야 한다.

벌침을 맞고 2-3시간 전후에는 목욕을 해서도 안 된다. 극도로 피곤하여 몸을 가누기가 힘들다면 역시 벌침을 해서는 안 된다.

7. 벌침을 얼마 동안 맞아야 하나요

급성의 경우 2-3회로 치료되는 예도 있지만 만성의 경우는 평생 맞아야 하는 경우도 있다. 보통 짧게는 10회 길게는 100회의 치료로 치료를 끝낸다.

삔 데, 멍 든 데는 2-3회로, 간염(肝炎), 신장염(腎臟炎) 같은 경우는 6개월 이상 치료하는 것이니만큼 개인별로 치료기간은 각기 다르다.

8. 벌침을 맞으면 다른 약은 안 듣는다고 하던데요

진통제를 상용하는 사람은 양을 점점 늘려나간다.

그래서 벌침의 독한 것을 우리 몸에 주입했을 경우 시시한 약은 잘 안 듣는다고 생각하기 쉽다. 그러나 벌침을 맞으면 피가 맑아져서 몸이 정상으로 되기 때문에 진통제를 줄여 나가게 되는 것이다.

페니실린의 약 1200배에 해당하는 항염증효과가 있어서 이것에 대항해서 싸우다 보면 내성이 생겨 다른 약이 잘 듣지 않을 것이라는 추측일 뿐이다.

벌독이 인체에 주입되면 그 약리작용을 마친 다음 분해되고 배설되어서 페니실린 쇼크와 같은 부작용은 전혀 염려할 사항이 아니다.

9. 관절염이나 허리에 벌침을 많이 맞아도 되나요?

벌침으로 치료받는 사람 중에 90% 이상이 관절염과 요통환자다.

처음에는 1-2마리의 벌로 발침하여 치료하지만 적응을 잘 하면 살아 있는 벌로 30마리까지 쏘여본 경험이 있다. 무리하지 말고 적응 정도를 잘 살펴서 치료해야 한다.

10. 벌침은 몇 살부터 맞을 수 있나요?

초등학생부터는 가능하다. 발침하여 제독 후 놓으면 모기에 물린 정도의 통증으로 치료할 수 있다. 어린아이가 넘어졌거나 아토피로 고생하거나 감기를 달고 자라나는 아이에게도 가능하다.

노약자의 경우에는 어린아이보다 잘 적응하며 개인차가 있으니 치료시의 상황에 맞춰서 치료하면 된다.

제독(除毒): 벌의 꽁무니에서 벌침을 뽑은 후 손톱에 톡톡 치면 독이 빠진다.

11. 벌침 맞은 흔적은 없어지나요?

벌침치료를 해 본 경험에 의하면 얼굴에는 자국이 안 생기는데 다른 부위에는 약간 거무스레한 흔적이 남는다. 벌침 맞기를 멈춘 때로부터 2-3개월 지나면 없어진다.

12. 무척 가렵고 부어올라요

벌독의 성분 중에 [히스타민]이라는 물질 때문에 가렵고 붓고 한다.

처음에는 견디기 힘드나 1개월여 계속 치료하다 보면 가렵고 붓는 일이 없어지는데 내성(耐性)이 생기는 것이다.

3개월 이상 치료를 받을 수 있는 것도 처음에는 참기 힘들었던 가려움이 참을 수 있게 된다.

또 처음에는 아무렇지도 않았는데 며칠 지나서야 붓고 가려운 경우에는 병이 호전되고 있는 것이다. 견디기 힘들 정도의 가려움은 치료를 잠시 중단하고 물파스나 드라이기로 열감을 주면 덜하다.

심하게 가려움과 붓기가 있은 후에 병이 호전되는 경우가 많다.

13. 제 몸은 움직이는 종합 병원인데요. 한꺼번에 치료할 수 있나요?

내 몸의 여러 곳에 병이 있다면 몸의 균형이 깨진 것이다. 음양오행이 엉클어진 것이다.

지금까지의 생활과 음식을 전면 바꾸지 않으면 치료할 길이 없다. 그리고 제일 심한 병부터 한 가지씩 치료한다. 만성으로 시달려 너무 힘들다면 아침이슬을 먹을 수 있는 산골로 가야 한다.

한 번에 두 마리의 토끼를 잡으려 하지 말고 하나씩 치료해야 한다. 건강보다 더 중요한 것이 없는데도 만성질환자는 가족걱정을 하면서 병을 키워가는 안타까운 경우를 많이 본다.

이 땅에서의 축복은 돈이 아니라 건강이라고 생각한다. 건강을 잃으면 모두를 잃은 것이라고 하지 않았는가!

◈ 재발견되는 프로폴리스

덴마크의 시장인 아아가드 씨의 조사에 의하면 1974년까지 약 50,000명의 사람들이 암 또는 성인병을 고쳤다고 하며 동독이나 스칸디나비아에서는 17,000명의 사람들이 프로폴리스를 이용하여 암 또는 성인병을 치료했다고 한다.

그중의 한 사람인 독일 브레멘의 킨디 오오신 씨는 보통 치료법을 중지하고 프로폴리스를 사용하여 암을 고쳤다.

그는 1969년 암 선고를 받았다. 그는 입원하여 36회나 방사선 치료를 한 뒤에도 암은 고쳐지지 않았다.

유동식(流動食)밖에 할 수 없었던 상태였으며 68㎏이던 체중은 54㎏까지 줄고 입 안에는 새로운 궤양까지 생겨났다.

8개월 동안 치료는 계속되었으나 효과가 없어 1개월 뒤에는 수술하기로 결정되어 있었다.

이때 프로폴리스가 좋다는 얘기를 전해 듣고 수술 예정 6일 전부터 프로폴리스를 마시기 시작했다.

수술 당일에는 입 안의 궤양 두 개가 모두 나았으며 의사는 그 부분을 검사하고 수술할 필요가 없다는 것을 확인했다.

그 뒤에도 통원치료를 계속했는데 효과가 없자 그는 의사에게 프로폴리스를 사용하게 해달라고 애원하였으나 의사는 막무가내 페니실린만 계속 투여한 것이다. 다시 체중은 51㎏까지 줄고 몸도 점점 쇠약해져 갔다. 수개월 동안 약을 계속 복용했으나 병은 낫지 않았다.

그는 복약을 중단하고 프로폴리스만으로 치료하기로 결심했다.

이리하여 프로폴리스를 마신 지 1주일 뒤 그는 병원에 가서 검사하여 본 결과 의사도 그의 병이 좋아진 사실에 놀라고 말았다.

그리고 2주일 뒤에는 일을 할 수 있도록 좋아졌다. 너무나 건강해진 그를 의사나 간호사들이 몰라볼 정도였다.

의사는 그가 약을 규칙적으로 복용했는지의 여부를 물었다.

그는 아무거나 잘 먹고 술까지 마셨으며 프로폴리스를 복용하여 고쳤노라고 대답했다.

이 지구상의 모든 생명체는 자신의 생명을 유지하기 위한 자체의 기능을 지니고 있다.

우리 인체에 침입한 세균을 물리치기 위해 백혈구가 있듯 식물에도 자신의 생명을 유지, 발전시키기 위하여 스스로 분비되는 물질이 있는데 이것이 바로 수지(樹脂)다. 우리가 산에 올라 나무에 상처가 나 있는 곳에 하얀 분비물이나 송진 같은 물질을 흔히 발견하게 되는데 이것이 수지라는 것이다.

이것은 항바이러스성 천연물질로서 꿀벌들은 이것을 통하여 자신의 건강을 해충 바이러스로부터 지키는 천연적 지혜를 수천 년 전 이미 터득하고 있었던 것이다.

그러면 이 수지 자체가 바로 프로폴리스인가?

아니다. 꿀벌 중에 수지만을 전문적으로 수집하는 노련한 벌이 매우 끈적끈적한 점액질의 물질을 뒷다리에 붙여 벌집으로 돌아와서는 3시간 내지 4시간에 걸쳐 떼어내서 꿀벌 자신의 침을 섞어 씹었을 때 비로소 프로폴리스가 되는 것이다.

이 씹은 물질을 벌집의 입구나 여왕벌이 사는 곳에 집중적으로 발라 어떠한 세균도 침입지 못하도록 막는다.

옛 로마 병사들은 전쟁에 출전할 때는 반드시 프로폴리스를 몸에 휴대하였다가 전쟁에서 입은 상처를 치료하는 데에 사용해 왔다. 창이나 칼 또는 화살로 입은 상처는 제때 치료하지 않으면 곪아 썩어 버리기 마련인데 프로폴리스는 화농 방지는 물론 천연물질의 치료제로서 약보다 빠른 조직 재생 작용을 하였던 것을 알 수 있다.

회교(마호메트교)의 코란경전에 사람의 시체 해부 및 소독에는 프로폴리스를 사용한다고 기술되어 있는 것 또한 프로폴리스의 효능을 입증하고 있다 하겠다.

기원 300년 전 이집트에서도 프로폴리스를 사용했다는 기록을 통해 볼 때 아주 오랜 옛날 우리 인류는 프로폴리스를 사용할 줄 아는 지혜를 터득했음을 엿볼 수 있다.

동양 최고의 의서라는 동의보감에도 "노봉방(露蜂房)"이라는 이름으로 나와 있는데 해소, 천식에 노봉방을 사용하라고 나와 있다.

서기 1600년 잉카제국은 스페인에 의해 점령되었는데 이때 프로폴리스는 화농 방지 및 해열제로서 이미 사용되고 있었다.

쇼방 박사는 곤충에 붙어 있는 세균을 연구하던 중 꿀벌의 몸에 그 어떤 박테리아도 전혀 없음에 놀라고 그들의 주거인 벌집이 전혀 세균이 없는 무균상태인 것에 더욱 놀랐다.

쇼방 박사의 연구 발표를 신문을 통해 알게 된 양봉가 아아가드 씨가 그 효능을 확신하게 된 것은 1976년 6월 3일이었다.

아아가드 씨는 인후염에도 불구하고 무리한 외출 후 인후두부 염증이 심하여 섭씨 40도의 고열이 나서 쇼방 박사의 신문발표가 생각나 프로폴리스로 양치질을 했더니 금세 거짓말처럼 열이 내려가고

인후염이 나아진 엄연한 사실에 그도 놀라고 그의 부인도 놀라게 되었다.

여기에서 자신의 경험을 통해 프로폴리스의 위력을 알게 된 그는 병원과 협력하여 1만 6천 명의 환자들에게 투약한 결과 확실히 치료 효과를 확신하게 된 것이다. 220통의 편지를 받게 되었는데 그중 97%인 214통의 편지에서 다음의 질병에 효과가 있음을 알게 되었다.

암, 요도감염, 축농증, 상처치료, 감기, 인후염, 눈의 염증, 귀 질환, 만성두통, 구내염, 편도선염, 폐질환, 발진, 습진, 관절염, 기관지염, 위염, 장염, 궤양, 담석, 신장병, 파킨슨씨병, 경화증, 순환기 장애, 목쉰 소리, 사마귀, 동상 등

※ 복용법 및 복용 시 물에 탔을 때 변화

- 매일 정기적으로 2~3회 및 수시로 마신다.
  매회 스포이드 길이의 1 / 2 정도(약 0.5cc)를 물 혹은 음료에 타서 마신다.
- 프로폴리스 액상을 물에 타면 암갈색의 프로폴리스가 우윳빛으로 변한다.
- 5-10세 어린이는 스포이드의 매회 1 / 4수준으로 조정하여 먹인다.
- 상처, 종기, 벌레 물린 데, 자상, 화상 등의 경우 액상을 부위에 직접 발라 준다. (외용제로도 사용 가능하다.)

◎ 1cc가 하루 양이므로 50cc는 50일 분량이고, 100cc는 100일 분량이다.

치료 목적일 때는 배의 양을 먹어도 된다.

▸ 만성위염(150일)　　▸ 위궤양(180일)

- ▸ 대장염(150일)
- ▸ 대머리(60일 이상)
- ▸ 탈모(1개월 이상)
- ▸ 비염(90일)—봉침 병행
- ▸ 충치, 풍치(20회 원액을 잇몸에 바름)—봉침 병행
- ▸ 중이염(90일)
- ▸ 치조농루(30일)—봉침 병행
- ▸ 고혈압(90일 이상)
- ▸ 저혈압(180일)
- ▸ 폐암(200일 이상)
- ▸ 폐화농증(90일)
- ▸ 간염 및 간경화증(180일)
- ▸ 만성신장염(180일)
- ▸ 치질(90일)—봉침 병행
- ▸ 전립선염 (150일)—화분이 더 좋다고 함.
- ▸ 편도선염(90일)
- ▸ 간질(150일)
- ▸ 자궁근종(180일)—봉침 필수
- ▸ 인후통(30일)
- ▸ 동맥경화(180일)
- ▸ 만성기관지염(150일)
- ▸ 천식, 해소(150일)
- ▸ 피부염, 습진(60일)
- ▸ 산후후유증(90일)
- ▸ 류머티즘관절염(200일)—봉침 필수
- ▸ 수포성관절염(60일)—봉침 필수
- ▸ 갑상선염(120일)
- ▸ 치매(180일)
- ▸ 아토성피부염(180일)—바르는 것
- ▸ 연주창(60일)
- ▸ 수족 냉증(90일)
- ▸ 유방암(180일)과 자궁암(180일)—봉침 병행
- ▸ 암(180일)과
- ▸ 당뇨(180일)와
- ▸ 디스크(60일)와
- ▸ 좌골신경통(60일)—봉침 필수

※ 주성분인 후라보노이드의 작용

- 특정 요소의 반응을 억제하는 작용

- 세포막을 강화하는 작용으로 피부를 건강하고 아름답게 하는 미용작용
- 결합 조직의 강화 작용
- 알레르기를 일으키는 비만세포의 화학물질의 유리를 억제하는 작용
- 체내식세포나 항체의 생성을 강화하여 면역력을 조절하여 항류머티즘, 항에이즈 기능을 증강시키며 생체의 면역기능을 촉진하여 감염에 대한 저항력을 높인다.
- 노화의 원인인 과산화 지질의 증가를 억제하는 항산화작용으로 노화를 억제한다.
- 모세혈관에 작용하여 혈압을 안정시키고 혈관 벽으로부터 출혈을 저지한다.
- 중금속과 강하게 결합하여 중금속의 독성을 해독한다.
- 여성의 질염(냉증), 남성의 요도염 등의 원인이 되는 트리코모나스의 원충을 파괴한다.
- 신경을 안정시키는 항스트레스, 변비, 설사 등의 장기능을 개선하고 정장, 숙취예방 작용

※ 생활 속에 프로폴리스 응용법

- 가습기에 물 1L에 원액 5방울을 첨가하면 집 안에서 삼림욕 효과와 실내 소독 효과, 진균, 세균, 바이러스를 무력화한다.
- 목욕 시 목욕물에 20~30방울을 물에 섞어서 30분 정도 입욕하면 피부 세포 활성과 혈액순환계, 피로회복, 스트레스 해소, 피부의 보습 등의 효과가 있다.
- 프로폴리스를 음료, 차 등에 몇 방울을 타서 마시면 건강음료로 좋다.

- 소주 1병에 10~20방울 정도 타서 마시면 간기능의 활성화로 숙취를 해소시키고 취기가 빨리 사라진다.
- 세안 후 원액 몇 방울을 검버섯, 여드름, 피부질환에 프로폴리스 2~3방울과 스킨로션에 섞어 바르면 좋은 효과가 있다.
- 다이어트(체지방 분해 효과)

프로폴리스는 모세 혈관의 혈액순환의 호전으로 복부, 관절 등의 체지방을 분해하여 다이어트에 좋은 효과를 나타내고, 요요 현상 없는 것이 특징이다.

※ 프로폴리스는 비타민C와 같이 복용하면 효과가 배가 된다.

프로폴리스는 내성 없는 천연 항생물질로 부작용이 없고, 그 기능이 다양하여 현대 과학으로 1 / 10도 그 기능을 밝히지 못했지만 자연이 우리에게 준 보물임에는 분명하다.

특히, 항생제에 의한 내성으로 처방의 약을 복용해도 치유되지 않을 때에 프로폴리스는 그 대안으로도 만족할 결과를 준다.

※ 부작용

프로폴리스는 인류역사와 함께 해온 자연의 기능성 식품이다.

자연에서 채취된 자연의 물질이므로 내성이나 부작용이 없다.

단지 프로폴리스가 갖고 있는 주요 작용인 피를 맑게 하는 작용이 강하기 때문에 수술 직후나 여성의 생리 중에는 먹는 양을 줄이거나 주의하는 것이 좋다. 피가 맑아짐에 따라 지혈이 잘 안 되는 수도 있기 때문이다.

◈ 척추의 구조

척추는 서른세 개 내지 서른네 개의 뼈들이 상하로 연결되어 있다. 또한 척주는 몸의 주요 신경들이 지나는 통로 역할을 하며 서로 다른 여러 근육이 붙어 있어 곧게 지지해 주고, 몸을 움직일 수 있게 해준다.

척추는 일직선으로 곧게 내려오는 게 아니라 그림과 같이 네 부분의 만곡(彎曲)으로 되어 있다.

① 목의 만곡(경추): 일곱 개의 뼈로 연결되어 있으며 대단히 많이 움직인다.
② 가슴의 만곡(흉추): 열두 개의 뼈에 열두 쌍의 갈비가 붙어 있으며 움직이지 않는다.
③ 허리의 만곡(요추): 다섯 개의 뼈로 연결되어 있으며 많이 움직인다.
④ 골반의 만곡(천추): 다섯 개의 뼈로 연결되어 있으며 움직이지 않는다.
⑤ 골반의 만곡(미골): 네 개 혹은 다섯 개의 뼈로 연결되어 있으며 움직이지 않는다.

☞ 허리 디스크병은 주로
요추 4번, 5번 사이와
요추 5번, 천추 1번 사이에 많이 발생한다.
요추 3번, 4번 사이에도 간혹 발생하나 흉추에는 디스크병이 아주 희박하고 천추 및 미골 사이에는 전혀 없다.

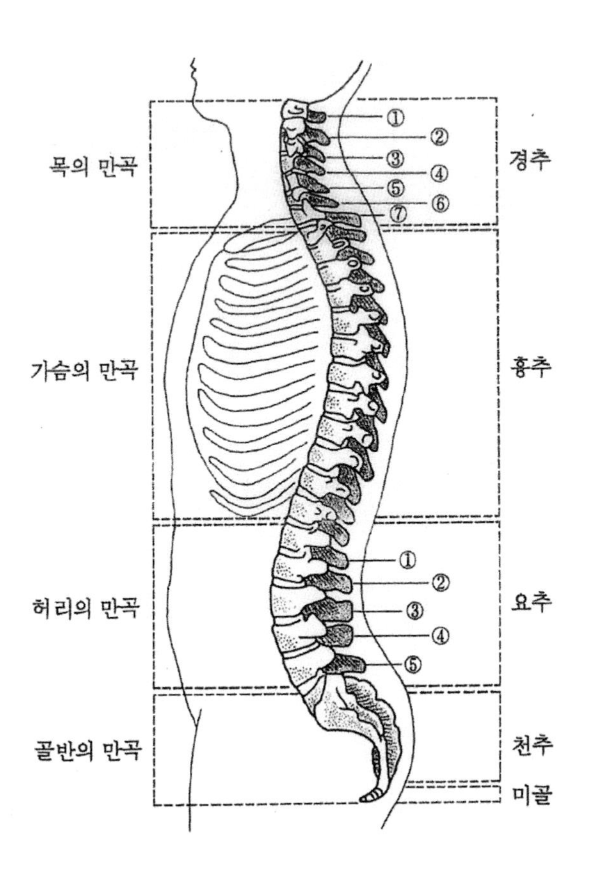
목의 만곡
가슴의 만곡
허리의 만곡
골반의 만곡
①
②
③
④
⑤
⑥
⑦
경추
흉추
①
②
③
④
⑤
요추
천추
미골

◈ 척추(脊椎)와 질병(疾病)과의 관계

경추(頸椎)	
제1경추(頸椎)	신경쇠약, 히스테리, 불면증, 반신불수.
제2경추(頸椎)	두통, 타박상, 요독증, 정맥, 관상동맥.
제3경추(頸椎)	난청, 코질환, 안질환, 견비통.
제4경추(頸椎)	3차신경통, 약시, 위경련, 치통.
제5경추(頸椎)	타박상, 기관지천식, 후두염.
제6경추(頸椎)	갑상선, 천식.
제7경추(頸椎)	타박상, 기관지염, 위장병, 심장병.
흉추(胸椎)	
제1흉추(胸椎)	고혈압, 폐기종, 심장병.
제2흉추(胸椎)	심장병, 동맥경화, 유지결핍.
제3흉추(胸椎)	폐결핵, 폐렴, 늑막, 일시성 질식.
제4흉추(胸椎)	간장병, 위산 과다 및 결핍, 당뇨, 황달, 견비통.
제5흉추(胸椎)	위병 전반, 설사, 오한, 취장염.
제6흉추(胸椎)	위질환, 혈전, 위장병, 늑간신경통, 소화불량.
제7흉추(胸椎)	위질환, 위궤양, 식욕부진, 간장병, 당뇨.
제8흉추(胸椎)	
제9흉추(胸椎)	소아마비, 하지마비, 내장질환.
제10흉추(胸椎)	류머티즘, 빈혈, 당뇨, 설사, 충혈, 신장병.
제11흉추(胸椎)	류머티즘, 빈혈, 당뇨, 설사, 충혈, 신장병.
제12흉추(胸椎)	류머티즘, 빈혈, 당뇨, 설사, 충혈, 신장병.

요추(腰椎)	
제1요추(腰椎)	위장병, 변비, 신경성피로, 피부염, 빈혈, 불임증, 간장질환.
제2요추(腰椎)	위장병, 변비, 신경성피로, 피부염, 빈혈, 불임증, 간장질환.
제3요추(腰椎)	난소질환, 월경폐지, 월경곤란, 자궁, 생식기질환, 요도염.
제4요추(腰椎)	변비, 요통, 좌골신경통, 치질, 무릎관절질환, 디스크.
제5요추(腰椎)	치질, 류머티즘, 국소마비, 직장출혈, 자궁질환.
미합골(尾閭骨)	방광, 직장, 생식기, 좌골신경통, 신경성질환.

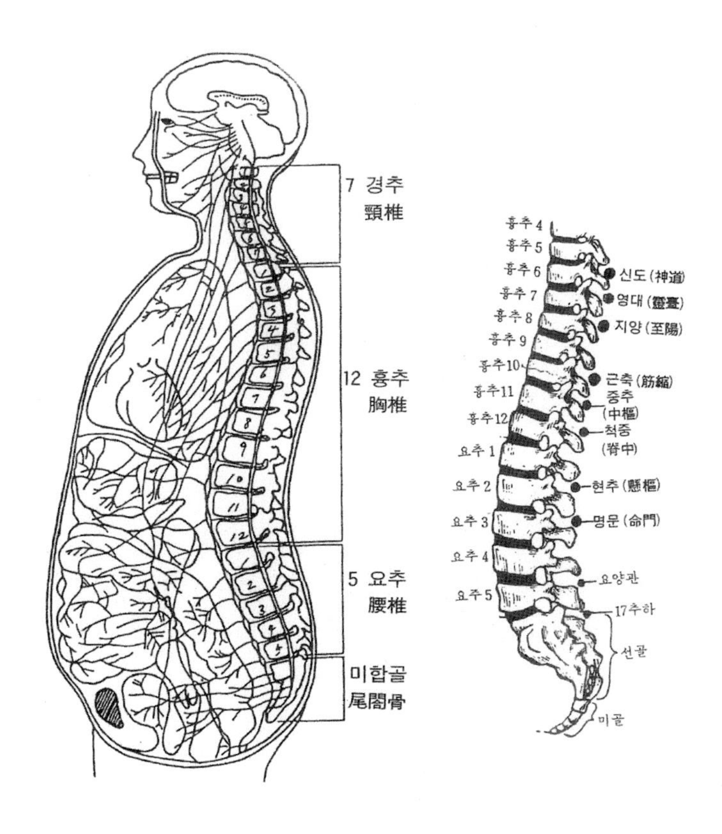

◈ 두경부 혈위표(頭頸部 穴位表)(前)

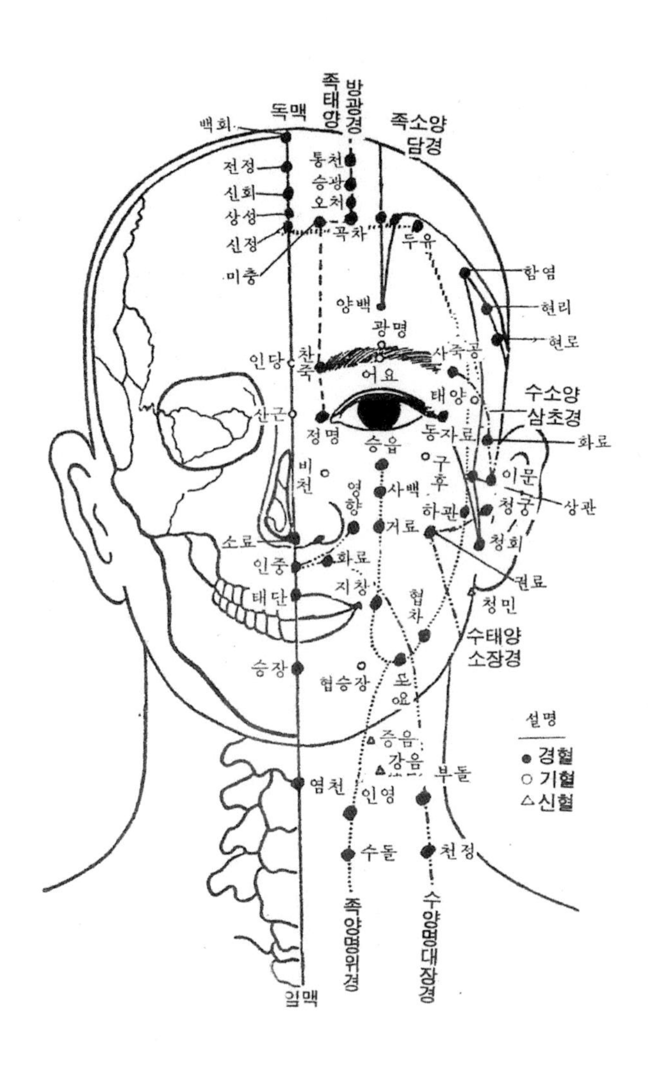

◈ 두경부 혈위표(頭頸部 穴位表)(後)

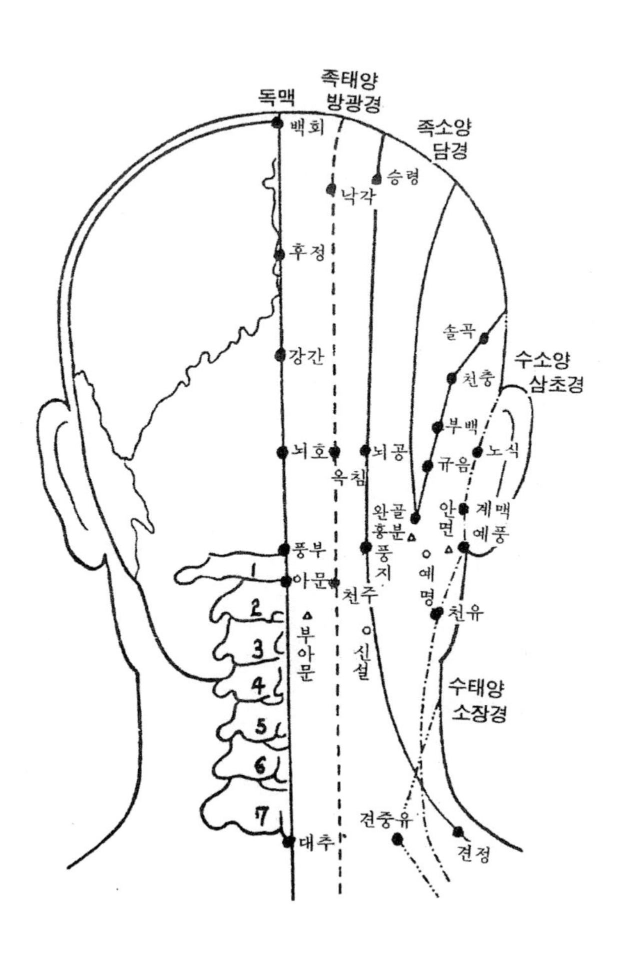

◈ 두경부 혈위표(頭頸部 穴位表)(側)

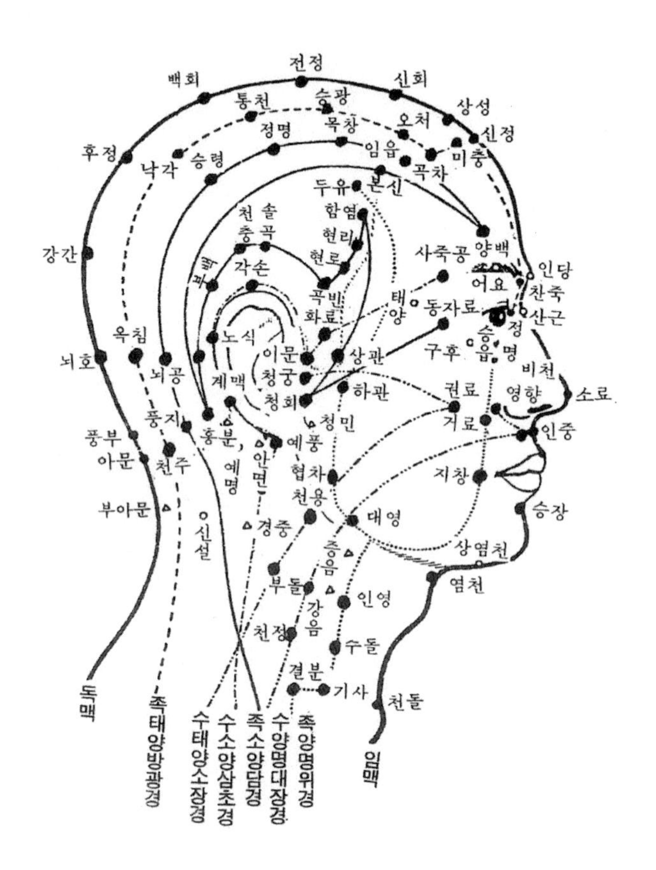

◈ 흉복부 혈위표(胸腹部 穴位表)

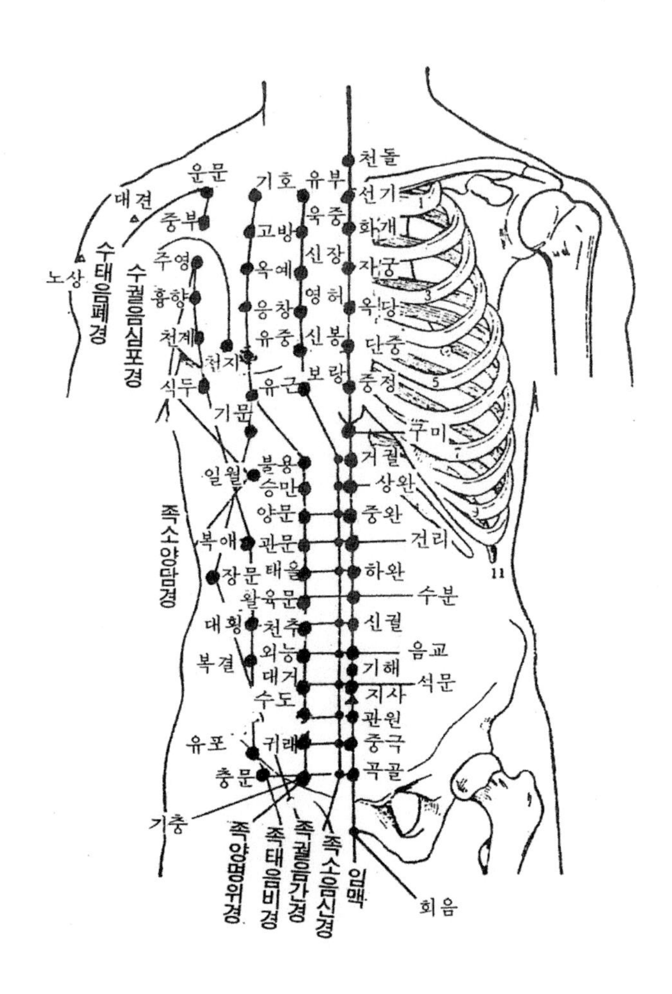

◈ 배요선부 혈위표(背腰仙部 穴位表)

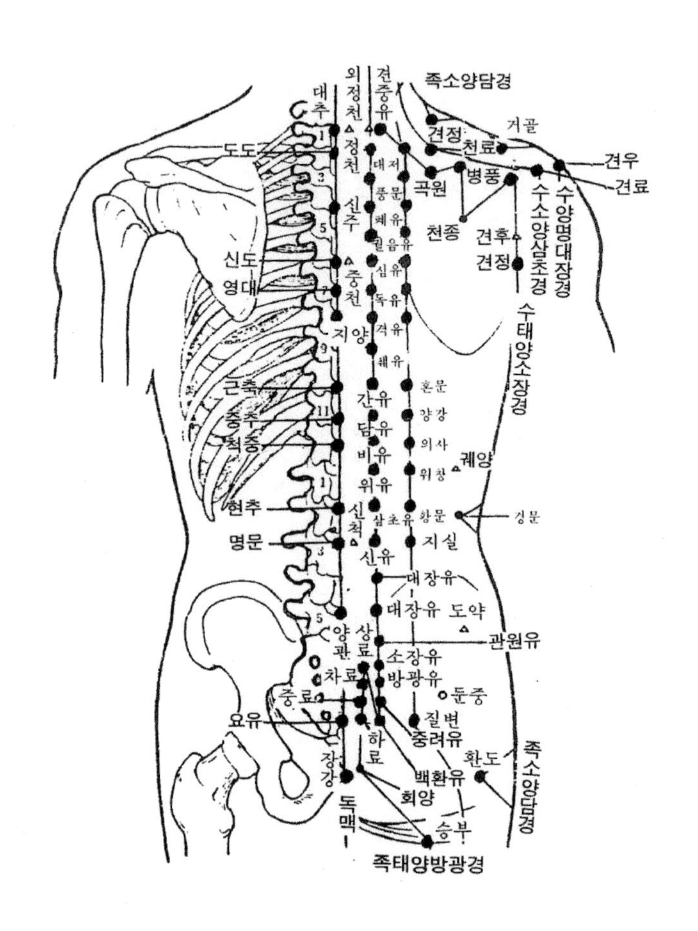

◈ 상지부 혈위표(上肢部 穴位表)

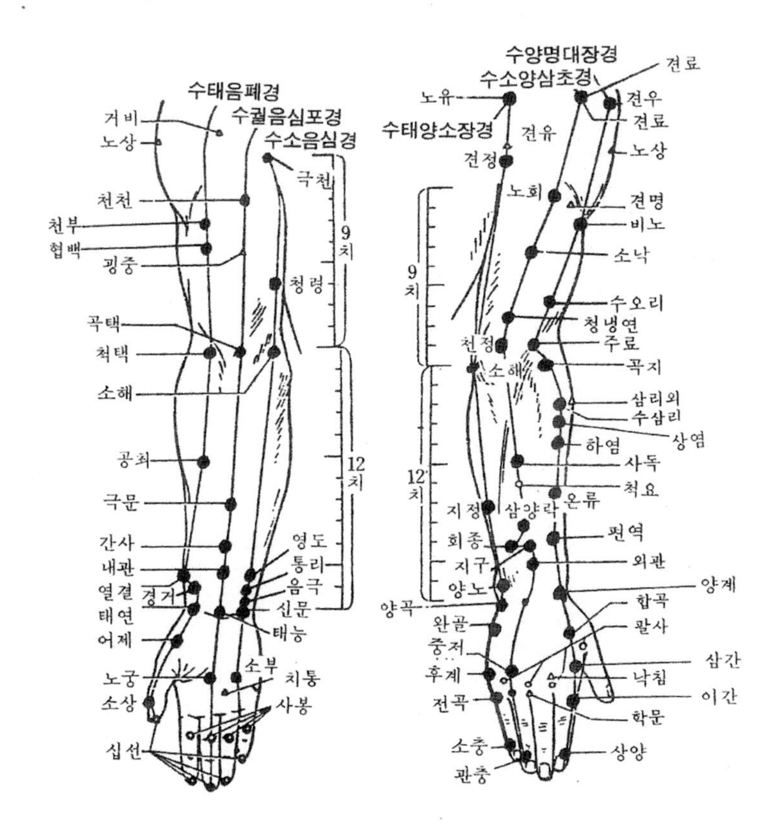

◈ 하지부 혈위표(下肢部 穴位表) (內·前側)

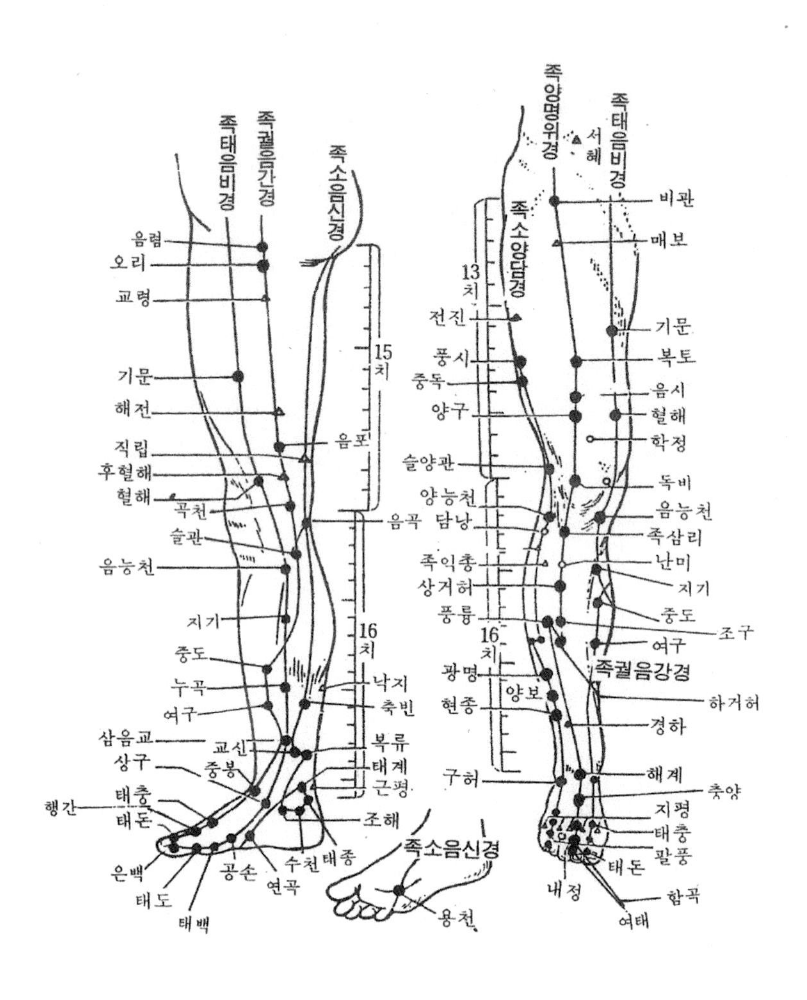

◈ 하지부 혈위표(下肢部 穴位表) (後·外側)

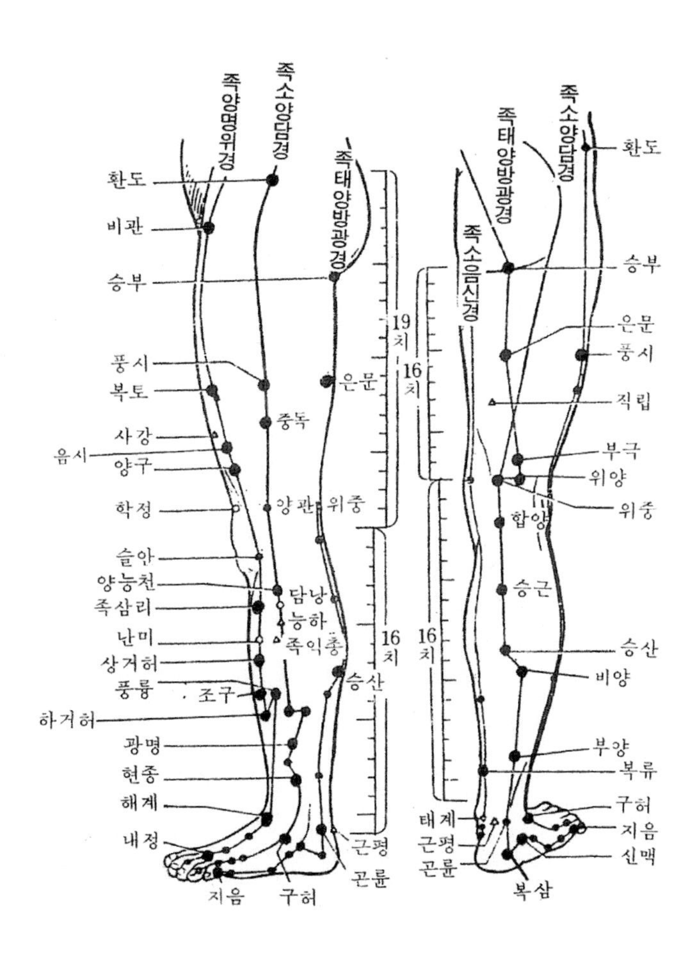

참고문헌

침구치료도해처방집 이 병 국
한방진단학 성 보 사
최신경혈학 이 병 국
경혈학최서 안 영 기
최신침구학 중공상해중의학원

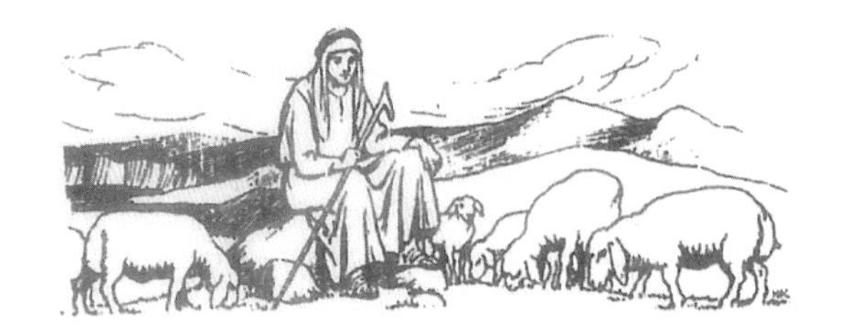

놀라운 효과 봉침(蜂針)! 누구나 할 수 있다

· 초판발행 2007년 9월 10일
· 중 쇄 2012년 12월 1일

· 지 은 이 김용학
· 펴 낸 이 채종준
· 펴 낸 곳 한국학술정보㈜
경기도 파주시 교하읍 문발리 526-2
파주출판문화정보산업단지
전화 031) 908-3181(대표) 팩스 031) 908-3189
홈페이지 http://www.kstudy.com
e-mail(출판사업팀사업부) publish@kstudy.com
· 등 록 제일산-115호(2000. 6. 19)
· 가 격 22,000원

ISBN 978-89-534-7407-9 93510(Paper Book)
978-89-534-7408-6 98510(e-Book)